全国高职高专院校核心教材

病原生物与免疫学

（供医药卫生类专业用）

主　编　刘文辉　张丹丹

副主编　李　睿　王　枫　魏燕妮　阳　莉　许名颖

编　者　（以姓氏笔画为序）

王　枫（山东中医药高等专科学校）

刘文辉（山东中医药高等专科学校）

齐芬芳（遵义医药高等专科学校）

许名颖（肇庆医学高等专科学校）

阳　莉（四川中医药高等专科学校）

李　睿（菏泽医学专科学校）

张丹丹（黑龙江中医药大学佳木斯学院）

徐玉莲（四川中医药高等专科学校）

唐茂程（山东中医药高等专科学校）

崔素华（安徽中医药高等专科学校）

魏　琼（湖北中医药高等专科学校）

魏燕妮（潍坊护理职业学院）

秘　书　唐茂程（兼）

U0232797

中国健康传媒集团

中国医药科技出版社

内 容 提 要

本教材为"全国高职高专院校核心教材"之一。全书共分上、下两篇，共十九章。上篇病原生物学基础涵盖微生物学概述、细菌的形态与结构、细菌生长繁殖与代谢、微生物分布与控制、细菌的遗传与变异、细菌的致病性与抗菌免疫、常见病原性细菌、其他原核细胞型微生物、真菌、病毒学、人体寄生虫学、微生物在药学中的应用；下篇涵盖了免疫学概述、抗原、抗体与免疫球蛋白、免疫系统、免疫应答、病理性免疫应答、免疫学应用。本教材为"书网融合教材"，即纸质教材有机融合数字化教学资源，包括电子教材、PPT 课件、各章重点回顾、微课、目标检测答案与解析和习题库等，学生可通过扫描书中的二维码或登录"医药大学堂"在线学习平台进行观看与学习，使教学资源更加多样化、生动化。

本教材可供高职高专院校医药卫生类相关专业教学使用，也可作为从事相关工作者的参考用书。

图书在版编目（CIP）数据

病原生物与免疫学/刘文辉，张丹丹主编 . — 北京：中国医药科技出版社，2022.7

全国高职高专院校核心教材

ISBN 978 - 7 - 5214 - 3255 - 8

Ⅰ . ①病… Ⅱ . ①刘… ②张… Ⅲ . ①病原微生物 - 高等职业教育 - 教材 ②医学 - 免疫学 - 高等职业教育 - 教材 Ⅳ . ①R37 ②R392

中国版本图书馆 CIP 数据核字（2022）第 087282 号

美术编辑　陈君杞

版式设计　友全图文

出版　**中国健康传媒集团**｜中国医药科技出版社

地址　北京市海淀区文慧园北路甲 22 号

邮编　100082

电话　发行：010 - 62227427　邮购：010 - 62236938

网址　www. cmstp. com

规格　889mm × 1194mm $^1/_{16}$

印张　15 $^3/_4$

字数　442 千字

版次　2022 年 7 月第 1 版

印次　2024 年 1 月第 2 次印刷

印刷　大厂回族自治县彩虹印刷有限公司

经销　全国各地新华书店

书号　ISBN 978 - 7 - 5214 - 3255 - 8

定价　45.00 元

获取新书信息、投稿、
为图书纠错，请扫码
联系我们。

党的二十大报告指出，要办好人民满意的教育，全面贯彻党的教育方针，落实立德树人根本任务，培养德智体美劳全面发展的社会主义建设者和接班人。教材是教学的载体，高质量教材在传播知识和技能的同时，对于践行社会主义核心价值观，深化爱国主义、集体主义、社会主义教育，着力培养担当民族复兴大任的时代新人发挥巨大作用。

为了贯彻党的二十大精神，落实国务院《国家职业教育改革实施方案》文件精神，将"落实立德树人根本任务，发展素质教育"的战略部署要求贯穿教材编写全过程，充分体现教材育人功能，深入推动教学教材改革，中国医药科技出版社在院校调研的基础上，于2020年启动"全国高职高专院校护理类、药学类专业核心教材"的编写工作。在教育部、国家药品监督管理局的领导和指导下，在本套教材建设指导委员会和评审委员会等专家的指导和顶层设计下，根据教育部《职业教育专业目录（2021年）》要求，中国医药科技出版社组织全国高职高专院校及其附属机构历时1年精心编撰，现该套教材即将付梓出版。

本套教材包括护理类专业教材共计32门，主要供全国高职高专院校护理、助产专业教学使用；药学类专业教材33门，主要供药学类、中药学类、药品与医疗器械类专业师生教学使用。其中，为适应教学改革需要，部分教材建设为活页式教材。本套教材定位清晰、特色鲜明，主要体现在以下几个方面。

1. 体现职业核心能力培养，落实立德树人

教材应将价值塑造、知识传授和能力培养三者融为一体，融入思想道德教育、文化知识教育、社会实践教育，落实思想政治工作贯穿教育教学全过程。通过优化模块，精选内容，着力培养学生职业核心能力，同时融入企业忠诚度、责任心、执行力、积极适应、主动学习、创新能力、沟通交流、团队合作能力等方面的理念，培养具有职业核心能力的高素质技能型人才。

2. 体现高职教育核心特点，明确教材定位

坚持"以就业为导向，以全面素质为基础，以能力为本位"的现代职业教育教学改革方向，体现高职教育的核心特点，根据《高等职业学校专业教学标准》要求，培养满足岗位需求、教学需求和社会需求的高素质技术技能型人才，同时做到有序衔接中职、高职、高职本科，对接产业体系，服务产业基础高级化、产业链现代化。

3. 体现核心课程核心内容，突出必需够用

教材编写应能促进职业教育教学的科学化、标准化、规范化，以满足经济社会发展、产业升级对职业人才培养的需求，做到科学规划教材标准体系、准确定位教材核心内容，精炼基础理论知识，内容适度；突出技术应用能力，体现岗位需求；紧密结合各类职业资格认证要求。

4. 体现数字资源核心价值，丰富教学资源

提倡校企"双元"合作开发教材，积极吸纳企业、行业人员加入编写团队，引入一些岗位微课或者视频，实现岗位情景再现；提升知识性内容数字资源的含金量，激发学生学习兴趣。免费配套的"医药大学堂"数字平台，可展现数字教材、教学课件、视频、动画及习题库等丰富多样、立体化的教学资源，帮助老师提升教学手段，促进师生互动，满足教学管理需要，为提高教育教学水平和质量提供支撑。

编写出版本套高质量教材，得到了全国知名专家的精心指导和各有关院校领导与编者的大力支持，在此一并表示衷心感谢。出版发行本套教材，希望得到广大师生的欢迎，对促进我国高等职业教育护理类和药学类相关专业教学改革和人才培养做出积极贡献。希望广大师生在教学中积极使用本套教材并提出宝贵意见，以便修订完善，共同打造精品教材。

数字化教材编委会

主　编　刘文辉　张丹丹

副主编　李　睿　王　枫　魏燕妮　阳　莉　许名颖

编　者　（以姓氏笔画为序）

　　　　王　枫（山东中医药高等专科学校）

　　　　刘文辉（山东中医药高等专科学校）

　　　　齐芬芳（遵义医药高等专科学校）

　　　　许名颖（肇庆医学高等专科学校）

　　　　阳　莉（四川中医药高等专科学校）

　　　　李　睿（菏泽医学专科学校）

　　　　张丹丹（黑龙江中医药大学佳木斯学院）

　　　　徐玉莲（四川中医药高等专科学校）

　　　　唐茂程（山东中医药高等专科学校）

　　　　崔素华（安徽中医药高等专科学校）

　　　　魏　琼（湖北中医药高等专科学校）

　　　　魏燕妮（潍坊护理职业学院）

秘　书　唐茂程（兼）

病原生物与免疫学是一门重要的医学基础课程。本教材的编写根据医药卫生类各专业学生学习的需求，按照中国特色社会主义核心价值观的要求，积极进行课程和教材改革，既反映新知识、新技术、新方法，又能有效培养高素质劳动者和技能型人才。

高等职业教育强调教育目标的职业性和技术的高级应用性，在编写中力求突出"三基"讲透，难点、要点讲够，新知识、新进展点睛不漏。坚持贴近岗位、贴近学生、贴近社会的原则，有利于老师教、学生学，尽可能做到"教、学、做"一体化，力求让使用本书的读者感到：重点突出、难点清楚、新进展点能切入。让学生既学到病原生物与免疫的基础知识，又通过实践养成严格的无菌观念，培养严格的无菌操作的习惯，为医药、护理学工作打下坚实的理论和实践动手能力基础。同时根据教师在教学中所发现的问题以及各学校教师的反馈意见及建议合理组织内容，进一步提炼文字，使教材更加易教、易学、易懂，更能体现当今先进的教学理念。

全书分上、下两篇共十九章。上篇为病原生物学，第一章到第十二章介绍病原生物学：包括细菌、其他原核细胞型微生物、真菌、病毒、寄生虫学的基础知识及临床常见的病原生物，微生物在药学中的应用；下篇为免疫学，第十三章到第十八章主要介绍免疫学基础知识；第十九章介绍免疫学在临床的实际应用。每篇都附有目标检测，帮助学生提高分析和解决实际问题的能力。

本教材由刘文辉、张丹丹担任主编，负责全书的通稿定稿工作。本教材编写分工如下：第一章由刘文辉编写，第二、三章由阳莉、徐玉莲老师编写，第四、五、六章由魏燕妮老师编写，第七章由王枫老师编写，第八、九章由魏琼老师编写，第十章由崔素华老师编写，第十一章由许名颖老师编写，第十二章由唐茂程、齐芬芳老师编写，第十三章由张丹丹老师编写，第十四、十七、十八、十九章由刘文辉、唐茂程老师编写，第十五、十六章由李睿老师编写。

本教材编写过程中，我们得到了各编者单位领导和同行们的大力支持，参编的各校同仁也付出了艰辛劳动；编写中参考了诸多学者的文献资料，在此一并致谢。教材可能存在一定缺陷和不足，望广大读者提出宝贵意见，以便今后修订完善。

编 者
2022 年 4 月

目 录

下篇　医学免疫学

1

上篇
病原生物学基础

PPT

第一章　微生物学概述

<table>
<tr><td rowspan="1" style="writing-mode: vertical-rl;">学习目标</td><td>

知识目标：

1. 掌握　微生物、病原生物的概念，微生物的特点、分类。

2. 熟悉　微生物学、医学微生物学、病原生物学，微生物与人类的关系，微生物学发展简史。

3. 了解　微生物学、医学微生物学、病原生物学的分支及学习的目的。

技能目标：

能利用显微镜观察微生物。

素质目标：

建立微生态观念，明确生态文明建设的重要性。

</td></tr>
</table>

导学情景

情景描述：患者，男，41 岁，两天前出现发热、鼻塞、流涕等症状来院，体格检查：T 38.5℃，P 106 次/分，R 22 次/分，BP 130/85mmHg。住院治疗两天出现高热 39.5℃，咳嗽、咳痰呈铁锈色，胸部拍片示左侧肺大面积阴影，提示大叶性肺炎。

讨论：该患者初诊为普通感冒，之后诊断为大叶性肺炎。感冒是由病毒引起，大叶性肺炎是由肺炎链球菌引起。

学前导语：病毒和肺炎链球菌都是微生物，微生物是什么，他们怎么引起疾病？这就是我们要研究的内容：微生物。

第一节　微生物与病原生物 微课

一、微生物与病原生物的概念

1. 微生物的概念　微生物是指存在于自然界中的一大群个体微小、结构简单，肉眼不能直接看到，必须借助光学或电子显微镜放大几百倍、几千倍甚至几万倍才能看到的微小生物。单个微生物经培养，成千上万地堆积在一起后肉眼则可直接观察到，如细菌菌落、真菌菌落。

2. 病原生物的概念　病原生物是指自然界中能对人、动植物造成危害的生物总称，或称病原体，主要包括病毒、细菌、放线菌、衣原体、立克次体、支原体、螺旋体、真菌、寄生虫（医学原虫、医学蠕虫、医学昆虫）。

二、微生物的种类

微生物具有种类繁多、体积微小、结构简单、分布广泛、容易变异、适应力强、繁殖迅速等特点，与人类关系密切。

微生物根据其分化程度、化学组成及结构的差异，可分为以下三大类型。

（1）原核细胞型微生物　细胞的分化程度较低，仅有原始核质，无核仁和核膜，胞质内细胞器不完整，包括细菌、衣原体、立克次体、支原体、螺旋体和放线菌。

（2）真核细胞型微生物　细胞核分化程度高，有核膜、核仁和染色体，胞质内有完整的细胞器，真菌属此类微生物。

（3）非细胞型微生物　不具备细胞结构，可由一种核酸和蛋白质衣壳组成，有的仅为一种核酸或仅有蛋白质而没有核酸，他们必须寄生于活的易感细胞中生长繁殖。此类微生物是最小的一类微生物，能通过滤菌器，如病毒、亚病毒和朊病毒（又称朊粒）。

微生物绝大多数对人类是有益的，但有些微生物能引起人类或动、植物的病害，这些具有致病性的微生物称为病原微生物或致病微生物。有些微生物在正常情况下不致病，而在特定条件下可引起疾病，称为条件致病性微生物。

练一练

下列属于非细胞型微生物的是（　　）

A. 真菌　　　　　　　　B. 细菌　　　　　　　　C. 病毒

D. 衣原体　　　　　　　E. 支原体

答案解析

三、微生物与人类的关系

在自然界里微生物无处不有，上至 85km 外的高空、下至地表下 2km 的深处、海洋万米的水底层、矿层、动植物和人体内外，都分布有各种不同的微生物。即使是同一地点同一环境，在不同的季节，微生物的数量、种类、活性、生物链成员的组成等都有明显的不同。

从远古时期起人类就和微生物相依相存，绝大多数微生物对人类和动、植物的生存是有益而必需的，并被用于人类生活和生产实践，但人类在适应了微生物的同时，又不断遭受微生物所引起的各种疾病。因此，微生物对人和动植物是具有双重作用的。

1. 微生物在自然界物质循环中的作用　微生物在有机物的矿质化过程、死亡的生物体不断分解、成活生物体成长所需的营养物质中有着不可替代的作用，它与动植物一起共同推动着生物圈内的物质循环，使生态系统保持平衡。自然界中氮、碳、硫等多种元素循环靠微生物的代谢活动来进行。如土壤中的微生物能将动植物的尸体、排泄物中的有机化合物转化为无机物，以供植物的生长所需，而植物又为人类和动物所利用。因此，没有微生物，植物就不能新陈代谢，而人类和动物也将无法生存。

2. 微生物在生产实践活动中的应用

（1）在农业方面　利用微生物制造菌肥、植物生长激素、生物杀虫剂等。

（2）在工业方面　微生物用于食品、酿造、化工和工业废物处理等。

（3）在医药方面　利用微生物来生产抗生素、维生素、辅酶、ATP 等。

（4）在生活方面　我们的生活也离不开微生物，生活中的酒、酱油、醋、味精等都是微生物利用发酵生产的，离开了微生物我们的生活枯燥乏味。

此外，微生物也广泛应用于基因工程技术中，生产基因工程疫苗和药物，用于预防和治疗某些疾病。

3. 对人体的作用　在人和动物的体表和腔道中有许多微生物，这些和我们紧密生活在一起的微生物正常情况下对人体是无害的，称正常菌群，可以帮助我们消化食物和提供人类必需的营养物质。这些微生物可被称为对人类有益的微生物。但有些微生物能引起人类或动、植物的病害。

4. 微生物的污染　由于微生物无处不在，可使药物、食品、生活用物品被污染而导致其变质，甚至引起人体中毒、染病、致癌或死亡。因此，我们应根据工作要求，建立无菌环境，进行无菌操作，杜绝微生物污染带来的危害。

？ 想一想

举例说明我们生活中由微生物引起的疾病有哪些？

答案解析

第二节　微生物学

一、微生物学

微生物学（microbiology）研究微生物的种类、分布、结构、生长繁殖与代谢、遗传变异以及与人类、动植物、自然界等相互关系的一门科学。微生物学是生命科学中十分重要的学科，随着研究的深入，微生物学又形成了许多分支，如微生物生理学、微生物生态学、微生物遗传学、微生物基因组学等；按研究对象不同又分为细菌学、病毒学、真菌学；按研究领域不同分为农业微生物学、工业微生物学、食品微生物学、医学微生物学等。

医学微生物学（medical microbiology）是微生物学的分支，它是研究病原微生物的生物学性状、致病性与免疫性、微生物学检查、防治原则等的一门学科，是一门重要的医学基础学科。学习医学微生物学的目的在于掌握和运用微生物学的基本知识、基本理论和基本技能，为学习其他基础医学、临床医学及预防医学打下坚实基础，并有助于控制和消灭感染性疾病和与之有关的免疫性疾病，达到保障和提高人类健康水平的目的。

二、病原生物学

病原生物学是生命科学的一个分支，主要研究病原生物的形态、结构，生命活动规律及与机体和环境相互作用一门学科，主要包括医学微生物学和人体寄生虫学。

第三节　微生物学发展简史与展望

微生物学发展过程可概括为以下三个时期。

1. 经验微生物学时期　早在远古文明时期，人类虽然不能观察到微生物的存在，但是由微生物所引起的现象却早已在生活中被发现，如食物的腐败现象，人们发现用盐来腌制食物可以抑制微生物的生长，防止食物的腐败，这就是早期的防腐方法。北魏贾思勰的《齐民要术》中，就列有谷物制曲、酿酒、制酱、造醋和腌菜等方法。在公元2世纪的《神农本草经》中，有白僵蚕治病的记载。公元6世纪的《左传》中，有用麦曲治腹泻病的记载。在公元10世纪的《医宗金鉴》中，有关于采用人痘接种预防天花的记载。

2. 实验微生物学时期

（1）显微镜的发现　1676年荷兰人列文虎克（Leeuwenhoek，1632—1723）用手工制造了一台放大266倍的显微镜，此为最早期的显微镜。他用这台最原始的显微镜在自然界中发现了人们用肉眼所看不到的微小生物，并对这些微小生物进行了描述，对微生物的客观存在提供了直接依据，为微生物学发展奠定了基础。

（2）病原微生物的确立 19世纪60年代，法国科学家巴斯德（Pasteur，1822—1895）首次证实了发酵和腐败是由微生物所引起的，并于1865年发明了通过加温杀死微生物防止腐败的巴氏消毒法，该法一直应用至今。巴斯德在微生物的研究方面做出了巨大贡献，他开创了微生物的生理学时代，使微生物学成为一门独立的学科。

英国外科医生李斯特（Lister，1827—1912）用苯酚喷洒手术室，通过煮沸方法来消毒手术器械，创立了无菌外科手术，并首次把微生物应用于医学实践。

德国医生科赫（Koch）首次论证了炭疽病、结核病和霍乱由细菌引起，并提倡采用消毒和杀菌方法防止这些疾病的传播；他首创了细菌的染色、分离纯培养的方法；他第一次用科学方法证明某种特定的微生物是某种特定疾病的病原，规定了鉴定病原细菌的方法和步骤，即著名的确定特定疾病与特定微生物相互关联的科赫法则：①在同样的疾病中可发现同一病原菌；②这种病原菌可在体外获得纯培养；③将纯培养的病原菌接种易感动物可发生相同疾病；④从人工感染的实验动物体内可重新分离到该菌的纯培养物。在这一法则指导下，人们相继分离出了许多细菌性疾病的病原体。

1892年，俄国科学家伊凡诺夫斯基（Ivanovsky，1864—1920）使用滤菌器首次发现了更小的微生物并将其命名为病毒，即烟草花叶病毒。1898年，荷兰科学家拜耶林克（Beijerinck，1851—1931）再次证实了伊凡诺夫斯基的发现。1901年美国科学家Walter Reed分离出黄热病毒；1915年Twort发现了细菌病毒，即噬菌体；电子显微镜的问世，使病毒的研究更是有了重大突破。随后人们相继发现了许多可对人及动物致病的病毒，如流行性感冒病毒、麻疹病毒、乙脑病毒、肝炎病毒、脊髓灰质炎病毒、人类免疫缺陷病毒等。据现有资料证实，人类的传染病大多数是由病毒所致。病毒是对人类危害最大，个头最小的"杀手"。

1928年，英国科学家弗莱明（Fleming，1881—1955）发现了青霉素，为感染性疾病的治疗带来了一次大革命。青霉素的发现，激发了微生物研究者们寻找抗生素的热潮，之后各种抗生素陆续被发现，如链霉素、氯霉素、金霉素、红霉素及卡那霉素等。1935年一系列磺胺类药物也相继问世并在传染性疾病的治疗中得到广泛应用。

3. 现代微生物学时期 随着医学科学技术的发展，大量新技术、新设备，如聚合酶链反应技术、组织化学技术、细胞培养技术、免疫荧光技术等的应用，使微生物学得以迅速地发展，主要表现在：①新的病原微生物不断被发现，已达30余种；如分离出人类免疫缺陷病毒（HIV）、类病毒、拟病毒、朊粒和新型冠状病毒等；②已完成与人类有关76株病毒全部基因序列测定，完成16种致病微生物的基因测序和注释工作；③疫苗的研究从全菌体死菌苗，经历减毒活疫苗、亚单位疫苗、基因工程疫苗，发展到核酸疫苗等；④微生物学诊断方法由形态染色、生化反应、血清学鉴定，快速发展到免疫标记、核酸杂交、蛋白印迹等技术；⑤新型有效的抗菌和抗病毒药物研究取得突破。

尤其是近十年来，应用现代分子生物学技术手段，将具有某种特殊功能的微生物绘制完成基因组序列图谱，以大肠埃希菌等细菌细胞为工具和对象进行基因转移、克隆等开拓性研究，在基因工程药物、基因治疗、诊断试剂用于恶性肿瘤、心脑血管病、遗传病、糖尿病等疾病的预防和治疗方面取得新的飞跃。

纵观微生物学发展史，人类在医学微生物学领域虽然已取得了巨大成绩，但距离控制和消灭传染病的目标相距甚远。此外，新传染病又不断出现。如新型冠状病毒性感染引起的重症急性呼吸综合征（SARS）、高致病性禽流感、变异或多重耐药病原体的流行，新型冠状病毒性肺炎等，严重威胁人类的健康。据世界卫生组织（WHO）报道，目前全球平均每年仍有1700多万人死于感染性疾病，人类与微生物的斗争永远不会停止。随着21世纪生命科学的飞速发展，医学微生物学的研究仍然任重道远，人类将继续为之而进行不懈的努力。

药爱生命

　　由病原生物引起的称为感染性疾病，这些疾病严重影响我们的身体健康，通过学习病原生物学，我们要牢牢掌握病原生物的生物学性状、致病性、微生物学检查和防治原则，树立无菌意识，为人民服务，珍爱我们的生命。

答案解析

目标检测

一、单项选择题

1. 下列属于真核细胞型微生物的是（　　）

　　A. 细菌　　　　　　　　　B. 支原体　　　　　　　　C. 真菌

　　D. 病毒　　　　　　　　　E. 螺旋体

2. 下列不能应用微生物的是（　　）

　　A. 制备疫苗　　　　　　　B. 制备抗生素　　　　　　C. 提供人体所必需的某些维生素

　　D. 污水处理　　　　　　　E. 空气净化

3. 下列不生属于微生物特点的是（　　）

　　A. 结构简单　　　　　　　B. 作用不重要　　　　　　C. 易变异

　　D. 环境适应力强　　　　　E. 分布广

4. 巴斯德在微生物学上的重大发现是（　　）

　　A. 发酵是由微生物引起　　B. 蒸汽灭菌法保存葡萄酒　C. 青霉素的发现

　　D. 确立生命自然发生学说　E. 首创病原菌培养鉴定的方法

5. 科赫首先发现的病原体是（　　）

　　A. 破伤风梭菌　　　　　　B. 霍乱弧菌　　　　　　　C. 狂犬病病毒

　　D. 伤寒沙门菌　　　　　　E. 阿米巴原虫

二、思考题

举例说明微生物在医药实际工作中的应用。

（刘文辉）

书网融合……

　重点回顾　　　　　　　微课　　　　　　　　习题

第二章 细菌的形态与结构

PPT

<table>
<tr><td rowspan="9">学习目标</td><td>知识目标：</td></tr>
</table>

学习目标

知识目标：

1. **掌握** 细菌与医学有关的基本结构及其意义，细菌的特殊结构及其意义，革兰染色的医学意义。

2. **熟悉** 细菌的大小与形态，革兰阳性菌与革兰阴性菌的细胞壁组成及其临床意义。

3. **了解** 革兰染色的方法，细菌的分类。

技能目标：

能熟练使用显微镜辨识细菌的形态与结构。

素质目标：

建立无菌观念，树立不断提高人民健康水平的理念。

导学情景

情景描述： 患者，男，18 岁。10 天前左手臂皮肤内侧出现红、肿、热、痛，2 天前局部红肿发展至手掌大小，疼痛加重，伴有寒战、全身发热、头痛，遂入院就诊，体格检查：T 39.5℃，P 105 次/分，R 22 次/分，HP 110/80mmHg。患者全身皮肤轻度黄染，肝、脾肿大。心、肺听诊，叩诊检查无明显异常改变；实验室检查：WBC 计数 21.5×10^9。临床诊断：败血症。

讨论： 该患者为什么会出现败血症？

学前导语： 败血症是细菌进入血液生长繁殖代谢引起的一种全身感染。那么，细菌是什么样子？如何进入机体引起感染？

细菌（bacterium）是一类单细胞微生物，属于原核生物界。细菌体积微小，结构简单，具有细胞壁和无定形的核质，除核糖体外没有其他细胞器。在一定环境下，细菌具有一定的形态结构，学习和了解细菌的形态与结构，对研究细菌的生理活动、致病性和免疫性、鉴别细菌以及对细菌感染的诊断、预防和治疗均具有重要的意义。

第一节 细菌的大小与形态

一、细菌的大小

观察细菌常用光学显微镜，通常以微米（μm）作为其测量单位。细菌的大小因其种类、菌龄和环境因素的影响而有所差异。球菌大多直径约为 1μm；杆菌大小差异较大，大的可达 3 ~ 10μm，中等大小的 2 ~ 3μm，小的如布鲁菌仅 0.6 ~ 1.5μm；螺形菌多数 2 ~ 6μm。

二、细菌的形态

细菌按照其外形可分为球菌、杆菌和螺形菌三大类（图2-1），绝大多数细菌在自然界及生物体内可黏附在有生命或无生命的物体表面上，以生物被膜的形式存在。

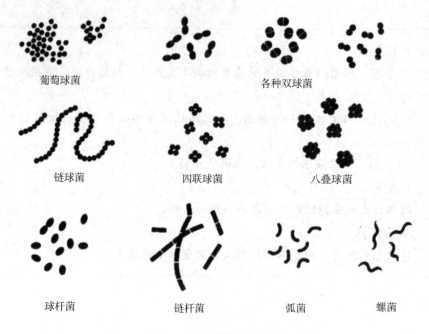

葡萄球菌　　　各种双球菌

链球菌　　　　四联球菌　　　　八叠球菌

球杆菌　　　　链杆菌　　　　弧菌　　　　螺菌

图2-1　细菌的基本形态

（一）球菌

球菌菌体呈球形或近似球形。根据其分裂平面的不同及分裂后排列方式的不同，可分为：①双球菌，细菌在一个平面上分裂成两个菌体，且彼此成双排列，如肺炎链球菌、脑膜炎奈瑟菌等；②链球菌，细菌在一个平面上分裂后多个菌体连接成链状，如乙型溶血性链球菌；③四联球菌，细菌在两个互相垂直的平面上分裂成四个菌体后黏附在一起，如四联加夫基菌；④八叠球菌，细菌在三个互相垂直的平面上分裂成八个菌体黏附成包裹状立方体，如藤黄八叠球菌；⑤葡萄球菌，细菌在多个不规则的平面上分裂，子代菌体无规则地排列在一起类似葡萄串状，如金黄色葡萄球菌。

（二）杆菌

杆菌菌体多呈直杆状，有的菌体稍有弯曲。多数杆菌呈分散排列，也有的呈链状排列，称为链杆菌。有的菌体短小，近似椭圆形，称为球杆菌；有的杆菌末端膨大成棒状，称为棒状杆菌；有的杆菌生长呈分枝状趋势，称为分枝杆菌；有的杆菌末端常呈分叉状，称为双歧杆菌。

（三）螺形菌

螺形菌菌体弯曲，有的菌体只有一个弯曲，呈弧形或逗点状，称为弧菌，如霍乱弧菌；有的菌体有数个弯曲，称为螺菌，如鼠咬热螺菌；还有的菌体细长弯曲，呈弧形或螺旋形，称为螺杆菌，如幽门螺杆菌。

温度、酸碱度、培养时间以及培养基的成分等外界因素对细菌的形态影响很大。通常细菌在适宜的条件下培养8~18小时，形态较为典型，培养时间过长或在不利环境下，细菌可出现不规则形态，如气球状、长丝状或梨形等，称为衰退型。

第一个看到细菌的人

第一个看到细菌的人不是什么科学家，而是荷兰一个名不见经传的小镇管理员，他的名字叫列文虎克。他从小就迷上了制作放大镜，他磨制的镜片可以将物体放大200~400倍。用这些镜片，列文虎克观察了很多东西，他将观察到的景象绘制成图画寄给英国皇家学会。从这些图画中人们第一次认识了各种形态的细菌，英国皇家学会还选举他做会员，相当于我们的科学院院士。

第二节　细菌的结构

细菌具有典型的原核细胞的结构。根据细菌细胞结构在生长过程中作用的不同，可分为基本结构和特殊结构两大类。细菌细胞结构模式图见图2－2。

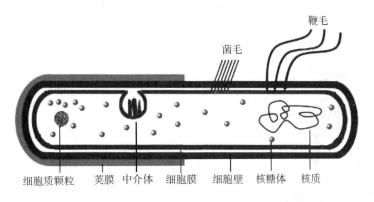

图2－2　细菌细胞结构模式图

一、细菌细胞的基本结构

所有细菌都具有的结构称为基本结构，它们是维持细菌基本生命活动所必需的。其由外向内包括细胞壁、细胞膜、细胞质和核质。

（一）细胞壁 📱 微课

细胞壁（cell wall）位于细菌细胞的最外层，是包绕在细胞膜周围的一层膜状结构。其组成较为复杂，随细菌种类不同而异。通过革兰染色法可将细菌分为两大类，革兰阳性菌（G^+菌）和革兰阴性菌（G^-菌），两类细菌细胞壁共有的组分为肽聚糖，除此以外，还分别拥有特殊组分。

1. 肽聚糖 又称为黏肽或胞壁质，为原核细胞所特有。G^+菌的肽聚糖由聚糖骨架、四肽侧链和五肽交联桥三部分组成（图2－3），G^-菌的肽聚糖由聚糖骨架和四肽侧链两部分组成（图2－4）。聚糖骨架由N－乙酰葡萄糖胺和N－乙酰胞壁酸交替间隔排列，经β－1,4糖苷键连接而成，各种细菌细胞壁的聚糖骨架均相同。四肽侧链连接在N－乙酰胞壁酸上，其组成和联结方式随菌种不同而异，如金黄色葡萄球菌（G^+菌）的四肽侧链依次由L－丙氨酸、D－谷氨酸、L－赖氨酸和D－丙氨酸组成，其中第三位的L－赖氨酸与相邻四肽侧链第四位的D－丙氨酸通过五个甘氨酸组成的五肽交联桥连接，从而构成机械强度十分坚韧的三维立体结构。而大肠埃希菌（G^-菌）的四肽侧链中，第三位氨基酸是二氨基庚二酸（DAP），DAP与相邻四肽侧链末端的D－丙氨酸直接连接，因为缺乏五肽交联桥，所以只形成较疏松的二维平面网络结构。

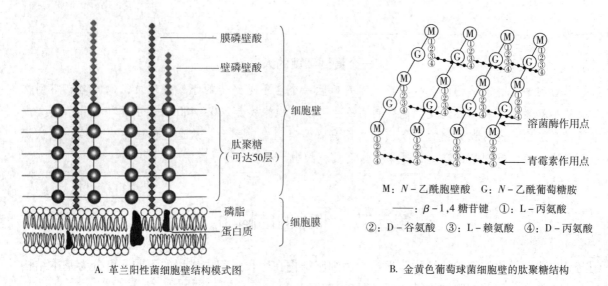

A. 革兰阳性菌细胞壁结构模式图　　　　　　B. 金黄色葡萄球菌细胞壁的肽聚糖结构

M：N-乙酰胞壁酸　　G：N-乙酰葡萄糖胺
———：β-1,4糖苷键　　①：L-丙氨酸
②：D-谷氨酸　　③：L-赖氨酸　　④：D-丙氨酸

图2-3　革兰阳性菌细胞壁结构模式图

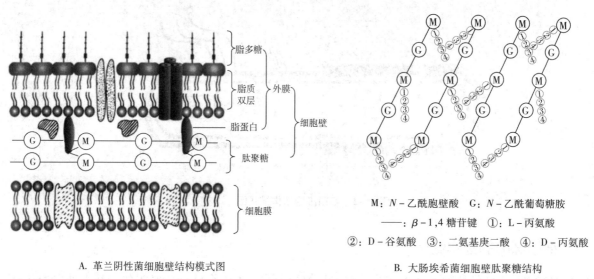

A. 革兰阴性菌细胞壁结构模式图　　　　　　B. 大肠埃希菌细胞壁肽聚糖结构

M：N-乙酰胞壁酸　　G：N-乙酰葡萄糖胺
———：β-1,4糖苷键　　①：L-丙氨酸
②：D-谷氨酸　　③：二氨基庚二酸　　④：D-丙氨酸

图2-4　革兰阴性菌细胞壁结构模式图

2. 特殊组分

（1）革兰阳性菌细胞壁的特殊组分　G^+菌细胞壁较厚，约20~80nm，其肽聚糖有15~50层。除肽聚糖外，大多数还含有磷壁酸，少数为磷壁醛酸。磷壁酸穿插于肽聚糖层中，按其结合部位不同分为壁磷壁酸和膜磷壁酸（也称脂磷壁酸）。磷壁酸组成带负电荷的网状多聚物或基质，使G^+菌的细胞壁具有良好的坚韧性、通透性和静电性；同时，磷壁酸还具有抗原性和黏附素活性。

大多数革兰阳性菌细胞壁蛋白质含量较少，但某些G^+菌细胞壁表面有一些特殊的表面蛋白质，如金黄色葡萄球菌的A蛋白、A群链球菌的M蛋白等。

（2）革兰阴性菌细胞壁的特殊组分　G^-菌细胞壁较薄，约10~15nm，其肽聚糖仅有1~2层，其外为特殊组分外膜。外膜由内向外依次包括脂蛋白、脂质双层和脂多糖。最外层的脂多糖（LPS）是G^-菌内毒素的主要成分，由脂质A、核心多糖和特异多糖三部分组成。脂质A是内毒素的毒性和生物学活性的主要部分，无种属特异性，不同细菌产生的内毒素的毒性作用均相似；核心多糖位于脂质A的外层，具有属特异性；特异多糖位于脂多糖的最外层，是革兰阴性菌的菌体抗原（O抗原），具有种特异性。

此外，少数革兰阴性菌的LPS不典型，其外膜糖脂含有短链分枝状聚糖组分，称为脂寡糖

（LOS），也是重要的毒力因子，它与哺乳动物细胞膜的鞘糖脂成分非常相似，能使细菌逃避免疫细胞的识别。

G⁻菌的细胞膜与外膜的脂质双层之间有一空隙，称为周浆间隙，约占细胞体积的20%～40%。该间隙内含有多种水解酶，如蛋白酶、核酸酶、碳水化合物降解酶和作为毒力因子的透明质酸酶、胶原酶、β-内酰胺酶等，可帮助细菌获得营养、解除有害物质毒性等。

G⁺菌和G⁻菌细胞壁结构存在显著差异（表2-1），导致两者在染色性、抗原性、致病性及对药物的敏感性等方面均有较大区别。溶菌酶能裂解肽聚糖中 N-乙酰葡萄糖胺和 N-乙酰胞壁酸之间的 β-1,4 糖苷键，破坏聚糖骨架，引起细菌裂解。青霉素能与细菌竞争合成肽聚糖过程中所需的转肽酶，抑制四肽侧链上 D-丙氨酸与五肽桥之间的联结，使细菌因不能合成完整的肽聚糖，在一般渗透压环境中，导致细菌死亡。溶菌酶和青霉素主要对 G⁺菌有效，这是因为 G⁺菌肽聚糖含量较多。G⁻菌的肽聚糖含量少，且有外膜保护，故对溶菌酶和青霉素不敏感。

表 2-1 革兰阳性菌与革兰阴性菌的细胞壁结构比较

细胞壁	革兰阳性菌	革兰阴性菌
厚度	较厚，20～80nm	较薄，10～15nm
强度	较坚韧	较疏松
肽聚糖层数	多，15～50层	少，1～2层
肽聚糖含量	多，占细胞壁干重的50%～80%	少，占细胞壁干重的5%～20%
特殊组分	磷壁酸	外膜

💗 药爱生命

青霉素是由亚历山大·弗莱明（Alexander Fleming）发现并命名的。1928年，他偶然发现，一个金黄色葡萄球菌培养平板被霉菌污染，但在霉菌的周围出现了一圈清澈的无菌环状带。他马上着手对这种霉菌进行研究，证实它的确具有很强的杀菌能力。1929年6月，弗莱明将他的发现写成论文发表在《实验病理学》杂志上，他将青霉菌分泌的这种极具杀菌力的物质起名为 Penicillin，即"青霉素"。

当时，青霉素的发现并没有引起人们的关注。直到20世纪40年代初，恩斯特·伯利斯·柴恩（Ernst Boris Chain）和霍华德·弗洛里（Howard Walter Florey）建立了从青霉素培养液中提取青霉素的方法。通过大量研究，青霉素最终得以批量生产，拯救了成千上万的伤残战士。

细菌细胞壁的肽聚糖结构在理化或生物因素作用下受到破坏或合成被抑制，这种失去细胞壁的细菌在高渗环境下仍可存活者称为细胞壁缺陷型细菌，也称为 L 型细菌。某些 L 型细菌仍具有一定的致病性，主要引起慢性感染。

3. 细胞壁的功能 细胞壁对维持细菌等的固有生物学活性方面发挥着重要功能。①维持细菌固有的形态，保护细菌抵抗低渗环境。细菌体内含有高浓度的大分子营养物质及无机盐，其渗透压高达506～2533kPa。有细胞壁的存在，使细菌才能承受胞内巨大的渗透压而不会破裂，能在相对低渗环境下生存。②参与菌体内外的物质交换。细胞壁上有许多小孔和转运蛋白，为物质交换提供了结构基础。③决定菌体的抗原性。G⁺菌细胞壁的磷壁酸组分和 G⁻菌细胞壁的 LPS 组分，均为细菌重要的表面抗原，能诱导机体产生免疫应答，并且与细菌的血清学分类有关。④与细菌的致病性有关，如磷壁酸能帮助细菌黏附在宿主细胞的表面，构成细菌的侵袭力；LPS 具有内毒素活性，与 G⁻菌致病有关。⑤是某些抗菌药物的作用靶位，如溶菌酶、葡萄球菌溶素、青霉素等均通过作用于肽聚糖发挥作用；氨基糖苷类抗生素、多黏菌素 B 等能改变 G⁻菌细胞壁的通透性，发挥抗菌作用。此外，细胞壁还与细菌的耐药性、染色性等有关。

? **想一想**

革兰阳性菌与革兰阴性菌细胞壁结构的区别？

答案解析

（二）细胞膜

细胞膜又称为胞质膜，是位于细胞壁内侧，包绕在细胞质外的柔软且富有弹性的半透膜。其由磷脂和多种蛋白质组成，不含胆固醇，与真核细胞膜基本相同。细胞膜的主要功能如下。①选择性渗透和物质转运作用。细胞膜上有许多微孔，具有选择性通透功能，与细胞壁共同完成细胞内外的物质交换活动。②参与生物合成，细胞膜上的多种生物合成酶，能参与肽聚糖、荚膜、鞭毛等大分子物质的合成。细胞膜上还有转肽酶或转糖基酶，不仅与肽聚糖合成有关，也是青霉素作用的主要靶位。③呼吸功能：细胞膜上有多种与呼吸有关的酶类物质，直接参与细胞的呼吸过程。同时，细胞膜也是需氧菌重要的产能基地。④形成中介体，中介体是部分细菌的细胞膜内陷、折叠、卷曲形成囊状物，多见于革兰阳性菌。中介体主要参与细菌呼吸、生物合成及分裂繁殖。

（三）细胞质

细胞质是由细胞膜包裹的除核质外的溶胶状物质，主要成分为水、蛋白质、脂类、核酸、少量糖类和无机盐，也称为原生质。细胞质内含有多种酶及酶系统，是细菌新陈代谢的主要场所。细胞质中重要结构主要包括核糖体、质粒和胞质颗粒等。

1. 核糖体 又称核蛋白体，是细菌合成蛋白质的场所。每个菌体内可有数万个游离于细胞质中的核糖体。细菌的核糖体由 rRNA 和蛋白质构成，其沉降系数为 70S，由 50S 和 30S 两个亚基组成。核糖体是某些抗生素的作用靶位，如链霉素能与细菌核糖体的 30S 小亚基结合，红霉素能与 50S 大亚基结合，干扰菌体蛋白质合成，导致细菌死亡。由于人类细胞的核糖体与细菌的核糖体存在差异，故这些药物对人类的核糖体不会产生影响。

2. 质粒 质粒是染色体外的遗传物质，是闭合环状的双链 DNA 分子。质粒不是细菌生长所必需的物质，但其带有遗传信息，能控制细菌某些特定的遗传性状。医学上重要的质粒有：R 质粒、F 质粒和 Col 质粒等。质粒能自我复制，能随细菌的分裂繁殖传递给子代细菌，也能自行丢失或是在细菌之间进行转移和传递，与细菌的遗传变异有关。

3. 胞质颗粒 胞质颗粒是细菌细胞质中的一些颗粒状内含物，大部分是细菌贮藏营养的物质，包括糖原、淀粉等多糖、脂类、磷酸盐等。胞质颗粒随细菌的种类、环境而不同，不是细菌的恒定结构。胞质颗粒中有一种异染颗粒，主要由 RNA 和多偏磷酸盐组成，其嗜碱性强，用亚甲蓝染色时着色较深，染成紫色，与菌体颜色不同，故称为异染颗粒，常见于白喉棒状杆菌，有助于细菌的鉴别（图 2-5）。

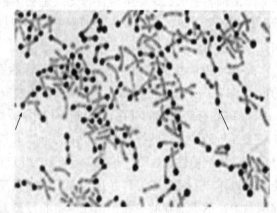

图 2-5 白喉棒状杆菌的异染颗粒

（四）核质

细菌的遗传物质称为核质或拟核，多位于菌体中央，无核膜、核仁和有丝分裂器。核质为单倍体，由单一、闭合、环状 DNA 分子反复回旋、卷曲盘绕成的松散网状结构。核质含有细菌的全部核基因，控制细菌的各种遗传性状和生命活动，是细菌遗传变异的基础。

练一练

细菌的基本结构不包括（　　）

A. 细胞壁　　　　　　　B. 荚膜　　　　　　　C. 细胞膜

D. 细胞质　　　　　　　E. 核质

答案解析

二、细菌细胞的特殊结构

特殊结构是细菌在一定条件下形成的，并非细菌生命活动所必需的结构，包括荚膜、鞭毛、菌毛和芽孢。

（一）荚膜

荚膜是某些细菌在细胞壁外包绕一层疏松、透明的黏液性物质，当厚度≥0.2μm，边界明显者，称为荚膜；若虽能与细胞壁牢固结合，但厚度＜0.2μm 者，称为微荚膜。荚膜含水量丰富，对碱性染料亲和力低，不易着色，用特殊染色法或负染色法，在显微镜下可清楚看到与周围界限分明的荚膜（图 2-6）。

荚膜的形成与遗传和外界环境条件密切相关。一般在动物体内或营养丰富（含有血清或糖）的培养基中，更容易培养形成，而在普通培养基上或连续传代培养则容易消失。荚膜的化学成分随细菌种类不同而存在差异，多数细菌的荚膜成分为多糖，少数为多肽。

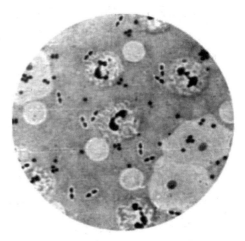

图 2-6　肺炎链球菌的荚膜（×1000）

荚膜和微荚膜具有相同的功能。主要包括：①抗吞噬作用，荚膜多糖带有负电荷且具有亲水性，能阻止吞噬细胞的活性，还能够阻止补体 C3b 的沉积，从而保护细菌抵抗吞噬细胞吞噬及消化的作用，增强细菌的侵袭力；②抗有害物质损伤作用，荚膜位于菌细胞的最外层，能保护菌体免受溶菌酶、补体、抗体、抗菌药物等物质的直接损伤作用；③黏附作用，荚膜多糖不仅可使细菌彼此粘连，还可以介导细菌黏附于组织细胞或无生命物体的表面，形成生物被膜，提高菌体的免疫逃避能力和耐药性，从而导致感染的发生，如变异链球菌靠荚膜将其固定在牙齿的表面，利用口腔中存在的蔗糖产生大量的乳酸，导致牙釉质破坏，引起龋齿；铜绿假单胞菌在各种医疗植入物上黏附定居，形成生物被膜，是引起医院感染的重要原因；④用于细菌的鉴定和分型，不同的细菌荚膜由于组成成分的不同，从而具有不同的抗原性，对细菌的分型和鉴定起着重要作用。

（二）鞭毛

鞭毛是许多细菌（包括所有的弧菌和螺菌、近半数的杆菌和个别球菌）表面上附着的细长呈波状弯曲的丝状物。鞭毛长为 5～20μm，直径仅为 12～30nm，需用电子显微镜观察，或经特殊染色法增粗并着色后在普通光学显微镜下观察（图 2-7）。不同的细菌鞭毛数量不等，根据鞭毛的数目和位置的不同，可将有鞭毛的细菌分为 4 类（图 2-8）：①单毛菌，菌体仅一端有一根鞭毛，如霍乱弧菌；②双毛菌，菌体两端各有一根鞭毛，如空肠弯曲菌；③丛毛菌，菌体的一端或两端有一丛鞭毛，如铜绿假单胞菌；④周毛菌，菌体周身遍布许多鞭毛，如伤寒沙门菌。

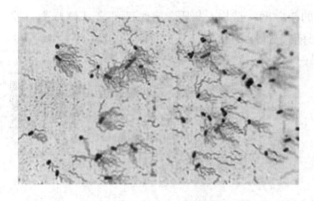

图 2-7 伤寒沙门菌的鞭毛

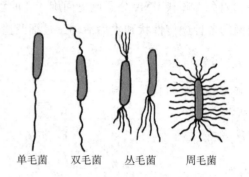

单毛菌　双毛菌　丛毛菌　周毛菌

图 2-8 细菌鞭毛分类示意图

鞭毛的功能主要如下。①是细菌的运动器官：有鞭毛的细菌能在液体环境中快速自由游动，其运动常具有化学趋向性，能使细菌朝着有营养物质的方向运动，而远离有害物质。②与细菌的致病性有关：有些细菌（如霍乱弧菌）可以通过活泼的鞭毛运动，穿透小肠黏膜表面覆盖的黏液层，使菌体黏附于肠黏膜上皮细胞，产生毒素导致病变。③用于细菌的鉴定和分类：鞭毛的主要成分是鞭毛蛋白，具有较强的免疫原性和抗原性，称为鞭毛（H）抗原。不同的细菌鞭毛蛋白结构不同，故可用于细菌的鉴别。

（三）菌毛

菌毛是许多 G^- 菌和少数 G^+ 菌菌体表面存在着一种比鞭毛更细、更短、更直硬的丝状物，称为菌毛。菌毛的化学成分主要是菌毛蛋白，具有免疫原性和抗原性。菌毛与细菌的运动无关，必须在电子显微镜下才能观察到。根据功能不同，菌毛可分为普通菌毛和性菌毛（图 2-9）。

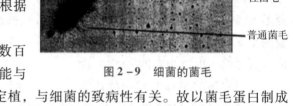

性菌毛

普通菌毛

图 2-9 细菌的菌毛

1. 普通菌毛　普通菌毛数目较纤细，数量可达数百根，遍布于整个菌体。普通菌毛是细菌的黏附结构，能与宿主细胞表面的特异性受体结合，介导细菌的黏附与定植，与细菌的致病性有关。故以菌毛蛋白制成的疫苗可以预防某些细菌的感染。

2. 性菌毛　性菌毛数目少，仅见于少数 G^- 菌，每个细菌仅有 1~4 根。比普通菌毛长而粗，为中空的管状结构。性菌毛由 F 质粒编码，故又称为 F 菌毛。有性菌毛的细菌称为 F^+ 菌或雄性菌，无性菌毛的细菌称为 F^- 菌或雌性菌。当 F^+ 菌和 F^- 菌接触，可通过性菌毛传递遗传物质（如 R 质粒），从而使 F^- 菌获得 F^+ 菌的某些遗传特性。细菌可通过此种方式传递耐药性和毒力等性状。

（四）芽孢

芽孢是某些细菌在一定的环境条件下，细胞质脱水浓缩，在菌体内形成一个圆形或椭圆形小体。芽孢具有很强的折光性，壁厚，普通染色法不易着色，需用特殊染色才能着色。芽孢的大小、形状、位置等因菌种而有所不同，因此有助于细菌的鉴别（图 2-10）。如破伤风梭菌的芽孢位于菌体顶端，呈正圆形，状似鼓槌；肉毒梭菌的芽孢位于次极端，呈网球拍状。

产生芽孢的细菌均为 G^+ 菌，主要包括需氧杆菌属和厌氧芽孢梭菌属。芽孢的形成受遗传因素的控制和环境因素的影响。芽孢一般只在动物体外、不利的环境条件下形成，其形成条件因菌种不同而异。如破伤风梭菌的芽孢在无氧环境下形成，而炭疽芽孢杆菌的芽孢则在有氧环境下形成。在环境中营养物质缺乏，尤其是 C、N、P 等元素不足时，细菌生长繁殖减慢，启动芽孢形成相关的基因被激活，菌体内形成芽孢。

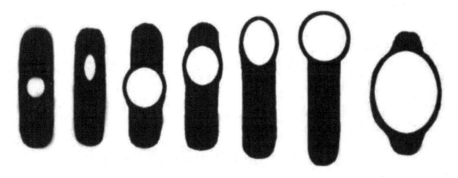

图 2-10 细菌芽孢的形态和位置模式图

　　芽孢是细菌的休眠形式，而不是细菌的繁殖方式。芽孢带有完整的核质、酶系统和核糖体等主要生命基质，能保存细菌全部的生命所需物质，是细菌维持生命的休眠形式。当外界环境营养充足，芽孢受到机械力、热、pH改变等刺激，其代谢活性和呼吸增强，生物合成加速，芽孢又可以形成新的具有繁殖能力的菌体，即细菌的繁殖体。但是，一个细菌只形成一个芽孢，一个芽孢也只能形成一个菌体，细菌数量不变，故芽孢不是细菌的繁殖方式。

　　芽孢的特点及医学意义主要包括如下三点。①具有强大的抵抗力及休眠力：芽孢为多层厚而致密的膜结构（图2-11），含水量少，且含有特殊的耐热物质，故对热力、干燥、辐射、化学消毒剂等理化因素均具有强大的抵抗力，能耐受100℃沸水数小时，在自然界能存活几年至几十年。细菌芽孢并不直接引起疾病，但在条件适宜的环境中，芽孢可以恢复为繁殖体，迅速增殖致病。如被炭疽芽孢杆菌芽孢污染的草原，其传染性可达20～30年。②用于细菌的鉴别。③可用于判断灭菌效果：由于芽孢的抵抗力强，用一般方法不易将其杀死，故微生物实验器具、培养基、敷料和手术器械等必须以杀灭芽孢作为判断灭菌效果的指标。目前，杀灭芽孢最可靠的方法是压力蒸汽灭菌法。

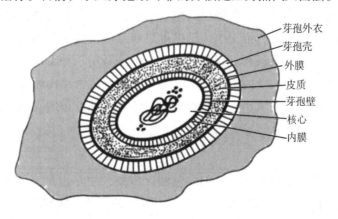

图 2-11 细菌芽孢结构模式图

? 想一想

芽孢的抵抗力与哪些因素有关？

答案解析

✎ **练一练**

（多项选择题）细菌的特殊结构有（　）

A. 质粒　　　　　　　　B. 荚膜　　　　　　　　C. 鞭毛
D. 菌毛　　　　　　　　E. 芽孢

答案解析

第三节　细菌的形态检查

细菌形态微小，肉眼不能直接看见，必须借助显微镜放大后才能观察。普通光学显微镜以可见光作为光源，其放大倍数最大为 1000 倍。在普通光学显微镜观察时，往往细菌需要染色以增加与周围环境的对比度，以便看得更清楚。临床常采用光学显微镜进行细菌的形态学检查。电子显微镜是利用电子流代替可见光波，以电磁圈代替放大透镜。其放大倍数可达数十万倍，能分辨 1nm 的微粒。电子显微镜不仅能看清细菌的外形，还能看清其内部超微结构。但由于电子显微镜必须在真空干燥状态下检查，故不能观察活的微生物。

普通光学显微镜下细菌形态的检查，一般有不染色标本检查法和染色标本检查法。

一、不染色标本的检查

细菌标本不经染色直接放在显微镜下，主要用于观察活菌的形态轮廓和运动情况。常用的方法有压滴法和悬滴法。

二、染色标本的检查

细菌为半透明体，经染色后才能观察得较清楚。染色法是染色剂与细菌细胞质的结合。由于细菌在中性或碱性环境中带负电荷，易与带正电荷的碱性染料结合，故细菌多用碱性染料。细菌染色法很多，常用的细菌染色法包括单染色法和复染色法。单染色法是用一种染料对细菌染色，可观察细菌的大小、形态和排列，但不能显示细菌的染色性。复染色法是用两种或两种以上的染料染色，可将细菌染成不同颜色，不仅可观察细菌的大小、形态和排列，还可鉴别细菌的染色性。常用的复染色法有革兰染色法和抗酸染色法两种方法。

（一）革兰染色法

革兰染色法是最常用和最重要的分类鉴别染色法。该染色法是由丹麦细菌学家革兰（Hans Christian Gram）于 1884 年创建，至今仍在广泛应用。该染色法是在标本固定后，先用结晶紫初染，再加碘液媒染，使之生成结晶紫 - 碘复合物，然后用 95% 乙醇脱色，最后用稀释复红或沙黄复染。此法可将自然界的细菌分为两类：凡不被乙醇脱色仍保留紫色者为革兰阳性菌（G⁺菌）；凡被乙醇脱色后复染成红色的细菌为革兰阴性菌（G⁻菌）（图 2 - 12）。革兰染色在鉴别细菌、选择抗菌药物、研究细菌致病性等方面具有重要意义。

革兰染色的原理目前尚未完全阐明，但目前认为与细胞壁结构密切相关。G⁺菌的细胞壁肽聚糖含量高，结构致密，脂类含量低，乙醇难以透入，故结晶紫 - 碘复合物不易从细胞内漏出；G⁻菌的细胞壁肽聚糖含量低，结构疏松，脂含量高，乙醇溶解脂类物质，增加细胞壁的通透性，故结晶紫 - 碘复合物易被抽提出来而使细菌复染成红色。

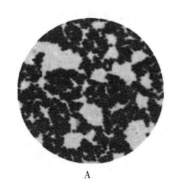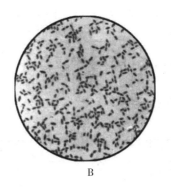

图 2-12　革兰染色结果（×1000）

A. 革兰阳性菌；B. 革兰阴性菌

（二）抗酸染色法

抗酸染色法常用于鉴别抗酸性细菌和非抗酸性细菌。将固定的标本先用苯酚复红加温染色，再用3%盐酸乙醇脱色，最后用碱性美兰复染。被染成红色者为抗酸染色阳性菌，如结核分枝杆菌；被染成蓝色者为抗酸染色阴性菌。

此外，目前应用的细菌染色法中还包括有荚膜、芽孢、鞭毛、细胞壁等特殊染色法。

第四节　细菌的分类和命名

一、细菌的分类原则

细菌分类是按照一定的原则将类似的细菌归在一起，并与其他细菌相区别。原则上分为传统分类和种系分类。

1. 传统分类　以细菌的生物学特性作为分类依据，选择一些较为稳定的生物学性状，如形态结构、染色性、培养特性、生化反应、抗原性等作为分类标记，按其性状的相似程度进行归类。由于对分类性状的选择和重视程度带有一定的主观性，故又称为人为分类。

2. 种系分类　是应用化学分析，如电泳、色谱、质谱等方法对菌体组分、代谢产物组成与图谱等特征进行分析，并通过遗传物质分析揭示细菌进化的信息，这种以细菌的发育进化关系为基础的细菌分类称为种系分类，又称为自然分类。

细菌的分类层次与其他生物相同，依次为界、门、纲、目、科、属、种。在细菌中常用的是属和种。种是细菌分类的基本单位。生物学性状基本相同的细菌群体构成一个菌种；特性相近、关系密切的若干菌种组成一个菌属。同一菌种的各个细菌，虽然性状基本相同，但是在某些方面仍有一定差异，差异较明显的称为亚种或变种，差异小的称为型。例如依据抗原结构不同分为血清型；对噬菌体和细菌素的敏感性不同而分噬菌体型和细菌素型；生化反应和其他某些生物学性状不同而分为生物型。

若不同来源的同一菌种的细菌称为该菌的不同菌株。其中具有某种细菌典型特征的菌株称为该菌的标准菌株或模式菌株。

二、细菌命名法

细菌的命名均采用拉丁双名法，每个菌名由两个拉丁字组成。第一个字为属名，用名词，大写，可简写为第一个大写字母；第二个字为种名，用形容词，小写。全名用斜体字印刷，不可简写。中文名称的命名次序则与拉丁文相反，种名在前，属名在后。如大肠埃希菌的学名用 *Escherichiacoli*，简写为 *E. coli*。

三、常见细菌种类

医学上常见的重要细菌种类见表2-2。

表2-2　与医学有关的细菌分类

类别	属
Ⅰ. 革兰阴性有细胞壁的真细菌	
螺旋体	密螺旋体属
	疏螺旋体属
	钩端螺旋体属
需氧/微需氧、有动力、螺旋形/弧形革兰阴性菌	螺菌属
	弯曲菌属
	螺杆菌属
需氧/微需氧、革兰阴性杆菌与球菌	假单胞菌属
军团菌属	奈瑟菌属
	莫拉菌属
	产碱杆菌属
	布鲁菌属
	罗卡利马体属
	鲍特菌属
	弗朗西斯菌属
兼性厌氧革兰阴性杆菌	埃希菌属
	志贺菌属
	沙门菌属
	克雷伯菌属
	变形杆菌属
	普罗维登斯菌属
	耶尔森菌属
	弧菌属
	巴氏杆菌属
	嗜血杆菌属
厌氧革兰阴性直、弯或螺旋形杆菌	类杆菌属
	梭杆菌属
	普雷沃菌属
厌氧革兰阴性球菌	韦荣球菌属
立克次体与衣原体	立克次体属
	考克斯体属
	衣原体属
非光合滑行菌	二氧化碳嗜纤维菌属

续表

类别	属
Ⅱ. 革兰阳性有细胞壁的细菌	
革兰阳性球菌	肠球菌属
	葡萄球菌属
	链球菌属
	消化链球菌属
可形成芽孢的革兰阳性杆菌与球菌	杆菌属
	梭菌属
形态规则的无芽孢革兰阳性杆菌	李斯特菌属
	丹毒丝菌属
形态不规则的无芽孢革兰阳性杆菌	棒状杆菌属
	放线菌属
	动弯杆菌属
分枝杆菌	分枝杆菌属
放线菌	诺卡菌属
	链霉菌属
	红球菌属
Ⅲ. 无细胞壁真细菌	支原体属
	脲原体属
Ⅳ. 古细菌	（未发现病原菌）

第五节　微生物学基本技能训练

一、微生物实验室操作要求与规范

（一）微生物学实验室规则

1. 进入实验室必须穿戴白色隔离服，离室时脱下并内面朝外反折；无菌操作时须佩戴口罩。

2. 不必要的物品禁止带入实验室，必要的文具、实验指导和笔记本应放在指定区域。

3. 实验室内禁止饮食、抽烟，不得高声谈笑或随便走动。

4. 需要培养的物品做好标记放在指定区域。用过的有菌器材放入消毒缸内，严密处理传染材料、培养物和污染的物品，以免造成操作人员的污染。

5. 避免任何有菌材料的溅出，若不慎污染工作台、手、眼、衣服和地面等处，应立即报告老师并及时作相应处理。

6. 实验完毕后物归原处并清洁和消毒桌面；肥皂洗手、消毒液浸泡洗净后，关闭水、电、煤气和门窗方可离开实验室。

（二）实验室意外的紧急处理办法

1. **皮肤破损**　先去除异物，用蒸馏水或 0.9% 生理盐水洗净后，涂 2% 碘酒或碘伏消毒。

2. **烧伤局部**　涂凡士林、5% 鞣酸或 2% 苦味酸。

3. **化学药品腐蚀伤**　若接触物为强酸，先用大量清水冲洗，再以 5% 碳酸氢钠溶液中和；强碱腐蚀伤先以大量清水冲洗，再用5%醋酸或5%硼酸溶液中和。若伤及眼部，经过上述步骤处理后，再滴入1~2滴橄榄油或液状石蜡。

4. 菌液误入口中　应立即吐入消毒容器内，并用1：1000高锰酸钾溶液或3%过氧化氢溶液漱口；根据菌种不同，服用相应抗菌药物预防感染。

5. 菌液污染桌面时，应将适量2%~3%甲酚溶液或0.1%苯扎溴铵溶液倒于污染面，浸泡半小时后抹去。若手上有活菌，亦应浸泡于上述消毒液3分钟后，再用肥皂及清水冲洗。

6. 火警　如发生火警险情，应沉着处理，切勿慌张，立即关闭电闸和煤气阀门。若为乙醇、乙醚、汽油等有机溶液起火用沙土等扑灭火苗，切忌用水扑救。

（三）实验注意事项

1. 严格遵循实验指导

（1）做实验以前，仔细阅读实验指导，独立思考，根据实际情况，做出实验的具体安排和打算。

（2）合理使用实验材料和安排操作时间，尽量避免出错，力求取得理想的结果。

2. 认真完成实验操作

（1）认真听取指导老师实验前的讲解。

（2）细心操作，若发现问题，在独立思考分析原因的基础上寻求老师帮助。

（3）在自己的实验材料上做好标记，包括班级、姓名、菌名、日期等。

（4）认真观察自己的实验结果，将其纪录在实验报告中（根据需要用彩色笔绘图记录），并回答实验报告中所有的问题。

（5）遇到实验结果与理论不符的情况，应仔细分析原因，思考本次实验的不足之处。

3. 充分利用参考资料

（1）在教科书和参考书中核对有关的数据和资料。

（2）认真观摩示教视频及影像、多媒体等资料。

二、光学显微镜油镜的使用与维护

（一）实验目的

1. 掌握油镜的使用与保护方法。

2. 熟悉油镜的原理。

（二）实验内容

显微镜的基本构造、使用和保护。

（三）实验材料

普通光学显微镜、二甲苯、拭镜纸、香柏油。

（四）实验方法

1. 光学显微镜的基本构造　光学显微镜是由机械装置和光学系统两大部分组成：①机械装置：包括镜座、镜柱、镜臂、镜筒、载物台、标本移动器、物镜转换器、调焦螺旋；②光学系统：包括目镜、物镜、反光镜、聚光器（镜）、光阑等（图2-13）。

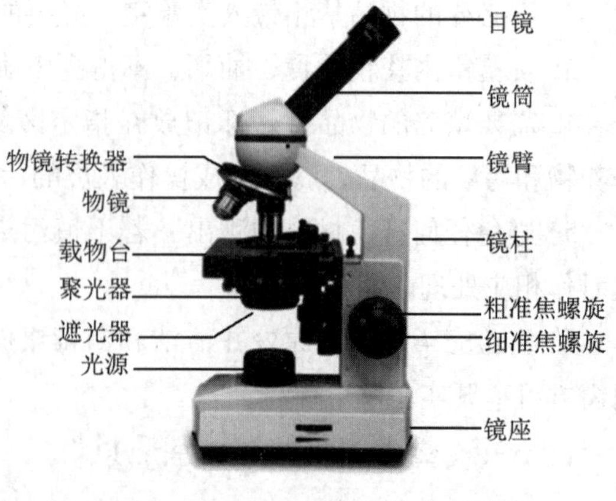

图2-13　光学显微镜构造示意图

目镜

镜筒

物镜转换器
镜臂

物镜

载物台
镜柱

聚光器

遮光器
粗准焦螺旋
细准焦螺旋

光源

镜座

2. 显微镜的使用

（1）低倍镜的使用　基本步骤为安放→对光→放片→调焦。观察任何标本都先使用低倍镜观察。

①位置：右手握镜臂，左手托镜座，将显微镜放在自己的左前方距实验桌边缘5cm左右的位置。②对光：将10×物镜旋入光轴、聚光器上升至距平台2/3位置，打开光阑，转动反光镜，左眼观察，视野出现明亮光区即对光完成。③放片：将标本平放于载物台上（注意载玻片的正反面，盖玻片向上），用标本夹固定，推动标本移动器，将需观察的部分正对于通光孔的中央。④调焦：双手调节粗螺旋，将载物台上升至相距物镜0.5cm处，左眼观察视野，调节粗调焦器，至物像出现，再用细准焦螺旋将物像调至清晰。

（2）高倍镜的使用　在低倍镜下找到清晰的物像后，采用"等高转换"的方法直接将高倍镜旋入光轴对准标本，调节细调焦螺旋至物像清晰，找到需观察的部位并移至视野的中央进行观察。

3. 油镜的工作原理及使用

（1）油镜的工作原理　油镜是透镜直径最小、长度最长者，其下缘有一圈黑线或白线，镜筒上标有"oil"及放大倍数100×的标记。当目镜倍数为10×，物镜用油镜时，显微镜的放大倍数为1000倍。

由于细菌等微生物体积微小，必须借助油镜才能观察。低倍或高倍镜观察物象时，载玻片与物镜之间的介质为空气，称为干燥系。由于玻璃和空气的折光系数不同，当光线通过玻片后，在经过空气介质时因发生折射而出现散射现象，进入物镜的光线减少，这样就减低了视野的照明度。而使用油镜时，油镜与载玻片之间相隔一层油质，称为油浸系。这种油通常选用香柏油，因为香柏油的折射率 $n=1.52$，与玻璃介质相同，当光线通过载玻片后，可直接通过香柏油进入物镜而不发生折射，使视野照明度明显提高。

（2）油镜的使用　先用低倍镜、再用高倍镜观察物象，在物象清晰的前体下，旋开高倍镜，在载玻片的标本处滴少许香柏油，转动转换器，将油镜头旋入光轴对准标本，使油镜头浸入油中，此时将聚光器升至最高位置，并开尽光阑，调节细调焦螺旋至物像清晰为止。油镜使用完毕后应先转动转换器将油镜头转开，再用粗调焦器将平台缓缓下降，用拭镜纸拭去油镜头上的香柏油，再用拭镜纸蘸少许二甲苯擦拭油镜头，最后再用干净拭镜纸擦拭油镜头。

4. 注意事项

（1）显微镜是精密贵重仪器，应严格遵守操作规程，不准擅自拆卸显微镜的任何部件，以免损坏。

（2）取送搬移显微镜时，要一手持镜臂，一手托镜座，平端在胸前，轻拿轻放。

（3）观察标本时，必须依次按低倍、高倍、油镜的顺序，特别在使用油镜时切不可用粗调节器，以免压坏玻片或损伤镜头。

（4）使用油镜时，注意勿将载物台倾斜，以免镜油流出。

（5）用二甲苯擦拭油镜头时，必须把多余的二甲苯擦拭干净，以免损坏油镜头。

（6）显微镜擦净后，接物镜转成"品"字形并降低，下降聚光器，用软绸拭净各部件后覆盖于接目镜上，放入镜箱内或送至显微镜室。

（7）观察时用左眼观察视野，右眼注视绘图。

（五）实验报告

在实验报告本上绘制镜下标本图。

三、革兰染色技术

（一）实验目的

1. 掌握革兰染色法和细菌的基本形态。

2. 熟悉细菌涂片的制备。

（二）实验内容

革兰染色技术。

（三）实验材料

葡萄球菌及大肠埃希菌 18~24 小时培养物、培养基普通琼脂斜面、革兰染色液（套）、载玻片、接种环、生理盐水、酒精灯、冲洗用具、显微镜、香柏油、拭镜纸。

（四）实验方法

1. 细菌涂片标本的制作　包括涂片、干燥、固定三个步骤（图 2–14）。

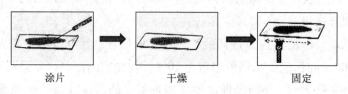

涂片　　　　　　　　干燥　　　　　　　　固定

图 2–14　细菌涂片标本制作示意图

（1）涂片　取洁净无油载玻片 1 张，将接种环用火焰烧红灭菌，待冷后取 1~2 环生理盐水。接种环再次灭菌后，分别取葡萄球菌和大肠埃希菌培养物少许，在各自盐水中磨匀，呈轻度混浊（注意：每次取菌前后将接种环灭菌）。涂好的菌膜以 1cm×1cm 左右大小为宜。如果是液体培养物可直接涂抹于干净的载玻片上。

（2）干燥　涂片最好在室温下自然干燥。如需快干，可将玻片标本面向上，置于酒精灯火焰高处慢慢烘干（标本玻片置火焰的高度，以感觉温热为宜），切记紧靠火焰，以免标本烤焦，损害细菌结构，影响检视。

（3）固定　细菌的固定常用火焰加热法，即将上述已干燥的涂片在酒精灯火焰中快速通过 3 次。固定的目的在于杀死细菌，并使菌体与玻片黏附牢固，染色时不至于被染液和水冲掉，同时可凝固细胞质，改变细菌对染料的通透性。

2. 革兰染色

（1）原理　革兰染色的原理，目前主要包括细胞壁学说和等电点学说。细胞壁学说认为革兰阳性菌细胞壁结构较致密，肽聚糖层厚，脂质含量少，乙醇不易透入，反而使细胞壁脱水形成一道屏障，阻止结晶紫向细胞外渗透，使细胞仍保留紫色；革兰阴性菌细胞壁结构较疏松，肽聚糖层少，脂质含量多，乙醇易渗入，增加了细胞的通透性，使结晶紫渗出，细胞脱色后经复染成红色。等电点学说则认为革兰阳性菌的等电点（pI 2~3）比革兰阴性菌等电点（pI 4~5）低，在相同 pH 条件下，革兰阳性菌所带阴电荷比革兰阴性菌多，与带正电荷的结晶紫染料结合较牢固而不易脱色。

（2）方法　①初染：将结晶紫染液滴于制好的涂片上，使其覆盖整个菌膜。1 分钟后，用细流水冲洗，甩去积水。②媒染：滴加卢戈碘液于菌膜上，1 分钟后，用细流水冲洗，甩去积水。③脱色：滴加 95% 乙醇 1~2 滴于菌膜上，晃动玻片，直到流下的乙醇无色为止。约 0.5 分钟后，用细流水冲洗，甩去积水。④复染：滴加稀释苯酚复红于菌膜上，0.5 分钟后，用细流水冲洗，甩去积水。待标本自干或用吸水纸吸干水分后，置油镜下观察。

（3）注意事项　①玻片应清洁无油。②生理盐水涂片时量要合适，涂片要均匀。③固定标本时切忌过热，以免菌体变形。④严格按照染色时间操作，尤其是乙醇脱色的时间，不宜过长或过短，否则均会对染色结果造成影响。⑤冲洗标本时水流应为细水流，否则会将玻片上的标本冲掉。

（五）实验报告

在实验报告本上写出革兰染色的步骤并记录实验结果（用彩笔绘图）。

目标检测

一、A 型题（最佳选择题）

1. 下列哪种不是细菌的基本形态（　　）

 A. 球形   B. 棒状   C. 螺形

 D. 梨形   E. 弧形

2. 革兰阳性菌细胞壁的特殊组分是（　　）

 A. 肽聚糖   B. 几丁质   C. 胆固醇

 D. 磷壁酸   E. 脂多糖

3. 下列关于革兰阴性菌细胞壁的叙述，正确的是（　　）

 A. 肽聚糖含量多   B. 肽聚糖为三维立体结构   C. 缺乏五肽交联桥

 D. 含脂类较少   E. 无外膜

4. 青霉素类抗生素杀菌机制为（　　）

 A. 破坏磷壁酸   B. 损伤细胞膜

 C. 干扰核糖体上菌体蛋白质的合成   D. 破坏肽聚糖骨架

 E. 抑制四肽侧链与甘氨酸交联桥之间连接

5. 细菌 L 型是指（　　）

 A. 细菌的休眠状态   B. 细胞壁缺陷型细菌   C. 非致病菌

 D. 不可逆性变异的细菌   E. 光滑型 - 粗糙型菌落变异

6. 与细菌运动有关的结构是（　　）

 A. 鞭毛   B. 荚膜   C. 普通菌毛

 D. 芽孢   E. 性菌毛

二、B 型题（配伍选择题）

 A. 普通菌毛   B. 性菌毛   C. 芽孢

 D. 鞭毛   E. 质粒

1. 与细菌黏附作用相关的是（　　）

2. 与细菌对热的抵抗相关的是（　　）

3. 与细菌耐药性相关的是（　　）

4. 判断消毒灭菌是否彻底的指标是是否杀灭（　　）

5. 与细菌遗传变异有关的结构是（　　）

（徐玉莲　阳　莉）

书网融合……

 重点回顾   微课   习题

第三章　细菌的生长繁殖与代谢

<table>
<tr><td rowspan="1">学习目标</td><td>

知识目标:

1. 掌握　细菌生长繁殖的条件,培养基及菌落的概念,细菌合成代谢产物的种类及意义。

2. 熟悉　细菌的生长规律,培养基的种类及用途,细菌的培养方法及其生长现象。

3. 了解　细菌的营养类型,细菌人工培养的意义,细菌分解代谢产物及其意义。

技能目标:

能进行细菌培养并观察其生长现象,能利用细菌的代谢产物对细菌进行初步鉴别。

素质目标:

了解细菌的生长繁殖规律,树立预防为主的观念,提高全民健康水平。

</td></tr>
</table>

📖 导学情景

情景描述: 患者,女,25岁。一天前因咽部疼痛、伴发热、头痛入院,诊断为化脓性扁桃体炎,予以一般物理降温及抗感染治疗,体温恢复正常。今日继续抗感染治疗,在输液1小时后,突然寒战,伴明显头痛。体格检查: T 40.2℃,P 102次/分,R 25次/分,BP 115/85mmHg。患者急性面容,呼吸略急促,全身皮肤潮红,肝、脾不肿大,心、肺听诊无明显异常改变。临床诊断:输液反应。

讨论: 该患者为什么会出现输液反应?

学前导语: 输液反应中最常见的是发热反应,主要是由于细菌的代谢产物热原质污染所导致的。那么,热原质是什么?细菌什么时候会产生热原质呢?

细菌的生理活动包括摄取营养物质以及合成各种所需物质,进行新陈代谢及生长繁殖。整个生理活动的中心是新陈代谢,细菌具有代谢旺盛、类型多样化、繁殖迅速等显著特点,这些活动易受环境因素的影响。研究细菌的生理活动,有助于对细菌进行人工培养、分离鉴定及了解病原菌代谢与疾病的关系,在细菌性疾病的诊断、治疗及预防方面具有重要的理论和实际意义。

第一节　细菌的营养

一、细菌的营养类型

各种细菌代谢活性各异,这主要与其酶系统不同有关。根据细菌生长繁殖过程中所利用的能源和碳源的不同,将细菌分为自养菌和异养菌两种类型。

1. 自养菌　这类细菌以简单无机物为原料合成菌体成分,如利用N_2、NH_3、NO_2^-、NO_3^-等作为氮源,利用CO_2、CO_3^{2-}作为碳源。这类细菌所需能量若来自于无机物的氧化,称为化能自养菌;若能量来自于光合作用，则称为光能自养菌。

2. 异养菌 这类细菌必须以多种有机物（蛋白质、糖类等）作为原料才能合成菌体成分并获得能量。异养菌分为腐生菌和寄生菌两种，其中以动物尸体或腐败食物等作为营养物者称为腐生菌；若寄生于活体内，从宿主有机物中获取营养，称为寄生菌。所有的病原菌均为异养菌，其中大部分为寄生菌。

二、营养物质

充足的营养物质能为细菌的新陈代谢及生长繁殖提供必需的原料和能量，一般包括水、碳源、氮源、无机盐和生长因子等。

1. 水 细菌所需的各种营养物质必须先溶于水才能吸收与代谢。

2. 碳源 各种碳的无机或有机化合物是细菌合成菌体成分和获取能量的主要来源。病原菌的碳源主要为糖类。

3. 氮源 细菌对氮源的需求仅次于碳源，其主要作用是作为菌体成分的原料。大多数细菌利用有机氮化物，病原菌主要从氨基酸、蛋白胨等有机氮化物中获得氮。少数病原菌如克雷伯菌可利用硝酸盐或者氮气作为氮源，但利用率较低。

4. 无机盐 无机盐的主要作用是为细菌生长提供各种元素，包括常用元素（需要浓度在 $10^{-4} \sim 10^{-3} \text{mol/L}$）和微量元素（需要浓度在 $10^{-8} \sim 10^{-6} \text{mol/L}$）。前者如磷、硫、钠、钾、镁、钙、铁等；后者如锌、钴、锰、铜、钼等。无机盐不仅能构成菌体成分中的有机化合物，而且可以作为酶的组分维持其活性，参与能量的储存和转运，调节菌体内外的渗透压。另外，有些无机盐还与细菌的生长繁殖和致病作用密切相关。如白喉棒状杆菌在含铁 0.14mg/L 的培养基中产生的毒素量最高，若铁浓度仅 0.06mg/L 则完全不产毒。人体内的大部分铁均结合在乳铁蛋白、铁蛋白或转铁蛋白中，细菌必须和人体细胞竞争得到铁才能生长繁殖。若细菌具有载铁蛋白，就可以与铁螯合并溶解铁，将其带入菌体内以供代谢需要。有毒的结核分枝杆菌和无毒的结核分枝杆菌的一个重要区别是，前者有一种载铁体，称为分枝菌酸；而后者无。有些微量元素并非所有细菌都需要，不同的细菌需要的种类不同，常为其中的一种或几种。

5. 生长因子 有些细菌生长时还需要一些自身不能合成、必须由外界提供的物质，包括某些氨基酸、嘌呤、嘧啶、维生素等，称为生长因子。少数细菌生长时需要特殊的生长因子，如流感嗜血杆菌在生长时需要的 X 因子和 V 因子。

三、培养基

培养基（culture medium）是由人工方法配制的、专供微生物生长繁殖所需的混合营养物制品。培养基制成后必须经灭菌处理。细菌培养基的 pH 一般为 7.2～7.6，少数的细菌按生长要求调整 pH 偏酸或偏碱。许多细菌在代谢过程中分解糖类产酸，故常在培养基中加入缓冲剂，以保持稳定的 pH。

培养基的种类繁多，按其物理性状、营养组成和用途的不同，可以分成不同的种类。

（一）根据物理状态分类

根据培养基的物理状态，将培养基分为液体、固体和半固体培养基三类。在液体培养基中加入 15g/L 的琼脂粉，制成固体培养基；若加入 3～5g/L 的琼脂粉，制成半固体培养基。液体培养基用于纯种细菌的增菌培养；半固体培养基用于观察细菌的动力和短期保存菌种；固体培养基常用于细菌的分离与纯化。

（二）根据营养组成和用途分类

1. 基础培养基 基础培养基含有多种细菌生长繁殖所需的基本营养成分。常用的基础培养基包括营养肉汤、蛋白胨水和营养琼脂等。

2. 增菌培养基 增菌培养基是适合于某种具有特殊营养要求的细菌生长繁殖的培养基。在这种培养基上生长的是营养要求相同的细菌群。包括通用增菌培养基和专用增菌培养基，前者是在基础培养基中添加合适的生长因子或微量元素等，以促进某些特殊细菌的生长繁殖，如在培养基中加入血液、血清等营养物质以供营养要求较高的细菌如链球菌等生长；后者是在基础培养基中添加特殊的抑制剂，有利于目的菌的生长繁殖，故又称为选择性增菌培养基，如用于霍乱弧菌增菌培养的碱性蛋白胨水。

3. 选择培养基 在培养基中加入某种化学物质，能抑制某些细菌生长，而有利于另一些细菌生长，从而将后者从混杂的标本中分离出来，这种培养基称为选择培养基。如培养肠道致病菌的 SS 琼脂培养基，其中的胆盐能抑制革兰阳性菌，枸橼酸钠和煌绿能抑制大肠埃希菌，从而使致病的沙门菌和志贺菌容易分离出来。

4. 鉴别培养基 用于培养和鉴别不同细菌种类的培养基称为鉴别培养基。其主要利用细菌对糖类和蛋白质的分解能力及其代谢产物的不同，在培养基中加入特定的作用底物和指示剂，观察细菌在其中生长后对底物的分解情况，从而鉴别细菌。如常用的糖发酵管、伊红－亚甲蓝琼脂等。

5. 厌氧培养基 专供厌氧菌的分离、培养和鉴别所使用的培养基，称为厌氧培养基。这种培养基营养丰富，含有特殊生长因子，氧化还原电势低，并加入亚甲蓝作为氧化还原指示剂，内部为无氧环境。如庖肉培养基、硫乙醇酸盐培养基等。

第二节　细菌的生长繁殖

一、细菌生长繁殖的条件

营养物质和适宜的外界环境是细菌生长繁殖的必备条件。

1. 营养物质 充足的营养物质是细菌的新陈代谢及生长繁殖必不可少的原料和能量来源。

2. 酸碱度（pH） 每种细菌都有一个可生长的 pH 范围及最适生长 pH。多数病原菌生长繁殖的最适酸碱度为 pH 7.2~7.6，个别细菌如霍乱弧菌在 pH 8.4~9.2 生长最好，结核分枝杆菌生长的最适酸碱为 pH 6.5~6.8。

3. 温度 各类细菌对温度的要求不同，多数病原菌生长繁殖的最适温度为人体的体温，即 37℃。

4. 气体 细菌生长繁殖所需要的气体主要包括氧气和二氧化碳。根据细菌代谢对氧的需求不同，可把细菌分为四类：①专性需氧菌，具有完善的呼吸酶系统，仅在有氧的环境下生长，如结核分枝杆菌；②微需氧菌，在低氧分压（5%~6%）环境中生长最好，氧分压超过 10% 则对其有抑制作用，如幽门螺杆菌；③兼性厌氧菌，兼有需氧呼吸和无氧发酵两种功能，在有氧或无氧环境中均可生长，但在有氧环境中生长更好，大多数病原菌属于此类；④专性厌氧菌，缺乏完善的呼吸酶系统，只能在低氧分压或无氧环境中进行发酵。在游离氧存在的情况下，不仅不能生长，甚至受氧毒害出现死亡，如破伤风梭菌。

此外，大部分细菌在新陈代谢过程中产生的 CO_2 可满足其生长需要，但个别细菌，如脑膜炎奈瑟菌、布鲁氏菌等，初次分离时需要人工供给 5%~10% 的 CO_2，以促进细菌迅速生长繁殖。

5. 渗透压 一般培养基的渗透压和盐浓度适合大多数细菌生长繁殖，个别细菌如嗜盐菌需在高浓度（30g/L）的 NaCl 环境中生长。

？想一想

人工培养细菌一般需要满足哪些条件？

二、细菌群体生长规律

1. 细菌个体的生长繁殖 细菌一般以简单的二分裂方式进行无性繁殖。在适宜的条件下，多数细菌繁殖速度很快，每20~30分钟分裂一次。细菌分裂数量倍增所需的时间成为代时。有些细菌繁殖较慢，如结核分枝杆菌的代时大约为18~20小时。

2. 细菌群体的生长繁殖 细菌繁殖速度极快，若按照一般细菌约20分钟分裂一次计算，一个细菌的细胞经7小时大约可以繁殖到200万个，10小时后能达到10亿个。但事实上，由于细菌繁殖中营养物质的消耗以及毒性代谢产物的堆积，细菌不可能始终保持高速的无限繁殖。经过一段时间后，细菌繁殖速度逐渐减慢，死亡菌数逐渐增多，活菌增长率随之下降并趋于停滞。

将一定数量的细菌接种于适宜的液体培养基中，连续定时取样检查活菌数，可发现其生长过程的规律性。若以培养时间为横坐标，培养物中活菌数的对数为纵坐标，可绘制出一条反映细菌增殖规律的曲线，称为生长曲线。根据生长曲线（图3-1），细菌的群体生长繁殖可分为四个时期：迟缓期、对数期、稳定期和衰亡期。

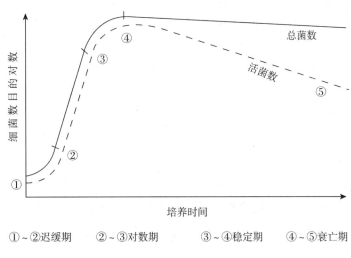

①~②迟缓期　②~③对数期　③~④稳定期　④~⑤衰亡期

图3-1 细菌的生长曲线图示

（1）迟缓期 是细菌进入新环境后的短暂适应阶段，一般为1~4小时。此期细菌体积增大，代谢活跃，但分裂迟缓，繁殖极少，为后续的分裂增殖合成和储备充足的酶、辅酶和中间代谢产物。

（2）对数期 又称指数期，一般在细菌培养后的8~18小时。此期细菌生长迅速，活菌数以恒定的几何级数增长，生长曲线图上细菌数的对数呈直线上升，达到顶峰状态。此期细菌的形态、染色性、生理活性等都较典型，对外界环境因素的作用很敏感。因此，研究细菌的生物学性状（如形态染色、生化反应、药物敏感试验等）均应选用对数期的细菌。

（3）稳定期 此期活菌数大致恒定，细菌总数缓慢增加。主要原因是培养基中营养物质消耗、有害代谢产物积聚，导致细菌繁殖速度渐趋减慢，死亡数逐渐增加，两者大致平衡，因此该期的活菌数趋于恒定。此期细菌的形态、染色性和生理特性常发生改变，并产生外毒素、抗生素、芽孢等代谢产物。

（4）衰亡期　随着时间推移，稳定期后细菌繁殖越来越慢，死菌数超过活菌数。此期细菌形态显著改变，出现菌体变形、肿胀或自溶，难以辨认，生理代谢活动趋于停滞。因此，陈旧培养的细菌较难鉴别。

细菌生长曲线只有在体外人工培养的条件下才能观察到。在自然界或人、动物体内，由于受到多种环境因素和机体因素的影响，不会出现在培养基中的典型生长曲线。掌握细菌生长规律，可有目的、人为地改变培养条件，调整细菌生长繁殖阶段，更加有效的培养和利用对人类有益的细菌。

练一练

在细菌生长中，生物学性状最典型的是在（　　）

A. 迟缓期　　　　　　B. 对数期　　　　　　C. 稳定期
D. 衰亡期　　　　　　E. 以上均是

答案解析

三、细菌的人工培养

掌握细菌生长繁殖的规律，了解细菌的生长需要，用人工方法提供细菌生长所需的条件来培养细菌，称为细菌的人工培养。

（一）培养细菌的方法

进行细菌的人工培养必须首先选择合适的培养基，为细菌提供充足的营养物质、合适的酸碱度和渗透压；其次，还需要有适宜的温度和必要的气体。完成接种的标本或细菌的培养基要放置于合适的气体环境中，需氧菌和兼性厌氧菌置于空气中即可，专性厌氧菌需置于无游离氧的环境中。大多数细菌代谢过程中的 CO_2 不需要额外提供，但少数细菌，如脑膜炎奈瑟菌、布鲁菌属等，初次分离培养时环境中必须提供 5%～10% CO_2。

病原菌的人工培养一般最适温度为 35～37℃，培养时间多为 18～24 小时，但有时会根据菌种及培养目的做最佳选择，如观察细菌性状或进行药物敏感试验均应选择对数期的培养物。

根据培养目的和标本的不同可以选择不同的接种和培养方法，常用的纯培养和分离培养两种方法。如果用于菌种的扩增，可以采用纯培养，即挑取一个菌落，移种到另一个培养基，生长出来大量的纯种细菌，称为纯培养；若是将标本或培养物划线接种在固体培养基表面，使原本混杂的不同种类的细菌在固体培养基表面散开，称为分离培养。一般经过 18～24 小时培养后，单个细菌分裂繁殖形成肉眼可见的细菌集团，称为菌落。

在医药工业中还可以使用发酵培养。发酵培养是在适宜的条件下，发酵罐中大量培养微生物细胞（包括细菌、真菌等）和生产代谢产物的工艺过程。发酵培养分种子培养和发酵罐培养两步。种子培养的目的在于扩大培养，增加细菌的数量同时培养出活性高的细胞，使细菌能够迅速进行分裂或菌丝快速生长，有利于在发酵罐中产生更多的所需要的产物。许多食品、酶制剂和医药用品均可通过发酵培养。

（二）细菌在培养基中的生长现象

1. 在液体培养基中的生长现象　细菌在液体培养基中生长繁殖可出现：①呈均匀混浊状态，如葡萄球菌；②少数细菌沉淀生长，如链球菌；③专性需氧菌常呈表面生长形成菌膜，如枯草芽孢杆菌和结核分枝杆菌。

液体制剂若出现上述任何一种现象，表明已被细菌污染，不能使用。

2. 在固体培养基中生长现象 固体培养基上分离培养后的细菌可形成菌落，由多个菌落融合成片称为菌苔。不同的细菌在固体培养基上形成的菌落，在大小、形态、颜色、气味、透明度、表面光滑或粗糙、湿润或干燥、边缘整齐与否，以及在血琼脂平板上是否有溶血情况等均有不同表现，有助于识别和鉴定细菌。若取一定量的液体标本或培养液均匀接种在琼脂平板上，可通过计数菌落来推算标本中的活菌数。这种菌落计数法可用于检测自来水、污水、饮料和临床标本的活菌含量。

3. 在半固体培养基中生长现象 半固体培养基黏度低，常用于检查细菌动力。有鞭毛的细菌能运动，在半固体培养基中可沿穿刺线呈羽毛状或云雾状生长。无鞭毛的细菌只能沿穿刺线呈明显的线状生长。

（三）人工培养细菌的用途

1. 在医学中的应用 培养细菌对于疾病的诊断、预防、治疗及科学研究均有重要意义。

（1）感染性疾病的病原学诊断 诊断感染性疾病最可靠的依据是病原学诊断。要明确病原菌，就必须采集病人的相关标本进行细菌的分离培养、鉴定，进行药物敏感试验，指导临床用药。

（2）细菌的鉴定和研究 对细菌进行培养时鉴定和研究细菌的前体。

（3）生物制品的制备 疫苗、类毒素、抗毒素、免疫血清及诊断用菌液等均来自于细菌的培养，这些生物制品可以用于传染病的诊断、治疗和预防。

2. 在工农业生产及基因工程中的应用 细菌在培养和发酵过程中产生的多种代谢产物在工农业生产中有着广泛的用途，可制成抗生素、维生素、氨基酸、味精、酱油等产品。细菌培养物还可生产酶制剂。同时，细菌具有繁殖快，容易培养，操作方便，基因表达产物易于提取纯化等特点，大大降低了成本。目前应用基因工程技术已成功制备出胰岛素、干扰素、乙型肝炎疫苗等。

👁 看一看

1860 年，法国科学家巴斯德设计出了一个非常著名的实验。他把肉汤灌进两个烧瓶里，第一个烧瓶就是普通的烧瓶，瓶口竖直向上；第二个烧瓶在火焰上熔化瓶颈，将它拉长但不融合，弯曲成鹅颈一样的曲颈瓶。然后把肉汤煮沸、冷却。两个烧瓶都敞开着，外界的空气可以畅通无阻地与肉汤表面接触。过了三天，第一个烧瓶里就出现了微生物，第二个烧瓶里却没有。直至四年后，第二个曲颈烧瓶里的肉汤仍然清澈透明，没有变质。

巴斯德解释说，因为第一个烧瓶是顶端开口竖直，悬浮于空气中的尘埃和微生物可以落入瓶颈直达液体，微生物在肉汤里得到充足的营养而生长发育，于是引起肉汤变质；而第二个烧瓶虽然也与空气相通，但瓶颈拉长弯曲，空气中的尘埃和微生物仅仅落在弯曲的瓶颈上，但不会落入肉汤中生长繁殖引起腐败变质。后来，他在研究微生物方面获得了很多成就，被尊称为"微生物学之父"。

第三节 细菌的代谢

细菌的新陈代谢包括细菌细胞内分解代谢和合成代谢两个方面。分解代谢是将复杂的营养物质分解为简单的化合物，为合成菌体成分提供原料的同时获得能量以供代谢所需；合成代谢是将简单的小分子合成复杂的菌体成分和酶，同时消耗能量，保证细菌的生长繁殖。细菌代谢过程中产生多种代谢产物，对细菌的鉴定、生化反应及医学上具有重要意义。

一、分解代谢

各种细菌所具有的酶不完全相同，对糖、蛋白质等的分解能力以及分解代谢产物也不相同，可作为鉴定细菌的重要手段。利用生物化学方法来检测细菌代谢产物的试验，称为细菌的生化反应试验。

（一）糖的分解代谢产物及其意义

1. 糖发酵试验 不同细菌分解糖类的能力和代谢产物不同，可用于鉴别细菌。如大肠埃希菌能分解葡萄糖和乳糖，产酸产气；而伤寒沙门菌只能分解葡萄糖，产酸不产气，不能分解乳糖。

2. VP试验 产气杆菌能使丙酮酸脱羧生成乙酰甲基甲醇，后者在碱性溶液中生成二乙酰，二乙酰与含胍基化合物反应生成红色化合物，为VP试验阳性；而大肠埃希菌不能生成乙酰甲基甲醇，故VP试验阴性（由 Voges 和 Proskauer 创建）。借此反应可鉴别两种细菌。

3. 甲基红试验 产气杆菌分解葡萄糖产生丙酮酸脱羧生成乙酰甲基甲醇，培养液 pH＞5.4，甲基红指示剂呈橘黄色，为甲基红试验阴性；大肠埃希菌分解葡萄糖产生丙酮酸，不能生成乙酰甲基甲醇，培养液 pH≤4.5，甲基红指示剂呈红色，为甲基红试验阳性。

4. 枸橼酸盐利用试验 产气杆菌利用枸橼酸盐作为唯一碳源，在枸橼酸盐培养基中生长分解枸橼酸盐生成碳酸盐，同时分解铵盐生成氨，培养基变为碱性，使指示剂溴麝香草酚蓝（BTB）由淡绿转为深蓝，呈现阳性反应。

（二）蛋白质的分解代谢产物及其意义

1. 吲哚试验（靛基质试验） 含有色氨酸酶的细菌如大肠埃希菌、变形杆菌等可分解色氨酸生成吲哚（靛基质），若加入对二甲基氨基苯甲醛，生成玫瑰吲哚呈红色，为吲哚试验阳性。主要用于肠道杆菌的鉴定。

2. 硫化氢试验 变形杆菌、乙型副伤寒沙门菌等能分解含硫氨基酸（如胱氨酸、甲硫氨酸）生成硫化氢，与醋酸铅或硫酸亚铁反应生成黑色的硫化铅或硫化亚铁，为硫化氢试验阳性。

细菌的生化反应常用于鉴别细菌，尤其对形态、革兰染色和培养相同或相似的细菌更为重要。吲哚（I）、甲基红（M）、VP（Vi）、枸橼酸盐利用（C）四种试验常用于鉴定肠道杆菌，合称为IMViC试验。例如大肠埃希菌对这四种试验的结果是"＋＋－－"，产气杆菌则为"－－＋＋"。

二、合成代谢 🅔微课

细菌在合成代谢过程中，不仅能合成菌体自身成分，如细胞壁、多糖、蛋白质、核酸等，而且还能合成一些在医学上具有重要意义的代谢产物。

（一）热原质

热原质也称致热原，是细菌合成的一种注入人体或动物体内能引起发热反应的物质。产生热原质的细菌大多是革兰阴性菌，热原质即其细胞壁的脂多糖。热原质耐高温，高压蒸汽灭菌（121℃ 20分钟）亦不能破坏，250℃高温干烤才能破坏热原质。用吸附剂和特殊石棉滤板可除去液体中大部分热原质，蒸馏法效果最好。注射液、抗生素、生物制品以及输液用的蒸馏水等均不能含有热原质。因此，在制备和使用药品过程中应严格遵守无菌操作，防止细菌污染，确保无热原质的存在。

（二）毒素和侵袭性酶

毒素是病原菌合成的对机体有毒害作用的物质，包括内毒素和外毒素两类。外毒素是多数革兰阳性菌和少数革兰阴性菌在生长繁殖过程中产生释放到菌体外的蛋白质；内毒素是革兰阴性菌细胞壁的脂多糖，当菌体死亡崩解后游离出来。

某些细菌还能产生侵袭性酶，可保护细菌或有利于细菌扩散或损伤机体组织，是细菌重要的致病物质。如金黄色葡萄球菌产生的血凝固酶，链球菌产生的透明质酸酶。

（三）抗生素

抗生素是某些微生物在代谢过程中产生的一类能抑制或杀死某些其他微生物或肿瘤细胞的物质。抗生素大多由放线菌和真菌产生，少数由细菌产生。抗生素在临床上广泛应用，尤其是感染性疾病的治疗。

（四）维生素

细菌能合成某些维生素，除供自身需要外，还可分泌到细菌体外。如人体肠道的大肠埃希菌能合成 B 族维生素和维生素 K，供人体吸收利用。

（五）色素

某些细菌能产生不同颜色的色素，根据溶解性不同分为水溶性和脂溶性两类。水溶性色素能溶于水，扩散至培养基或周围组织，如铜绿假单胞菌产生水溶性绿色色素，可使培养基及脓液被染成绿色。脂溶性色素不溶于水，只存在于菌体，不扩散至含水的培养基，如金黄色葡萄球菌产生金黄色素，菌落呈金黄色，培养基不显色。细菌的色素有助于鉴别细菌。

（六）细菌素

细菌素是某些细菌菌株产生的一类具有抗菌作用的蛋白质。它与抗生素作用相似，由于其抗菌范围狭窄，仅对与产生菌有亲缘关系的细菌有杀伤作用，故临床治疗意义不大，可用于细菌分型和流行病学调查。如大肠埃希菌产生的细菌素称大肠菌素，铜绿假单胞菌产生的细菌素称铜绿假单胞菌素。

第四节　基本技能训练

一、常用培养基的制备技术

（一）实验目的

1. 掌握制备培养基的基本过程。
2. 熟悉培养基的种类及常用培养基的用途。

（二）实验内容

常用培养基的制备。

（三）实验材料

蛋白胨、牛肉膏、琼脂粉、脱纤维兔血、氯化钠、1mol/L NaOH、1mol/L HCl、天平、锥形瓶、量筒、吸管、精密 pH 试纸、漏斗、滤纸、无菌试管与试管塞、无菌平皿、高压蒸汽灭菌器等。

（四）实验方法

1. 培养基制备的基本过程　培养基的基本制作过程包括调配成分、溶解、校正 pH、滤过澄清、分装、灭菌、质量检验和保存。

（1）调配成分　在锥形瓶或大容量烧瓶中，加需要量蒸馏水，按培养基处方用量准确称取各种成分，使其充分混合。

（2）溶解　将调配好的混合物在沸水浴或流动蒸汽灭菌器中，使其完全溶解。

（3）校正 pH　通常将培养基的 pH 调至 7.2~7.6。经高压灭菌后其 pH 可发生 0.1~0.2 变动。若用 NaOH 校正，经高压蒸汽灭菌后 pH 下降 0.1~0.2；若用 Na_2CO_3 校正，经高压蒸汽灭菌后 pH 升高 0.1~0.2。

（4）滤过澄清　自配的培养基通常有一些混浊或沉淀，需滤过澄清后方可使用。液体或半固体培养基常用滤纸过滤，固体培养基在熔化后趁热以绒布成双层纱布加脱脂棉过滤。

（5）分装　根据需要将培养基分装于试管或三角烧瓶中。为防止灭菌时培养基外溢，三角烧瓶中分装量不超过容器的 2/3；琼脂斜面与半固体培养基分装量约为试管高度的 1/4 ～ 1/3。

（6）灭菌　将分装好的培养基加塞、包扎后用压力蒸汽灭菌法灭菌，条件为 103.43kPa，15 ～ 20 分钟；含糖培养基以 68.95kPa，10 ～ 15 分钟为宜，以免破坏糖类物质。

（7）质量检验　须做无菌试验和效果试验。①无菌试验，将灭菌后的培养基置于 35℃孵育 24 小时，无细菌生长为合格；②效果试验，将已知标准参考菌株接种于待检培养基中，检查细菌的生长繁殖状况和生化反应是否与预期的结果相符合。

（8）保存　标明培养基名称、制作日期，用牛皮纸包裹或装于保鲜袋内，以减少水分蒸发。如琼脂平板应将底（带培养基的平皿）在上，盖在下；液体培养基应直立放置。存放于冷暗处或 4℃冰箱内保存。

2. 常用培养基的制备

（1）液体培养基（肉膏汤）　将蒸馏水 100ml 置于三角烧瓶中，称取牛肉膏 0.3g、蛋白胨 1g、NaCl 0.5g 加入蒸馏水中充分混匀，加热融化后分装于试管中，压力蒸汽灭菌，冷却后保存备用。

（2）固体培养基（普通琼脂）　将肉膏汤 100ml、琼脂 2g 混合，加热融化，趁热分装于试管或锥形瓶，加塞后压力蒸汽灭菌，取出试管摆成斜面，斜面长度约为试管长度的 2/3，且保持试管下端有 1cm 柱高，待琼脂凝固后即成琼脂斜面；锥形瓶中的琼脂冷至 50℃左右倾注灭菌平皿，凝固后即成普通琼脂平板。

（3）半固体培养基　将肉膏汤 100ml、琼脂 0.5g 混合，加热融化后分装小试管，每管 2ml，103.43kPa、20 分钟高压蒸汽灭菌。取出后直立，待凝即成。

3. 注意事项

（1）培养基成分的称取　培养基的各种成分必须精确称取并要注意防止错乱，最好一次完成，不要中断。

（2）培养基调配溶解　最好隔水加热溶解。若直接加热溶解，可先加入少量水，再加入营养物，并随时搅动，以防焦化。因蒸发而丢失的水分，最后必须加以补足。

（3）培养基 pH 的矫正　因培养基在加热消毒过程中，pH 会有所变化。培养基各成分完全溶解后，应进行 pH 的初步矫正。尤其是需要在培养基中加入染料、胆盐、指示剂等，应在矫正 pH 后加入。

（4）平板的浇注　倾注培养基时，切勿将皿盖全部开启，以免空气中尘埃及细菌等微生物的落入。倾注时若培养基温度过高，则冷凝水过多，易致污染，不易分离到菌落；若温度过低，部分琼脂凝固，倾注平板表面高低不平。倾注血液琼脂时，由于加血时琼脂表面容易产生气泡，倾注时适时转动锥形瓶，使气泡附于瓶壁，以减少血液平板表面的气泡。

（5）培养基的质量测试　每批培养基制备好以后，应仔细检查一遍，如发现破裂、水分漫入、色泽异常、棉塞被培养基沾染等，均应挑出弃去。若培养基在 (36 ±1)℃恒温箱培养过夜，有细菌生长，则应弃去。

（五）实验报告

以肉膏汤培养基制备为例，简述培养基制备的基本过程和操作注意事项。

二、细菌的接种与培养技术

（一）实验目的

1. 掌握接种细菌的环境要求、接种环（针）使用方法和无菌操作的要领。

2. 掌握平板划线法、斜面、半固体和液体培养基的接种方法。

3. 熟悉细菌需氧和二氧化碳培养方法。

4. 了解常用的厌氧培养技术。

（二）实验内容

1. 细菌的分离培养和接种技术。

2. 细菌的培养方法。

（三）实验材料

1. 菌种 葡萄球菌、甲型溶血性链球菌、大肠埃希菌、痢疾志贺菌、枯草芽孢杆菌等；

2. 培养基 液体（普通肉汤）、半固体和固体培养基（营养琼脂平板、血琼脂平板和斜面）；

3. 器械与试剂 接种环、接种针、酒精灯、培养箱、无菌室或超净工作台、恒温培养箱、磨口玻璃干燥器、蜡烛、凡士林、NaHCO₃、浓盐酸、焦性没食子酸、石蜡等。

（四）实验方法

1. 接种工具

（1）接种环（针）的结构 接种环（针）由环（针）、金属杆和绝缘柄三部分组成。环（针）部分以白金丝或镍铬丝制成，火焰灭菌后冷却快，且不易生锈，经久耐用（图 3 - 2）。

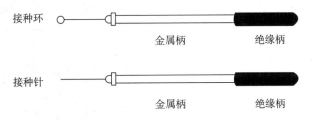

图 3 - 2 接种环和接种针结构示意图

（2）接种环（针）的使用方法 接种环（针）使用时应手持绝缘柄，在酒精灯外焰处来回 3 次烧灼灭菌镍铬丝部分及金属杆部分，冷却后方可取菌或标本（避免温度过高导致细菌死亡）。用毕后将染菌镍铬丝于酒精灯外焰中烧灼，再移至内焰中烧红（防止细菌四溅），随后将金属杆部分在火焰中通过 3 次灭菌，将接种环（针）置于架上。固体、液体培养基的细菌接种使用接种环，挑取菌落和穿刺接种使用接种针。

2. 接种环境 为避免接种过程中细菌污染环境及培养物，接种操作应在特定环境进行。常用设备有接种罩、超净工作台、生物安全柜和无菌室等。

3. 接种方法 根据待检标本性质、培养目的和所用培养基的性质不同采用不同的接种方法。

（1）平板划线分离培养法 本法可使混杂在标本中的多种细菌分散成单个细菌，在培养基表面各自生长繁殖形成单个菌落，以便进一步纯培养，为鉴定细菌提供条件。

①连续划线分离法 一般用于接种材料中菌量较少的标本或培养物。首先右手持接种环，通过火焰灭菌冷却后，挑取菌液；左手持平板，五指固定平皿盖边缘，向外反转手掌。装有培养基的平板落于掌内，用拇指和中指固定平皿边缘，再向内反转手掌，并将平板边缘稍微提高呈 30° ~45°角，置酒精灯火焰前上方 5 ~6cm。然后右手持已取材的接种环，将标本或培养物涂于平板的一角，接着用接种环自涂布部位开始快速大幅度左右来回以密而不重叠曲线形式做连续划线并逐渐下移，将整个平板布满曲线。划线完毕，接种环灭菌，放置于架上，将平板扣入皿盖并倒置，在平板底部标记，置于 35℃ 孵育 18 ~24 小时观察结果（图 3 - 3）。

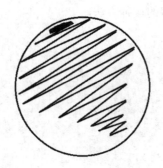
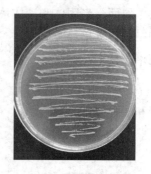

图 3-3　连续划线分离法及培养后菌落分布示意图

②分区划线分离法　此法常用于粪便等含菌最较多的标本。右手持接种环灭菌后，取标本；左手持平板，用接种环取标本涂布于平板上侧的原始部位，如图 3-4 所示，1 区引出直线并反复划线 4~5 次，然后烧灼接种环，待冷却后，通过 1 区向 2 区以引出一条直线并来回划线 4~5 次，再以此方法依次接种细菌于 3、4 区。每一区的划线与上区交叉接触，每区线间保持一定距离，密而不重叠，如此后一区菌量少于前一区，逐渐减少以至划线上的细菌呈单个菌分布，以形成单个菌落。划线完毕，将接种环灭菌、放置，平板扣入并倒置，在平板底部标记，置于 35℃ 孵育 18~24 小时观察结果（图 3-4）。

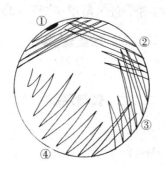
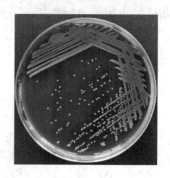

图 3-4　分区划线分离法及培养后菌落分布示意图

（2）斜面接种法　此法主要用于纯菌移种，以进一步鉴定或保存菌种。①在左手食指、中指、无名指之间放菌种管和斜面培养管，一并用拇指压住试管底部上方，使菌种管靠近火焰一侧，斜面培养管位于外侧，斜面均向上；②右手拇指和示指分别松动两管棉塞，灭菌接种环；③用右手小指与手掌、小指与无名指分别拔出两管的棉塞，将管口通过火焰灭菌；④用灭菌接种针伸入菌种管内挑取移种之菌落。退出菌种管，迅速伸入待接种的培养管，灭菌接种针斜而向上先从底部向顶端拉 1 条接种线，再自下而上轻轻蜿蜒划线；⑤若培养管为高层斜面（如 KIA 培养基），将接种针沿斜面中央垂直穿刺至底部，然后沿原穿刺线退出接种针，抽出后从斜面底部向上先划一条直线，然后再由底向上做曲线，直至斜面顶部（图 3-5）；⑥接种完毕，管口经火焰灭菌，塞棉塞，做好标记，置 35℃ 培养 18~24 小时观察菌苔特征。斜面培养物应呈均匀一致的菌苔，如表面不均匀，表示培养物不纯。

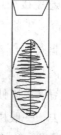
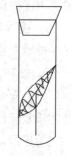

普通斜面接种法　　高层斜面接种法

图 3-5　琼脂斜面接种法示意图

（3）半固体穿刺接种法　用于保存菌种、观察动力及某些生化反应。以接种针挑取细菌培养物（如大肠埃希菌和福氏志贺菌培养物），插入半固体培养基的中央，穿刺至培养基底上方 5mm 左右（不能穿至试管底），然后沿穿刺线退出接种针（图 3-6）。接种完毕，管口经火焰灭菌加塞，做好标记，置 35℃ 培养 18~24 小时观察结果。有鞭毛的细菌（如大肠埃希菌）能够沿穿刺线向四周扩散生长，为动力试验阳性；而无鞭毛的细菌（如福氏志贺菌）只能够沿穿刺线生长，不能扩散，为动力试验阴性。

（4）液体接种法　用于肉汤、蛋白胨水、糖发酵管等液体培养基的接种。①用灭菌接种环挑取菌落；②在试管内壁与液面交界处轻轻研磨，使细菌均匀分布于液体培养基中；③接种完毕，将管口迅速在火焰上灭菌并塞好棉塞，接种环灭菌后放回架上；④在试管上做好标记，经35℃孵育18～24小时，观察并记录细菌在液体培养基中的生长现象（图3-7）。由于菌种不同，细菌可出现均匀混浊、沉淀生长或表面生长（形成菌膜）等不同的生长现象。

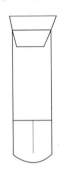 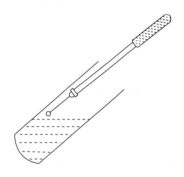

图3-6　半固体培养基接种法示意图　　　　图3-7　液体培养基接种法示意图

4. 细菌的培养方法

（1）需氧培养法　将已接种细菌的琼脂平板、斜面或液体培养基置35℃孵箱孵育18～24小时，观察细菌生长情况。一般细菌孵育18～24小时后即可出现生长迹象，若标本中的细菌量少或属于生长缓慢的细菌（如分枝杆菌），需培养3～7天，甚至4～8周后才能观察到生长迹象。本法适用于需氧菌和兼性厌氧菌。

（2）二氧化碳培养法　①二氧化碳培养箱：二氧化碳培养箱能自动调节 CO_2 含量、温度和湿度，设定好 CO_2 的体积浓度（5%～10%）和温度，孵育一定时间后可直接观察生长结果。②烛缸法：烛缸法是一种简单易行的方法。用有盖磨口标本缸或玻璃干燥器，盖及磨口处涂以凡士林，将接种好的培养基放入缸内，将蜡烛点燃放在缸中稍高于培养物的位置上，加盖密封，蜡烛经数分钟因氧减少而自行熄灭。此时缸内 CO_2 浓度约为5%～10%。将缸置35℃普通孵箱内孵育。③气袋法：选用无毒透明的塑料袋，将已接种好的培养皿放入袋中，尽量驱除袋内空气后将开口处折叠并用弹簧夹夹紧袋口。使袋呈密闭状态，折断袋内已置的二氧化碳产气管产生二氧化碳，数分钟内可达到需要的二氧化碳培养环境，置于35℃孵育箱内孵育。④化学法：常用碳酸氢钠-盐酸法。将接种细菌的培养基放入标本缸或干燥器内。按每升容积称取碳酸氢钠0.4g、1mol/L盐酸0.35ml，分别取两试剂置于容器内，连同容器放置于标本缸或干燥器内，密封后倾斜容器，使盐酸与碳酸氢钠接触产生 CO_2。于35℃孵育箱内孵育。

（3）微需氧培养法　有些微需氧菌，如空肠弯曲菌、幽门螺杆菌等，在低氧分压的条件下生长良好。可用抽气换气法，即用真空泵先将容器内的空气排尽，然后注入5% O_2、10% CO_2、85% N_2，再放入35℃孵育箱孵育。

（4）厌氧培养法

①厌氧袋法　采用无毒、透明、不透气的复合塑料薄膜制成厌氧菌培养袋。袋内装有钯催化剂和2支安瓿，1支为装有能产生 H_2 和 CO_2 的安瓿，另1支是装有指示剂美蓝的安瓿。每一塑料袋内可放入1～2个平板。使用时将已接种厌氧菌的平板装人袋内，用文具夹夹紧袋口密封。折断气体发生安瓿，数分钟后再折断亚甲蓝安瓿，如亚甲蓝不变蓝即表示袋内已处无氧状态，即可置35℃培养箱培养（图3-8）。

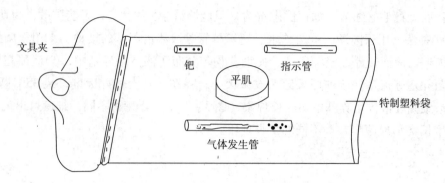

图3-8 简易厌氧菌培养袋示意图

②平皿焦性没食子酸法 取平皿盖一个，先将焦性没食子酸放入平皿盖中央折叠的灭菌纱布或两层脱脂棉花中，然后滴入 NaOH（每100ml 容积需用焦性没食子酸1g 和2.5mol/L NaOH 10ml），立即将接种好厌氧菌的平板扣上，用熔化的石蜡密封平皿与平皿盖的间隙，35℃孵育。

③庖肉培养基法 此种培养基中的肉渣含有不饱和脂肪酸及麸氨基硫等强还原性物质，能吸收培养基中的氧，使氧化还原电势下降，同时在液面覆盖一层无菌凡士林，以隔离空气中的游离氧继续进入培养基，形成良好的厌氧条件，并可借凡士林上移与否，指示该菌能否产气。

此外，还有厌氧罐法、厌氧手套箱法等。由于大多数厌氧菌初代生长缓慢，故厌氧培养在35℃至少应培养48小时。疑为放线菌时应将培养时间延长至72~96小时。

5. 注意事项 ①接种细菌时不要说话，严格无菌操作；②接种前要灼烧接种环，灼烧后接种环要冷却；③划线时用腕力，不要使接种环嵌入琼脂；④分区划线接种时各个分区要分明；⑤接种完后在培养基底部贴上标签。

（五）实验报告

1. 简述分区划线分离法的操作要领。

2. 简述细菌的培养方法及其用途。

三、细菌生长现象观察

（一）实验目的

掌握观察菌落的方法、细菌在液体和半固体培养基的生长现象及意义。

（二）实验内容

观察细菌生长现象。

（三）实验材料

1. 菌种 金黄色葡萄球菌、枯草杆菌、大肠埃希菌、铜绿假单胞菌。

2. 培养基 营养琼脂平板和斜面、半固体琼脂、肉膏汤、血琼脂平板。

（四）实验方法

1. 接种细菌

（1）将金黄色葡萄球菌用分区划线法接种于营养琼脂平板和血琼脂平板，将金黄色葡萄球菌、铜绿假单胞菌分别接种于营养琼脂斜面。

（2）将枯草芽孢杆菌和金黄色葡萄球菌分别接种于肉膏汤。

（3）将大肠埃希菌用穿刺法接种于半固体琼脂。

2. 孵育　将上述接种细菌的培养基在35℃孵育18～24小时。

3. 观察细菌的生长现象

（1）**固体培养基**　观察菌落和菌苔特征。观察时应注意不同菌种在不同培养基上的菌落形状、大小、边缘、透明度、湿润度、溶血现象和色素等特征，有利于鉴别细菌。尤其要观察金黄色葡萄球菌的溶血情况和脂溶性色素。

（2）**液体培养基**　液体培养基中细菌生长有三种现象，即均匀混浊、沉淀和表面生长（菌膜形成）。观察时，应注意观察液体培养基透明度，管底是否有沉淀，表面是否有菌膜。

（3）**半固体培养基**　观察细菌在半固体培养基中生长时，应注意观察穿刺线是否清晰及培养基的混浊程度。若穿刺线清晰，细菌沿穿刺线生长，培养基透明度无变化，表示细菌无鞭毛，动力阴性；若穿刺线模糊或呈根须状、羽毛状，培养基变混浊，表示细菌有鞭毛，动力阳性。

（五）实验报告

记录不同细菌在不同培养基上的生长现象。

四、细菌代谢产物检测技术

（一）实验目的

1. 了解细菌代谢产物检测常用的生物化学试验方法。

2. 初步认识细菌生化反应的现象，并学会判断反应结果。

（二）实验内容

检测细菌代谢产物。

（三）实验材料

1. 菌种　大肠埃希菌、产气肠杆菌、伤寒沙门菌、普通变形杆菌、金黄色葡萄球菌、表皮葡萄球菌、腐生葡萄球菌、铜绿假单胞菌。

2. 培养基　葡萄糖和乳糖发酵管、葡萄糖蛋白胨水、蛋白胨水、醋酸铅培养基、尿素培养基、普通平板培养基、枸橼酸盐。

3. 试剂　KOH、α-萘酚溶液、吲哚试剂、甲基红试剂。

（四）实验方法

1. 糖发酵试验　各种细菌含有的酶不同，分解糖的能力不同，其代谢产物亦不同，有的产酸，有的只产酸不产气，可以此来鉴别细菌，尤其是肠道细菌的鉴定。

（1）**单糖发酵管的组成**　包括pH 7.6蛋白胨水，1.6%溴甲酚紫指示剂，1%单糖（葡萄糖、乳糖等其中之一），倒立小管。

（2）**方法**　将大肠埃希菌、伤寒沙门菌分别接种葡萄糖和乳糖发酵管各2支，置35℃培养18～24小时。

（3）**实验结果观察**　单糖发酵管中液体变浑浊，但仍为紫色，表明细菌不分解该糖，以"－"表示；若液体变为黄色，表明细菌分解该糖产酸，以"＋"表示；若液体变黄，同时倒立小管中有气泡，则表明细菌分解该糖产酸产气，以"＋"表示。

2. IMViC试验　IMViC试验包括吲哚试验（I）、甲基红试验（M）、VP试验（Vi）和枸橼酸盐利用试验（C），该试验系统主要用于鉴别肠杆菌科的各个菌属。IMViC 试验的结果中，大肠埃希菌为 ＋＋－－，产气肠杆菌为 －－＋＋。

（1）吲哚（靛基质）试验　某些细菌，如大肠埃希菌、普通变形杆菌等具有色氨酸酶，能分解培养基中的色氨酸，产生靛基质（吲哚），当加入靛基质试剂（对二甲基氨基苯甲醛）后，可形成红色的玫瑰吲哚，为靛基质试验阳性。①方法：分别将大肠埃希菌、产气肠杆菌接种在 2 支蛋白胨水培养基管中，置 35℃培养 18～24 小时后取出，沿管壁缓缓加入吲哚试剂 2～3 滴，不能晃动培养基，使试剂浮于培养液表面，即刻观察结果。②实验结果观察：两液面交界处出现红色者为阳性，反之为阴性。

（2）甲基红（MR）试验　某些细菌，如大肠埃希菌，可分解葡萄糖产生丙酮酸，继而分解为甲酸、乙酸、乳酸等，使培养基的 pH 降至 4.5 以下，加入甲基红指示剂呈红色，为阳性反应。若产生的酸进一步转化为醇（如产气杆菌）、酮、醛、气体和水等，则培养基的 pH 在 6.0 以上，加入甲基红指示剂呈黄色，为阴性反应。①方法：分别将大肠埃希菌、产气肠杆菌接种在葡萄糖蛋白胨水培养基管中，置 35℃培养 18～24 小时后取出，各取 2ml 培养液，加入甲基红指示剂 2～3 滴，轻摇混匀。②实验结果观察：呈红色者为阳性，黄色者为阴性。

（3）VP 试验　某些细菌，如产气肠杆菌，可使丙酮酸脱羧，生成乙酰甲基甲醇，它在碱性环境中，被氧化为二乙酰，再与培养基中的胍基结合，生成红色化合物，为 VP 试验阳性。①方法：分别将大肠埃希菌和产气肠杆菌接种在 2 支葡萄糖蛋白胨水培养基管中，置 35℃培养 18～24 小时后，各取 2ml 培养液，分别加入 KOH 1ml 和 α－萘酚溶液 1ml，摇匀，充分振荡，置室温 5～30 分钟后观察结果。②实验结果观察：出现红色者为阳性，如未出现红色，可置 35℃恒温箱中 4 小时，若仍不出现红色反应者为阴性。该实验为阳性，则甲基红试验为阴性，反之亦然。

（4）枸橼酸盐利用试验　某些细菌能够利用培养基中的枸橼酸盐为唯一碳源而获得能量，同时也能利用铵盐作为唯一碳源，分解后生成碳酸钠和铵，培养基变为碱性，培养基中的溴麝香草酚蓝指示剂由淡绿变为深蓝色。①方法：将大肠埃希菌和产气肠杆菌分别接种于枸橼酸盐培养基中，置 35℃培养 1～4 天，每日观察结果。②实验结果观察：培养基变为蓝色者为阳性，保持绿色者为阴性。

3. 硫化氢试验　某些细菌，如变形肠杆菌能分解含硫氨基酸（如胱氨酸、半胱氨酸）产生硫化氢，硫化氢与培养基中的铅盐或铁盐结合，生成黑色的硫化铅或硫化亚铁沉淀，即为阳性结果。①方法：分别将大肠埃希菌、普通变形杆菌穿刺接种于 2 支醋酸铅培养基管中，置 35℃培养 24 小时，观察结果。②实验结果观察：培养物出现黑色沉淀者为阳性，反之为阴性。普通变形杆菌（＋），大肠埃希菌（－）。

4. 尿素分解试验　某些细菌，如普通变形杆菌具有尿素分解酶，能分解尿素产氨，使培养基变为碱性，酚红指示剂呈现红色。主要用于肠道杆菌的鉴别。①方法：分别将普通变形杆菌、大肠埃希菌接种在 2 支尿素培养基管中，置 35℃培养 18～24 小时后观察结果。②实验结果观察：培养基变为红色者为阳性，不变色为阴性。普通变形杆菌（＋），大肠埃希菌（－）。

5. 细菌色素形成试验　细菌在室温、有氧的条件下，在营养丰富的培养基中，易产生色素。色素包括两种：仅使菌落着色者，为脂溶性色素；若能使菌落及其周围的培养基均出现颜色者，为水溶性色素。①方法：将金黄色葡萄球菌、表皮葡萄球菌和腐生葡萄球菌分别接种在一个平板培养基上，将铜绿假单胞菌接种在另一个平板培养基上，置 35℃培养基中 24～48 小时，取出置室温 2～3 日。②实验结果观察：葡萄球菌产生金黄色、白色或柠檬色等脂溶性色素，铜绿假单胞菌产生绿色水溶性色素。

（五）实验报告

观察各实验的实验结果，并做记录。

练一练

（多项选择题）：下述与致病有关的物质包括（　　）

A. 热原质　　　　　　B. 外毒素　　　　　　C. 内毒素

D. 侵袭性酶　　　　　E. 细菌素

答案解析

（徐玉莲）

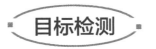

答案解析

一、A 型题（最佳选择题）

1. 细菌繁殖方式为（　　）

　　A. 无性二分裂法　　　　　　B. 孢子生殖　　　　　　C. 复制

　　D. 有丝分裂　　　　　　　　E. 配子生殖

2. 大多数致病菌最适生生长的温度和 pH 为（　　）

　　A. 37℃，pH6.5～6.8　　　　B. 25℃，pH7.2～7.6　　　　C. 42℃，pH8.4～9.2

　　D. 37℃，pH7.2～7.6　　　　E. 56℃，pH6.5～6.8

3. 关于热原质的描述，错误的是（　　）

　　A. 大多由革兰阴性菌产生

　　B. 可被高压蒸汽灭菌破坏

　　C. 注入人体或动物体内引起发热反应

　　D. 化学成分为一种脂多糖

　　E. 可用吸附剂或过滤等方法除去

4. 细菌合成代谢产物有助于细菌鉴别的是（　　）

　　A. 内毒素　　　　　　B. 热原质　　　　　　C. 抗生素

　　D. 维生素　　　　　　E. 色素

5. 细菌对药物敏感的时期是（　　）

　　A. 迟缓期　　　　　　B. 对数期　　　　　　C. 稳定期

　　D. 衰亡期　　　　　　E. 任何时期

6. 下列哪一项不是抗生素的范畴（　　）

　　A. 可由真菌产生

　　B. 可由放线菌产生

　　C. 可由细菌产生

　　D. 只对产生菌有近缘关系菌有杀伤作用

　　E. 对微生物有抑制作用

7. 吲哚试验阳性的细菌是因为该菌能分解（　　）

　　A. 葡萄糖产酸　　　　　　　B. 色氨酸产生靛基质　　　　C. 胱氨酸生成硫化氢

　　D. 枸橼酸盐生成碳酸盐　　　E. 丙酮酸产生乙酰甲基甲醇

二、**B型题**（配伍选择题）

A. 血平板   B. 沙保培养基   C. 巧克力色培养基

D. 罗氏培养基   E. 疱肉培养基

1. 分离培养脑膜炎奈瑟菌选用（   ）

2. 分离培养真菌选用（   ）

（阳　莉）

书网融合……

📄 重点回顾

ⓔ 微课

🗒 习题

第四章　微生物分布与控制

<table>
<tr><td rowspan="1">学习目标</td><td>

知识目标：

1. 掌握　正常微生物菌群的概念及意义；消毒、灭菌、防腐、无菌与无菌操作的概念。

2. 熟悉　常用的物理化学控制法。

3. 了解　药物中微生物的污染。

技能目标：

能完成微生物常用消毒灭菌操作。

素质目标：

培养无菌意识，增强民族自豪感。

</td></tr>
</table>

📖 导学情景

情景描述：某眼科医院 2011 年 7 月 16 日上午施行的 15 名白内障手术患者中有 7 名相继发生术后内眼感染。经调查，该事件为医院感染所致，致病菌为铜绿假单胞菌。临床诊断：院内感染。

讨论：哪些因素导致院内感染？如何进行防治？

学前导语：微生物在自然界和人体的分布非常广泛，导致医院内感染的因素其一是由于手术器械消毒灭菌不规范，存在明显安全隐患，那么什么是消毒与灭菌？最常用的方法有哪些呢？

第一节　微生物分布

一、微生物在自然界和人体的分布

1. 微生物在自然界中的分布

（1）土壤中的微生物　土壤具备了各种微生物生长发育所需要的营养、水分、空气、酸碱度等基本条件，是微生物的"天然培养基"，拥有的微生物数量最大，类型最多，是人类最丰富的"菌种资源库"。

土壤中的细菌多数为非病原菌，仅有少数病原菌，主要来自于人畜排泄物，如：粪、尿、痰以及动植物死亡后的尸体等。多数致病菌的抵抗力较弱，在土壤中易死亡，但一些能形成芽孢的细菌如破伤风梭菌、产气荚膜梭菌、炭疽芽孢杆菌等，可在土壤中较长时间生存，并可通过感染伤口等途径引发疾病。

（2）水中的微生物　各类水体也是微生物存在的天然环境。卫生学中，一般以水体中细菌总数和大肠菌群数量来代表水体的生物学质量。我国卫生部门规定的饮用水标准是：1ml 自来水中的细菌总数不可超过 100 个（37℃，培养 24 小时），而 1000ml 自来水中的大肠菌群数则不能超过 3 个（37℃，培养 48 小时）。

（3）空气中的微生物　空气中并不含微生物生长繁殖所必需的营养、水分和其他条件。相反，日光中的紫外线还有强烈的杀菌作用，因此，空气中的细菌比较少。然而，空气中还是含有一定数量来自土壤、水体和咳嗽等带来的微生物，它是以尘埃、微粒等方式由气流带来的。

2. 微生物在正常人体的分布　自然界中广泛存在许多微生物，人的体表以及与外界相连的腔道，如口腔、呼吸道、肠道、泌尿生殖道等都存在着不同种类和数量的微生物。所谓正常微生物菌群是指在人体生理正常状态下，寄居在人的体表和体腔中的一定种类和数量的微生物。人体各部位分布的正常菌群见表4-1。

表4-1　人体各部位分布的正常菌群

部位	主要微生物
皮肤全身	不动杆菌　产芽孢杆菌　白假丝酵母菌　棒状杆菌　分枝杆菌　消化球菌　消化链球菌　痤疮丙酸杆菌　八叠球菌　金黄色葡萄球菌　表皮葡萄球菌
口腔	放线菌　拟杆菌　双歧杆菌　卡他布兰汉菌　棒状杆菌　梭杆菌　嗜血杆菌　乳杆菌　微球菌　支原体　奈瑟菌　消化球菌　消化链球菌　葡萄球菌　链杆菌　韦荣球菌　密螺旋体
鼻咽腔	不动杆菌　拟杆菌　嗜血杆菌　莫拉菌　奈瑟菌　葡萄球菌　肺炎链球菌　草绿色链球菌　韦荣球菌　棒状杆菌　痤疮丙酸杆菌
眼结膜	不动杆菌　棒状杆菌　嗜血杆菌　流感杆菌　莫拉菌属　奈瑟菌属　葡萄球菌　链球菌
外耳道	白假丝酵母菌　棒状杆菌　葡萄球菌　草绿色链球菌　假单胞菌
前尿道	不动杆菌　拟杆菌　棒状杆菌　分枝杆菌　支原体　奈瑟菌属　链球菌
大肠	无色杆菌　产碱杆菌　芽孢杆菌　拟杆菌　双歧杆菌　卡他球菌　白假丝酵母菌　梭菌　棒状杆菌　肠细菌属　大肠埃希菌　梭杆菌　肺炎克雷伯菌　乳杆菌　支原体　消化球菌　消化链球菌　变形杆菌　假单胞菌　八叠球菌　葡萄球菌　链球菌

3. 正常微生物菌群与人体疾病

（1）正常微生物菌群的生理意义　①生物拮抗作用：正常菌群能通过竞争营养或产生细菌素等方式拮抗病原菌，如肠道中的大肠埃希菌产生的大肠菌素，可抑制志贺菌的生长。②营养作用：正常菌群的存在影响着生物体的物质代谢与转化。例如，大肠埃希菌能合成B族维生素、维生素K等，经肠道吸收，供人体利用。③免疫作用：正常菌群可刺激机体免疫系统的发育和成熟，并能促进免疫细胞分裂以产生抗体，使机体对具有相同抗原的病原微生物保持一定程度的免疫力，从而增强机体的免疫防御能力。④其他意义：正常菌群还有抗衰老和抗肿瘤等作用。

？ 想一想

正常微生物菌群的生理意义有哪些？

答案解析

（2）正常微生物菌群的病理学意义　在一定条件下，正常菌群与机体之间的平衡关系被破坏，则正常菌群中的某些细菌可致病，称之为条件致病菌。致病的特定条件主要有：①正常菌群寄居部位改变，例如肠道中的大肠埃希菌若进入泌尿道，可引起肾盂肾炎、膀胱炎等；②宿主免疫功能低下，在自身免疫病、器官移植、肿瘤等患者的治疗过程中，常需使用大剂量的皮质激素、抗肿瘤药物或放射治疗等，这些医疗措施会造成机体全身性免疫功能降低，导致机会感染发生，如糖尿病、艾滋病、严重烧伤患者常伴有白色念珠菌、铜绿假单胞菌感染等；③菌群失调，由于某些因素如长期大量使用广谱抗生素，致大多数正常菌群被杀死或抑制，而原来处于劣势的少数菌群或不能被抗菌药物杀死的耐药菌株趁机大量繁殖，使原来的菌群种类和数量比例发生较大幅度的改变，称为菌群失调。

👁 **看一看**

人体内约有 50 万亿细胞。据不完全统计，寄生在人体的微生物总量应该是人体细胞数量的 10 倍以上，至少有 500 万亿以上。这些微生物的基因总和约是人体基因量的 200 倍之多，而人体基因组的基因数量 2 万多。微生物细胞（不包括病毒）通常较小，仅是人体细胞大小的十分之一到百分之一。

二、医院感染与实验室生物安全

医院感染又称医院获得性感染，是指住院患者在医院内获得的感染，包括在住院期间发生的感染和在医院内获得但在出院后发生的感染，不包括入院前已开始或入院时已存在的感染。细菌、病毒、真菌、立克次体和原虫等均可引起医院感染，以细菌感染为主。有时可从同一患者体内分离到不止一种病原体，可以是几种细菌的混合感染，也可以是细菌与真菌或病毒的混合感染。

实验室生物安全是指以实验室为科研和工作场所时，避免微生物及其毒素危害实验室人员，并向实验室外扩散的综合措施。实验室生物安全防护包含实验室防护器材和实验室规范化管理两方面的内容。

1. 实验室防护器材

（1）一级屏障　是指操作者和被操作对象之间的隔离，以防止操作人员被感染。如：生物安全柜、防护服、手套、安全眼镜、呼吸防护装置、紧急冲洗装置等。

（2）二级屏障　是指实验室和外部环境之间的隔离，以防止实验室以外人员被感染。如：实验室的电气和自控、通风和净化、给排水和气体供应、消防和灭菌等。

2. 实验室规范化管理

（1）实验室管理制度　包括培训制度、准入制度、健康监测报告制度、个人良好行为制度、意外事故报告制度等。

（2）标准操作程序　包括实验废弃物处置标准操作程序、进出实验室标准程序、菌毒种使用标准操作程序、实验室消毒标准操作程序、意外事故处理标准操作程序等。

✎ **练一练**

正常人体相对无菌的部位是（　）

A. 眼结膜　　　　　　B. 外耳道　　　　　　　C. 胃

D. 泌尿生殖道　　　　E. 口腔

答案解析

三、微生物分布与环境保护

在自然界里，除了明火、火山喷发中心区和人为的无菌环境外，微生物无处不有。上至 85 km 外的高空、下至地表下 2 km 深处，海洋万米以下的水底层，矿层、动植物和人体内外，都分布有各种不同的微生物。即使是同一地点同一环境，在不同的季节，微生物的数量、种类、活性、生物链成员的组成等都有明显的不同。

微生物在环境保护中的作用如下。

1. 在环境监测中的作用　利用部分发光微生物的发光强度与污染物的毒性强度呈线性负相关关系的属性，可以进行环境监测。此种生物监测方法具有周期短、简便等特点。

2. 在水污染治理中的应用　废水生物处理是利用微生物生命活动过程对废水中污染物进行转移和

转化作用，使废水得到净化的处理方法。其主要特征是应用微生物在为充分发挥微生物作用而专门设计的生化反应器中将废水中的污染物转化为微生物细胞以及简单形式的无机物。化学工业部北京化工研究院环保所从甲胺磷农药废水长期驯化的活性污泥中筛选得到两株降解有机磷的高效菌，混合菌的有机磷去除率达99.7%。中国科学院武汉病毒研究所也从污泥中分离得到降解甲胺磷能力强的假单胞菌，在18小时内能将1000mg/L的甲胺磷降解75%左右，在含5000mg/L甲胺磷的培养基中也能正常生长。

3. 大气污染治理中的应用　随着现代工业的迅速发展，人类向大气中排放出大量有毒有害气体，对环境造成了严重污染。利用物理化学方法处理废气虽然处理效果较好，但要求高温高压条件，需要大量的催化剂和其他化学药剂，而且严重腐蚀设备，产生二次污染等。而微生物对污染物均能较强、较快的地适应，并可使废气得到降解和转化。同常规的废气处理方法相比，微生物法以其处理效果好、设备简单、投资及运行费用低、安全性好、无二次污染、易于管理等优点，逐渐应用于空气污染控制中。

4. 被污染环境的生物修复　生物修复（bioremediation），也称生物整治、生物恢复、生态修复或生态恢复，是指利用处理系统中的生物，主要是微生物的代谢活动来减少污染现场污染物的浓度或使其无害化的过程。目前所处理的对象主要是石油污染及农田农药污染。生物修复的具体操作方法可分为两种，其一是环境条件的修饰，如营养物质的利用、通气等。其二是接种合适的微生物以降解污染物。

第二节　药物制剂与微生物污染

药物制剂在生产、运输和贮存过程中很容易受到微生物的污染。一方面可能促使药物变质，影响药品的质量，甚至失去疗效；另一方面对病人可引起不良反应，或引起感染，甚至危及生命。

一、药物中微生物污染的来源

药品的微生物污染来源包含药物原材料、制药用水、空气、操作人员、包装物和制药设备及厂房建筑等方面。

1. 药物原材料　主要来自动物、植物和人工合成三条途径。减少原材料污染的条件有两个：一方面要选用微生物含量较少的原材料；另一方面对原材料要进行消毒和灭菌。

2. 制药用水

（1）用途　①作为药品的组成成分；②物品的洗涤；③中药材的炮制；④制剂的配方以及生产过程的冷却等。

（2）种类　天然水、自来水、软化水、去离子水以及蒸馏水。用于制药的各种用水都必须定期进行水质检测，使用符合卫生标准的水，防止水中微生物污染药物。

（3）水的消毒方法　可以采用化学消毒剂（如次氯酸钠或氯气）、过滤或紫外线等方法，水的消毒除了水以外还应包括供水系统（贮水池、设备和管道等）的消毒。

3. 空气　空气中的微生物主要来自于地面，生产车间内空气中微生物的含量与室内清洁度、温度、湿度以及人员在室内的活动情况有关，如人员频繁的走动、清扫、搬动原材料及机器的震动都可使飞沫、尘埃、原材料粉尘悬浮于空气中，成为空气中微生物附着的载体，从而增加空气的含菌量。药物制剂生产环境的空气应要求洁净，特别是生产注射剂、眼科用药等无菌制剂时，空气中微生物的含量，必须非常低，要求每立方米空气中不得超过10个细菌，即所谓的"无菌操作区"。洁净室及洁净区空气中悬浮粒子洁净度等级见表 4 - 2。

表 4 - 2 洁净室及洁净区空气中悬浮粒子洁净度等级（国家标准 GB50073 - 2001）

等级	每立方米（每升）空气中 ≥0.5μm 尘粒数	每立方米（每升）空气中 ≥5μm 尘粒数
100 级	≤35 × 100（3.5）	
1000 级	≤35 × 1000（35）	≤250（0.25）
10000 级	≤35 × 10000（350）	≤2500（2.5）
100000 级	≤35 × 100000（3500）	≤25000（25）

4. 操作人员 在药物制剂生产过程中，要求操作人员清洗和消毒双手、穿上专用工作衣、戴上工作帽严格按操作规程操作，另外要求操作者必须是健康无菌者。

5. 包装物、制药设备及厂房建筑

（1）**包装物** 药品包装是产品出厂前的最后一道工序，包装物一方面是包裹药物，另一方面是防止外界微生物进入药物中。包装物应严格按照药物制剂本身的要求，进行清洗、消毒和灭菌，如果处理不当，可能使含菌不多或已经消毒灭菌处理的无菌制剂重新遭受微生物的污染；污染的程度与包装物本身的成分和贮藏条件有关。

（2）**制药设备和容器** 用于药物制剂生产的设备（如粉碎机、药筛、压片机、制丸机、灌装机等）和容器表面可能有微生物滞留或滋生。药物制剂接触了这些设备工具、容器上的微生物就会被污染。因此，对于生产设备工具及容器的要求是易于拆卸、结构简单，便于清洁和消毒，生产前后要清洗和消毒。

（3）**厂房建筑** 药物生产部门所有的建筑，包括厂房、车间、库房、实验室等都必须清洁和整齐。建筑物表面不透水，平坦均匀，没有裂缝，便于清洗。

二、微生物引起的药物变质

1. 微生物污染药物的认定 根据药物的不同类型，如出现下列情况之一，即可认定药物已被微生物污染。

（1）规定灭菌药物（如注射剂、输液剂、眼科手术制剂及其他无菌制剂）中发现有活的微生物存在。

（2）非规定灭菌药物中的微生物总数超过了规定的限量。

（3）药物中发现有病原微生物或某些不得检出的特定菌种存在。

（4）药物中有微生物毒性代谢产物（如热原质等）存在。

2. 药物被微生物污染后理化性质的改变

（1）**物理性质的改变** 药物的物理性状包括外观、颜色、气味、硬度、黏度和澄清度。

（2）**化学性质的改变** 微生物污染药物后，通过微生物对药物化学成分的降解作用引起药物化学性质的改变，微生物的降解能力具有多样性。药物的有效成分常常由于微生物的降解作用而遭到破坏，从而导致药物的治疗效果降低甚至失效。

3. 变质药物的危害

（1）药物报废，造成经济损失。

（2）药物理化性质改变，引起药物失效。

（3）有毒代谢产物，引起不良反应。

（4）病源性微生物，引起药源性疾病。

三、防止微生物污染药物的措施

《药品生产质量管理规范》（Good Manufacturing practices，GMP）是指从负责指导药品生产质量控制的人员和生产操作者的素质到生产厂房、设施、建筑、设备、仓储、生产过程、质量管理、工艺卫生、包装材料与标签，直至成品的贮存与销售的一整套保证药品质量的管理体系。简言之，GMP的基本点是为了保证药品质量，防止生产中药品的混批、混杂污染和交叉污染。目的是严格控制药品的制作过程，以保证药品的质量。

1. 加强药物生产的技术管理 主要包含：药物生产的环境应符合卫生要求；控制原材料的质量；严格的生产过程管理；合理的包装设计和贮存等四个主要方面。

2. 加强卫生管理措施 包括提高对药品卫生质量的认识、建立健全各项卫生制度和加强卫生监督和产品检验等措施。

3. 使用合适的防腐剂与抑菌剂 一种理想的防腐剂或抑菌剂应具备以下几个条件。

（1）对进入药物制剂的各种微生物有良好的抗菌作用。

（2）对机体没有毒性及刺激性。

（3）不受药物配方成分的影响。

（4）在药物的生产过程中和有效期内有足够的稳定性，不会发生变化。

常用于口服或外用药物的防腐剂种类有对羟基苯甲酸酯类（尼泊金类）、苯甲酸、苯甲酸钠、乙醇、季铵盐类和山梨酸等；常用于无菌制剂中的防腐剂种类有苯酚、甲酚、三氯叔丁醇、硝酸苯汞、硫柳汞和苯甲醇等。

💗药爱生命

对羟基苯甲酸酯类药物是液体制剂常用腐蚀剂，对羟基苯甲甲酯、乙酯、丙酯、丁酯，亦称尼泊金类。这类的抑菌作用随烷基碳数增加而增加，但溶解度则减小，丁酯抗菌力最强，溶解度却最小。本类防腐剂混合使用有协同作用。通常是乙酯和丙酯（1∶1）或乙酯和丁酯（4∶1）合用，浓度均为0.01%~0.25%。这是一类很有效的防腐剂，化学性质稳定。在酸性、中性溶液中均有效，但在酸性溶液中作用较强，对大肠埃希菌作用最强。在弱碱性溶液中作用减弱，这是因为酚羟基解离所致。

第三节　微生物控制 🅔微课

广泛分布于自然界中的微生物，容易受外界因素的影响。只要环境适宜，微生物能快速地进行生长和繁殖，反之，其生长会受到抑制甚至被杀死。

一、微生物控制的基本概念

影响微生物生长繁殖的因素大致可分为物理、化学和生物三方面，临床上常采用物理、化学或生物学方法来抑制或杀死微生物，以达到控制或消灭传染病的目的。消毒、灭菌是预防和控制医院感染的一个重要环节。

1. 消毒 是指杀死物体上的病原微生物，但并不一定能杀死细菌芽孢的方法。消毒后的物品或环境，仍可含有一些非致病菌和芽孢。用以消毒的试剂称为消毒剂，一般消毒剂在常用浓度下，只对细菌的繁殖体有效。

2. 灭菌 是指杀灭物体上所有微生物，包括细菌芽孢在内的全部病原微生物和非病原微生物的方法。经灭菌的物品称为无菌物品。如手术器械、注射用具、一切置入体腔的引流管等，要求绝对无菌。灭菌比消毒彻底，消毒不能代替灭菌。消毒多用于卫生防疫方面，灭菌则主要用于医疗护理。

3. 无菌　是指不含有活菌的意思。防止细菌进入机体或其他物品的操作方法称为无菌操作。在进行微生物学实验和医疗实践操作时，必须严格无菌操作以防微生物的侵入。

4. 防腐　又称为抑菌，是指防止或抑制微生物生长繁殖的方法。用于防腐的化学药物称为防腐剂。

二、微生物的物理学控制法

物理学控制法是指利用物理因素消灭微生物的方法，包括热力控制法、辐射控制法、超声波控制法和滤过控制法等。

（一）热力控制法

高温能使微生物的蛋白质和酶发生凝固变性，新陈代谢出现障碍从而导致微生物死亡，是常用而可靠的消毒和灭菌方法。热力控制法可分为湿热法与干热法两大类。

1. 湿热法　湿热消毒灭菌是以高温的水或蒸汽为导热介质，提高物品温度，以达到灭菌目的。常用的湿热消毒灭菌法有以下几种。

（1）**煮沸法**　将水煮沸至100℃，保持5~10分钟可杀灭大多数微生物繁殖体，保持1~3小时可杀灭芽孢。在水中加入约2%碳酸氢钠时，沸点可提高至105℃，促进芽孢的杀灭，还能防止金属器皿生锈。在高原地区气压低、沸点低的情况下，要延长消毒时间（海拔每增高300m，需延长消毒时间2分钟）。此法适用于不怕潮湿、耐高温的搪瓷、金属、玻璃、橡胶类物品。消毒时间均从水沸后开始计时，若中途再加入物品，则重新计时，消毒后及时取出物品，保持其无菌状态。经煮沸灭菌的物品"无菌"有效期不超过6小时。

（2）**巴氏消毒法**　是利用较低的温度杀死病原菌同时又不破坏消毒物品的营养成分。此法由巴斯德创立而得名。常用以牛奶和啤酒类的消毒。方法有两种：①加热61.1~62.8℃持续30分钟；②加热71.7℃持续15~30秒。

（3）**流通蒸汽法**　是利用阿诺灭菌器或普通蒸笼，加热100℃持续10~30分钟，可杀死细菌繁殖体，但不能保证杀死芽孢。

（4）**高压蒸汽灭菌法**　是目前最常用最有效的灭菌方法。灭菌器械使用高压蒸汽灭菌器。在103.4kPa的压力下，温度达121.3℃，维持15~30分钟可杀死所有的繁殖体和细菌芽孢。凡耐高温、耐湿、耐高压的物品均可用此法灭菌，如普通培养基、生理盐水、敷料、手术衣等。

2. 干热法　干热是指相对湿度在20%以下的高热。干热法是由空气导热，传热效果较慢。干热的杀菌作用是通过脱水干燥和大分子变性而实现的。

（1）**燃烧法**　该法是一种简单、迅速、彻底的灭菌方法，缺点是对物品的破坏性大，故应用范围局限。包括：①烧灼，适用于接种环（针）、试管口等的灭菌，常在微生物学实验中使用；②焚烧，某些特殊感染（如破伤风梭菌、铜绿假单胞菌感染等）所用的敷料，以及其他已污染且无保留价值的物品，如污纸、垃圾等，应放入焚烧炉内焚烧，使之炭化。焚烧是一种彻底的灭菌方法，仅适用于废弃物品和有传染性的人或动物尸体。

（2）**干烤法**　在烤箱中利用热空气进行消毒灭菌。一般加热至160~170℃，维持2~3小时。干烤法适用于玻璃器皿、瓷器以及明胶海绵、液状石蜡、某些粉剂、软膏、凡士林等。

湿热法与干热法各有作用对象。总体而言，湿热法的杀菌效果优于干热法，使用范围也更广，总结其原因有：①湿热条件下微生物细胞吸收水分，菌体蛋白易于凝固变性；②湿热时热分子的穿透力强于干热时，能迅速提高灭菌物品内部的温度；③湿热具有潜热，释放出的热能提高了灭菌物品的温度，延长灭菌的时间。

（二）辐射控制法

1. 光照消毒（日光与紫外线）　波长在 240～280 nm 的紫外线最具有杀菌作用，尤其以 265～266nm波长的杀菌力最强。紫外线的杀菌机制主要是破坏细菌 DNA 的分子构型，干扰 DNA 的复制和转录从而导致细菌发生变异或死亡。紫外线通过空气时，可使空气中的氧气电离产生臭氧，加强消毒作用。但紫外线穿透力弱，玻璃、尘埃、纸张等均可阻挡其发挥作用，故仅适用于手术室、传染病房和无菌室等的空气消毒，或用于不耐热物品的表面消毒。光照消毒因地区、季节、环境的不同，效果有所差异，一般室温保持在 10～25℃为宜。减少空气中的尘埃，直接照射物品，可提高消毒的效果。

2. 电离辐射　X 射线、γ 射线、高速电子流等具有电离辐射作用。这些射线可破坏细菌核酸、酶和蛋白质的结构或活性，使微生物死亡。实质是细菌体内水被电离成游离基，一些游离基是强氧化剂和还原剂，通过氧化性和还原性产生破坏性。电离辐射适用于不耐热的塑料注射器、导管、中草药的消毒与灭菌。

（三）超声波控制法

频率高于 20000Hz 人耳不能感受的声波称为超声波。由超声波发生器所放出的声振动可使细菌细胞机械破裂。如超声吸收器用于手的消毒，也可用于粉碎细胞提取细胞组分和抗原的制备。

（四）滤过控制法

利用具有微细小孔的滤菌器的筛滤和吸附作用，除去液体或空气中的细菌等微生物。所用的滤菌器含有微细小孔，只允许小于孔径的物体通过。该法适用于不耐高温的血清、抗毒素、抗生素、维生素等制品的除菌。

三、微生物的化学控制法

（一）常用化学消毒剂的杀菌机制

1. 很多化学药物能够渗透至细菌内，导致菌体蛋白凝固变性（如酚类、重金属盐类等）。

2. 改变酶活性（如氧化剂、重金属盐类等）。

3. 破坏细胞膜的通透性（如酚类、脂溶剂等），破坏微生物结构，起到消毒作用。

（二）常用的化学消毒剂的种类

1. 根据消毒剂杀菌作用的强弱分类

（1）高效消毒剂　可杀灭包括芽孢在内的所有微生物，这类消毒剂也称为灭菌剂，如甲醛、戊二醛、高浓度碘酒、过氧乙酸及含氯消毒剂等。适用于不耐湿热，但要进入人体内部的物品，如内窥镜、外科器材等。

（2）中效消毒剂　能杀灭细菌繁殖体（包括结核分枝杆菌）、真菌和病毒，如乙醇、甲酚、碘伏、苯酚、低浓度碘酒等，适用于纤维内镜、阴道窥镜。

（3）低效消毒剂　能杀灭大多数细菌繁殖体，但不能杀灭细菌芽孢、结核分枝杆菌和某些抵抗力强的真菌和病毒，如季铵盐类消毒剂、氯己定（又称洗必泰）、高锰酸钾等。

2. 根据消毒剂的物理状态　可分为液体（浸泡、擦拭、喷洒或进行喷雾）、固体（药粉）和气体（熏蒸）消毒剂三大类。

3. 根据化学结构和性质分类

（1）醇类　如乙醇、异丙醇等。

（2）醛类　如甲醛、戊二醛等。

（3）酚类　如苯酚、甲酚等。

（4）过氧化物类 如过氧化氢、臭氧等。

（5）含氯消毒剂 如漂白粉、"84"消毒液等。

（6）重金属盐类 如汞与银制剂等。

（7）季铵盐类 如新洁灵消毒精、百毒杀等。

（8）杂环类 如环氧乙烷、环丙乙烷等。

（9）其他消毒剂 碘、碘伏、甲紫、高锰酸钾、醋酸等。

（三）化学消毒剂的应用

化学消毒剂的用途因种类不同而有所不同，主要用于医疗器械、室内空气、手、皮肤、黏膜、饮用水、环境以及患者的分泌物、排泄物和污染物，要酌情选用（表4-3）。

表4-3 常用消毒剂、浓度及用途

名称	常用浓度	主要用途	备注
戊二醛	2%	医疗器械消毒	杀菌作用比甲醛强2~10倍
苯酚（石炭酸）	3%~5%	地面、器具表面消毒	杀菌力强，有特殊气味
甲酚	1%~5%	地面、器具表面及皮肤消毒	刺激性强，消毒皮肤的浓度不能超过2%
乙醇	70%~75%	皮肤、医疗器械消毒	不适用于黏膜及创面消毒，易挥发
漂白粉	有效氯含量0.4%	饮水及游泳池消毒	杀菌作用强，高浓度刺激性强
"84"消毒液	（1:4）~（1:200）	玻瓶、塑料、搪瓷、橡皮制品、导管、污染手术器械、体温表、压舌板、餐饮具、瓜果、蔬菜等	含次氯酸钠
优氯净	0.05%	食具消毒	其杀菌作用强于漂白粉
	2.5%~5%	地面、厕所及排泄物消毒	
过氧乙酸	0.1%~0.5%	浸泡消毒塑料、玻璃器材及洗手，加热蒸发消毒室内空气、物品表面	原液对皮肤金属有腐蚀性
过氧化氢	3%~6%	皮肤消毒、冲洗伤口，也可用于塑料、玻璃器材等物品表面、空气的消毒	不稳定
臭氧（O$_3$）	0.5~6mg/L	饮水、工业与生活污水、室内空气消毒	强氧化剂，有特殊臭味
环氧乙烷	1%~5%或5~100mg/L	用环氧乙烷消毒柜消毒手术器械、敷料等可以杀死细菌芽孢	易燃易爆、有毒性
新洁尔灭（苯扎溴铵）	0.05%~0.1%	术前洗手，皮肤黏膜及手术器械消毒	遇肥皂及其他合成洗涤剂作用减弱
升汞	0.1%~0.5%	非金属器皿消毒	腐蚀金属器械，遇肥皂和蛋白失去作用
红汞	2%	皮肤黏膜小创伤消毒	作用小但无刺激性
硫柳汞	0.1%	皮肤、手术部位消毒，防腐	杀菌力弱，抑菌力强
硝酸银	1%	新生儿滴眼预防淋球菌感染	
氯己定	0.02%~0.05%	术前洗手，阴道、膀胱或伤口冲洗，物体表面消毒	
碘酊	2%~2.5%	皮肤、黏膜、物品表面消毒	不能与红汞同用，对伤口刺激性强
碘伏	0.3%~0.5%	术前洗手、皮肤、体温计等物体表面消毒	同碘酊，但刺激性小
高锰酸钾	0.1%	皮肤、尿道、阴道及蔬菜水果、餐具消毒	久置失效，随用随配
甲紫	2%~4%	浅表创伤消毒	对葡萄球菌作用较好
醋酸	5~10ml/m^3	加等量水加热蒸发消毒房间	
生石灰	1:4~1:8	加水配成糊状消毒排泄物及地面	腐蚀性大，应新鲜配制

第四节 基本技能训练

一、无菌操作技术及无菌器材准备技术

1. 玻璃器皿的消毒和清洁

（1）**新购玻璃器皿的处理** 应用热肥皂水洗刷，流水冲洗，再用1%～2%盐酸溶液浸泡，以除去游离碱，再用水冲洗。对容量较大的器皿如试剂瓶、烧瓶或量具等，经清水洗净后应注入浓盐酸少许，慢慢转动，使盐酸布满容器内壁数分钟后倾出盐酸，再用水冲洗。

（2）**污染玻璃器皿的处理** ①一般试管或容器可用5%苯酚溶液浸泡，再煮沸30分钟，亦可用肥皂或合成洗涤剂洗刷，尽量产生泡沫，然后用清水冲洗至无肥皂为止。最后用少量蒸馏水冲洗。②细菌培养用的试管和培养皿可先行集中，高压灭菌15～30分钟，再用热水洗涤后，用肥皂洗刷，流水冲洗。③吸管使用后应集中于3%甲酚皂溶液中浸泡24小时，逐支用流水反复冲洗，再用蒸馏水冲洗。④染料沾污的器皿，可先用水冲洗，后用稀盐酸洗脱染料，再用清水冲洗。一般染色剂呈碱性，所以不宜用肥皂的碱水洗涤。⑤玻片可置于3%煤酚皂溶液中浸泡，取出后流水冲洗，再用肥皂或弱碱性煮沸，自然冷却后，流水冲洗。被结核杆菌污染或不易洗净的玻片，可置于清洁液内浸泡后再冲洗。

2. 无菌器材和液体的准备 将玻璃器具中的培养皿、培养瓶、试管、吸管等按上述方法洗净烘干后，用一洁净纸包好瓶口并把吸管尾端塞上棉花，装入干净的铝盒或铁盒中，于120℃的干燥箱中干燥灭菌2小时，取出备用。对于手术器械、瓶塞、工作服以及新配制的PBS洗液，则采用高压蒸气灭菌法。

3. 注意事项 在无菌操作过程中，最重要的是要保持工作区的无菌、清洁。因此，在操作前20～30分钟要先启动超净台和紫外灯，并认真洗手和消毒。在操作时，严禁喧哗，严禁用手直接拿无菌物品，如瓶塞等，而必须用消毒的止血钳、镊子等。培养瓶应在超净台内操作，并且在开启和加盖瓶塞时需反复用酒精灯烧。对于吸管应先用手拿后1/3处，戴上胶皮乳头，并用酒精灯烤后再吸液体。

二、微生物分布检测技术

（一）实验目的

1. 掌握空气中微生物的检测方法，验证空气中微生物的存在。

2. 掌握人体正常菌群的检测技术，验证人体的皮肤、口腔正常菌群的存在。

（二）实验内容

1. 空气中微生物分布测定。

2. 皮肤中微生物分布测定。

3. 口腔中微生物测定。

（三）实验材料

酒精灯，37℃培养箱，培养皿，记号笔，医用棉签，酒精棉球，接种环，无菌水，营养琼脂培养基，马铃薯葡萄糖琼脂培养基。

（四）实验方法

1. 空气中微生物分布测定

（1）**熔化培养基** 电炉加热使培养基熔化。

（2）**倒平板** 将已熔化的培养基冷却至50℃左右，营养琼脂培养基倒平板2个，待凝固，写上培养基名称、姓名，备用。

（3）检测　将这 2 个培养皿置于室内并打开培养皿盖，使培养基暴露于空气中，10 分钟后盖上培养皿盖。

（4）培养　将营养琼脂培养基平板置于 37℃培养箱倒置培养 48 小时。

（5）观察并记录结果。

2. 皮肤中微生物分布测定

（1）熔化培养基　电炉加热使培养基熔化。

（2）倒平板　将已熔化的培养基冷却至 50℃左右，营养琼脂培养基倒平板 3 个，待凝固后分别如下记号：1，洗手前姓名；2，洗手后姓名；3，酒精消毒姓名；备用。

（3）洗手前用右手食指在 1 号培养基的表面画"＋"字。

（4）用洗手液洗手，以流水冲洗 3 分钟以上，用镊子取无菌棉球擦干右手示指，然后在 2 号培养基的表面画"＋"字。

（5）用酒精棉球消毒右手示指后，在 3 号培养基的表面画"＋"字。

（6）将上述平板倒置于 37℃培养箱培养 48 小时。

（7）观察结果并计数。

3. 口腔中微生物测定

（1）熔化培养基　电炉加热使培养基熔化。

（2）倒平板　将已熔化的营养琼脂培养基冷却至 50℃左右，营养琼脂培养基倒平板 2 个，待凝固用记号笔标上姓名，咳嗽，备用。

（3）打开平板的盖子，将培养基置于距口腔约 15cm 处，对准培养基表面用力咳嗽 3～4 次，盖好盖子。

（4）将上述平板倒置于 37℃培养箱培养 48 小时。

（5）观察并记录结果。

4. 注意事项

（1）倒平板时培养基的温度不能太高，否则培养皿盖上会有许多冷凝水，易造成污染。

（2）培养时培养皿要注意倒置培养。

（3）用手画"＋"字时要轻，不要划破培养基。

（4）计算菌落时，菌落边缘互相重叠时要分开计算。

（五）实验报告

1. 空气中微生物分布测定结果记录。（可参照表 4－4 设计记录表格）

2. 皮肤和口腔微生物分布结果记录。（可参照表 4－5 设计记录表格）

表 4－4　空气中微生物分布测定观察结果

采样地点	培养基类型	平均菌落数	每立方米空气中活菌数
	营养琼脂		
	马铃薯葡萄糖琼脂（PDA）		

表 4－5　口腔和手指上微生物分布测定结果

项目		菌落数
口腔		
手指	洗手前 1 号皿	
	洗手后 2 号皿	
	酒精消毒后 3 号皿	

三、微生物控制技术

（一）实验目的

1. 学习微生物实验常用灭菌消毒方法。

2. 掌握高压蒸汽灭菌法、紫外线消毒等常用灭菌方法。

3. 熟悉灭菌消毒过程中的注意事项。

（二）实验内容

1. 高压蒸汽灭菌。

2. 紫外线消毒。

（三）实验材料

1. 玻璃仪器 试管、吸管、培养皿等。

2. 仪器及其他 电烘箱、手提式高压灭菌锅、恒温培养箱、待灭菌培养基等。

（四）实验方法

1. 加压蒸汽灭菌（手提式高压灭菌锅）

（1）在灭菌锅内加入一定量的水（至止水线），将包扎好的灭菌物品如培养基、蒸馏水等放入灭菌锅内，以两两对称方式同时均匀拧紧相对的螺栓，使螺栓松紧一致，以防漏气。

（2）接通电源加热，同时打开盖上排气阀，待排气阀冒出大量蒸汽后，维持5分钟关闭阀门，使锅内冷空气完全排净。

（3）压力表开始指示升压，当压力到达0.10Mpa时，此灭菌锅内的温度达到121℃，开始计时。通过不断调节热源，使蒸汽压力保持稳定30分钟。对热不稳定的培养基灭菌时，应适当降低压力，延长时间。

（4）灭菌时间到后切断电源，待压力下降至零时，才能打开排气阀，排净锅内蒸汽。旋开螺栓，打开灭菌锅盖，取出物品。

（5）灭菌完毕后倒出锅内剩余水分，保持灭菌锅干燥，盖好锅盖。如连续使用灭菌锅，每次应补足水分。

2. 紫外线消毒 无菌室操作台顶部和缓冲间内应设置30W紫外线灯管，其高度距离台面照射物以不超过1.2m为宜，距地面高度为2.0～2.2m。无菌室使用前要开紫外灯照射灭菌，如配合使用5%苯酚溶液喷雾等消毒剂，可增强灭菌效果；超净工作台使用前用紫外灯照射至少30分钟（同时开启鼓风机）。

3. 注意事项

（1）消毒和灭菌的基本常识对于实验室生物安全是至关重要的。

（2）使用手提式高压蒸汽灭菌锅时，如果急用培养基，也只能在压力降至0.050Mpa（112℃）以后才可稍开启排气阀，并间断放气，以加速降压。

（3）紫外线虽有较强的杀菌力，但穿透力较弱，即使一薄层玻璃或水层就能将大部分紫外线滤除，因此只适用于空气及表面杀菌。

（五）实验报告

1. 观察内容与记录

（1）记录湿热灭菌的过程，归纳两种灭菌方法的特点。

（2）检查灭菌是否彻底。

2. 思考题

为什么干热灭菌比湿热灭菌所需温度高、时间长？

四、微生物生长数量的测定

（一）血细胞计数板及细胞计数

血细胞计数板是一种在特定平面上划有格子的特殊载片。在划有格子的区域中，有分别用双线和单线分隔而成的方格。其中有以双线为界划成的方格 25（或 16）格，这种以双线为界的格子称为中格。其内有以单线为界的 16（或 25）小格。因此，用于细胞计数的区域的总小格数为：$25 \times 16 = 400$。该 400 个小格排成一正方形的大方格，此大方格的每条边的边长为 1mm，故 400 个小格的总面积为 $1mm^2$。

在进行细胞计数前，先取盖玻片盖于计数方格纸上，盖玻片的下平面与刻有方格的血细胞计数板平面之间留有 0.1mm 的空隙。含有细胞的供测样品液被加注在此空隙中。加注在 400 个小格（$1mm^2$）之上与盖玻片之间的空隙中的液体总体积应为：

$1.0mm \times 1.0mm \times 0.1mm = 0.1mm^3$，计数后获得在 400 个小格中的细胞总数，再乘以 10^4，以换算成每 ml 所含细胞数。其计算公式如下：

$$菌液的含菌数/ml = 每小格平均菌数 \times 400 \times 10000 \times 稀释倍数$$

（二）细菌计数板及细胞计数

细菌计数板与血细胞计数板结构大同小异，只是刻有格子的计数板平面与盖玻片之间的空隙高度仅 0.02mm。因此，计算方法稍有差异（见以下计算公式），余与血细胞计数板法相同。

$$菌液样本的含菌数/ml = 每小格平均菌数 \times 400 \times 50000 \times 稀释倍数$$

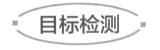 目标检测

答案解析

一、A 型题（最佳选择题）

1. 正常菌群的生物学意义是（　　）

　A. 可将不溶性蛋白质转化为可溶性，促进人体吸收

　B. 可通过分泌大量溶菌酶，杀伤外来的病原微生物

　C. 主要通过产生多种广谱抗生素，杀伤外来病原菌

　D. 能特异性地杀伤侵入血液中的各种病原微生物

　E. 以上都不对

2. 以下哪种情况下可发生菌群失调症（　　）

　A. 正常菌群基因组发生重组

　B. 正常菌群改变寄生的部位

　C. 正常菌群间比例发生改变

　D. 患者长期使用免疫抑制剂

　E. 以上都不对

3. 对抗生素和药液等消毒灭菌时采用的方法是（　　）

　A. 高压蒸汽灭菌法　　　　B. 巴氏消毒法　　　　C. 紫外线灭菌法

　D. 过滤除菌法　　　　　　E. 光照消毒

4. 对于不耐高温的物品如含血清的培养基的灭菌方法是（　　）

    A. 巴氏消毒法　　　　　　　　B. 高压蒸汽灭菌法　　　　　　C. 煮沸法

    D. 间歇灭菌法　　　　　　　　E. 化学控制法

二、B 型题（配伍选择题）

    A. 消毒　　　　　　　　　　　B. 灭菌　　　　　　　　　　　C. 防腐

    D. 无菌　　　　　　　　　　　E. 无菌操作

1. 能杀灭所有微生物包括细菌芽孢的方法是（　　）

2. 防止或抑制微生物生长繁殖的方法是（　　）

3. 防止细菌进入机体或其他物品的操作方法是（　　）

4. 不含有活菌的是（　　）

（魏燕妮）

书网融合……

    重点回顾　　　　　　　　　　微课　　　　　　　　　　习题

第五章 细菌的遗传与变异

<table>
<tr>
<td rowspan="1">学习目标</td>
<td>
知识目标：
1. 掌握 细菌常见的变异现象、微生物的育种方法。
2. 熟悉 微生物菌种保藏机构、菌种保藏方法。
3. 了解 菌种退化的原因，防止退化的措施以及菌种复壮的措施。
技能目标：
能利用微生物的遗传变异的特性，完成微生物优良菌种选育工作。
素质目标：
正确认识细菌的遗传变异，提高责任感和使命感，提高全民健康水平。
</td>
</tr>
</table>

导学情景

情景描述：现实生活中，孩子与父母的面容特别像，兄弟姊妹之间也会非常像，但又各有特点，这是人或生物的遗传现象与变异现象。

讨论：人或其他生物既有遗传的特征，又会出现变异现象。

学前导语：细菌也是生物，依赖遗传延续种群特征，在变异的前提下靠自然选择来进化。那细菌变异的意义是什么？这就是我们要学习的内容：细菌的遗传与变异。

细菌和其他生物一样，也具有遗传和变异的生命现象。子代和亲代之间生物学性状保持相对稳定且代代相传称为遗传，遗传保证了物种的稳定性，变异是指子代和亲代之间或子代之间出现不同程度的生物学性状的差异。变异性可使细菌产生变种和新种，有利于细菌的生存和进化。

第一节 概 述 微课

一、细菌常见的变异现象

（一）形态与结构变异

1. 细胞壁缺陷型（L型）变异 临床上由于抗菌药物作用不当，可使病人体内细菌发生L型变异。L型细菌具有致病性，可引起肾盂肾炎、心内膜炎等疾病。

2. 荚膜变异 从病人标本中分离的肺炎球菌有较厚的荚膜，致病性强，但在无血清的培养基中传代数次后，可失去荚膜，致病性亦随之减弱。

3. 鞭毛变异 有鞭毛的变形杆菌接种在普通固体培养基上，细菌呈弥散生长；若将此变形杆菌接种于含1%苯酚溶液的培养基上培养，则失去鞭毛，细菌仅限于接种部位生长。鞭毛从有到无的变异称H-O变异。

（二）菌落变异

细菌的菌落可分为光滑型（smooth，S）、粗糙型（rough，R）和黏液型（mucoid M）。S-R变异常见于肠道杆菌，如沙门菌属与志贺菌属的细菌。从患者体内新分离的菌株，其菌落呈 S 形，但经人工培养基多次传代后，菌落变为 R 形。当细菌发生 S－R 变异时，其毒力、生化反应与抗原性等也常常发生改变。

（三）毒力变异

细菌的毒力变异可表现为毒力减弱或增强，例如用于预防结核病的卡介苗（BCG）即是将有毒力的牛型结核杆菌置于含甘油、胆汁、马铃薯的培养基中，经过 230 次传代接种，历时 13 年而获得毒力减弱、抗原性完整的变异株。

（四）耐药性变异

原来对某种抗菌药物敏感的细菌可以发生变异而成为耐药菌株，这种现象称为耐药性变异。如金黄色葡萄球菌对青霉素的耐药菌株目前已高达 95% 以上。常见的耐药菌还有结核分枝杆菌、志贺菌属、绿脓杆菌（铜绿假单胞菌）等，这给临床治疗带来了一定困难。

? 想一想

形态与结构变异包括哪些类型？

答案解析

二、细菌遗传变异的物质基础

（一）质粒

染色体外能进行自主复制的遗传物质。质粒在遗传工程研究中被用作基因的载体，质粒的研究也涉及基因重组、DNA 复制、生物进化等。已发现具有质粒的细菌有几百种，已知的绝大多数的细菌质粒都是共价闭合环状 DNA 分子。常见的有致育质粒（F 质粒）和耐药性质粒（R 质粒）等。

♥ 药爱生命

碳青霉烯类抗生素往往扮演"飞机大炮"的角色，其抗菌特征包括：①容易进入细胞外膜，有特殊通透性；②与细菌中所有青霉素结合蛋白（PBPs）具有强大亲和力；③有极强的 β 内酰胺酶稳定性；④有明显的抗生素后效应（PAE）；⑤具有快速杀菌作用。在抗菌界中，它们已经成为治疗严重医院内获得性肺炎、混合感染以及多重耐药菌感染的有效药物。

（二）细菌的染色体

细菌的染色体是细菌生命活动必需的遗传物质，为一条环状闭合的双股 DNA，缺乏组蛋白，无核膜包围。染色体上携带绝大部分的遗传信息，决定了细菌的基因型。

（三）噬菌体

1. 概念及特点　噬菌体（phage）是感染细菌、真菌、藻类、放线菌或螺旋体等微生物病毒的总称，因部分能引起宿主菌的裂解，故称为噬菌体，于 1915 年首次被发现。作为病毒的一种，噬菌体具有病毒的一些特性：个体微小、不具有完整细胞结构、只含有单一核酸。可视为一种"捕食"细菌的生物（图 5－1）。

2. 与宿主的关系

（1）烈性噬菌体　凡能引起宿主细胞迅速裂解的噬菌体。

（2）温和噬菌体　噬菌体侵染宿主后，并不增殖、裂解，而与宿主 DNA 结合，随宿主 DNA 复制而复制。此时细胞中找不到形态上可见的噬菌体，这种噬菌体称为温和噬菌体。含有温和噬菌体的细菌称为溶原性细菌（图 5–2）。

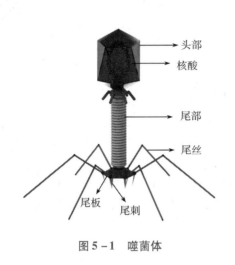

图 5–1　噬菌体

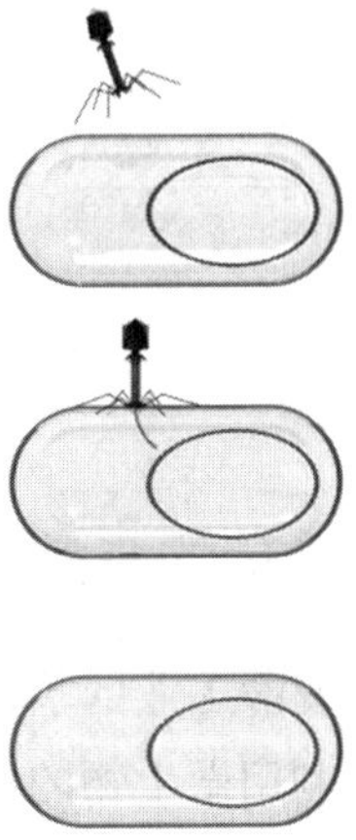

头部
核酸
尾部
尾丝
尾板
尾刺

图 5–2　温和噬菌体

👁 看一看

噬菌体是一种病毒，如果我们不强调说这其实也是一种生物，光看外表，很容易被认为是人类虚构出来的。但事实是，这些家伙真的存在，而且很可怕！它们的头部是一个正二十面体，可以把它们想象成一个拥有 20 个面和 30 个边的骰子，里面包含了病毒的遗传信息。通常情况下，其头部会跟着一根长长的尾巴，上面还会有一些腿状纤维，这些家伙数量极大。地球上包括细菌在内的所有的有机体加起来也没有噬菌体的数量多。在任何活物身上，都可以看到它们的身影。此时此刻，在你的手上、体内和眼睑上，就有上亿个噬菌体！

三、细菌遗传变异的意义

在实践方面，细菌遗传变异的研究在以下若干方面具有重大的实用意义。

（一）疾病诊断

在临床微生物感染检查工作中，要做出正确的诊断，不但要熟悉细菌的典型特性，还要了解细菌的变异规律和变异现象，这对于临床分离菌的鉴定与疾病诊断具有重要意义。

（二）疾病预防和治疗

由于抗生素的广泛使用，细菌可发生变异而形成对该药物的耐性，或形成必须有该药物才能生长的赖药性。所以，在治疗细菌感染用药时，应选择敏感的抗菌药物，并应防止耐药菌株的扩散。

（三）基因工程

基因工程是用人工方法将所需要的某一供体生物的目的基因 DNA 片段提取出来，在离体的条件下用适当的工具酶切割，将它与载体（vector）的 DNA 分子连接构建重组载体，再将其导入某一易生长、繁殖的受体细胞中，让外源遗传物质在受体细胞中进行正常的复制和表达，从而获得新的产物。目前，通过基因工程产生了大量生物制品，如胰岛素、干扰素及乙肝疫苗等。

答案解析

练一练

噬菌体可侵犯以下哪种细胞（　　）

A. 人类 T 细胞　　　　　B. 白色念珠菌　　　　　C. 乙肝病毒

D. 禽类红细胞　　　　　E. 红细胞

第二节　微生物菌种选育

一、微生物育种的概念

优良的菌种是发酵工业的基础和关键，是显著改善和提高产品种类、产量以及质量的先决条件。菌种选育，就是要利用微生物的遗传变异的特性，采用各种手段，改变菌种的遗传性状，使其符合工业生产的需要。

二、微生物育种方法

目前菌种选育常采用自然选育和诱变育种等方法，带有一定的盲目性，属于经典育种的范畴。随着微生物学、生化遗传学的发展，出现了转化、转导、原生质体融合、代谢调控和基因工程等较为定向的育种方法。

（一）自然选育

在生产过程中，不经过人工处理，利用菌种的自然突变而进行菌种筛选的过程叫作自然选育。所谓自然突变就是指某些微生物在没有人工参与下所发生的突变。菌种的自然突变往往有两种可能性：①菌种衰退，生产性能下降；②代谢更加旺盛，生产性能提高。

（二）诱变育种

1. 定义　诱变育种是利用物理或化学诱变剂处理均匀分散的微生物细胞群，促使其突变率大幅提高，然后采用简便、快速和高效的筛选方法，从中挑选少数符合育种目标的突变株用于生产和研究。诱变育种除能提高产量外，还可达到改善产品质量、扩大品种和简化生产工艺的目的，该方法简单、快速、收效显著被广泛采用。

2. 诱变育种的一般步骤

（1）选择出发菌株　出发菌株的选择主要包括自然界直接分离到的野生型菌株，经历过生产条件考验的菌株以及已经历多次育种处理的菌株。

（2）制备菌悬液　待处理的菌悬液应考虑微生物的生理状态、悬液的均一性以及适宜的环境条件；尽可能选择孢子或单倍体细胞作为诱变对象，避免表型延迟。所谓表型延迟就是指某一突变在 DNA 复制和细胞分裂后，才在细胞表型上显示出来，造成不纯的菌落。往往是由于对数期细胞是多核或多倍体而造成的。隐性基因在杂合体上的出现以及菌体内原有酶系的存在是表型延迟的两大原因。

（3）诱变处理　根据诱变剂用量对菌体致死率的曲线选择合适的处理剂量。一般突变率随诱变剂量的增大而增高，但达到一定剂量后，突变率会下降。

（4）突变菌株的筛选　①营养缺陷型突变株的筛选：生物合成途径的某一步发生了酶缺陷，合成反应不能完成，末端产物不能积累，因此末端产物的反馈调节作用被解除。②抗反馈阻遏和抗反馈抑制突变菌株的筛选：调节基因或操纵基因发生突变，使产生的阻遏蛋白不能再和终产物结合或结合后不能作用于已突变的操纵基因，因此不再起反馈阻遏作用；编码酶的结构基因发生突变，使变构酶不再具有结合终产物的能力但仍具有催化活性，从而解除了反馈抑制。

（三）杂交育种

1. 定义 杂交育种是指将两个基因型不同的菌株经吻合（或接合）使遗传物质重新组合，从中分离和筛选具有新性状的菌株。发酵工业的优良菌种的选育主要采用诱变育种方法。但是，一个菌种长期使用诱变剂处理之后，其生活能力一般要逐渐下降，例如生长周期延长，孢子量减少，代谢减慢，产量增加缓慢，诱变因素对产量基因影响的有效性降低等。因此，有必要利用杂交育种方法。

2. 杂交育种的目的

（1）通过杂交使不同菌株的遗传物质进行交换和重新组合，从而改变原有菌株的遗传物质基础，获得杂种菌株（重组体）。

（2）可以通过杂交把不同菌株的优良生产性能集中于重组体中，克服长期用诱变剂处理造成的菌株生活力下降等缺陷。

（3）通过杂交，可以扩大变异范围，改变产品的质量和产量，甚至出现新的品种。

（4）分析杂交结果，可以总结遗传物质的转移和传递规律，促进遗传学理论的发展。

（四）原生质体融合技术

1. 定义 所谓原生质体融合就是把两个亲本的细胞壁分别通过酶解作用加以瓦解，使菌体细胞在高渗环境中释放出只有原生质膜包裹着的球状体（称原生质体）。两亲本的原生质体在高渗条件下使之混合，由聚乙二醇（PEG）作为助融剂，使它们互相凝集，发生细胞融合，接着两亲本基因组由接触到交换，从而实现遗传重组。在再生成细胞的菌落中就有可能获得具有理想性状的重组子。

2. 原生质体融合的优越性

(1) 去除了细胞壁的障碍，亲株基因组直接融合、交换，实现重组，不需要有已知的遗传系统。即使是相同接合型的真菌细胞也能发生原生质体的相互融合，并可对原生质体进行转化和转染。

(2) 原生质体融合后两亲株的基因组之间有机会发生多次交换，产生各种各样的基因组合而得到多种类型的重组子。参与融合的亲株数并不限于一个，可以多至三个、四个，这是一般常规杂交所达不到的。

(3) 重组频率特别高，因为有聚乙二醇作助融剂。

(4) 可以和其他育种方法相结合，把由其他方法得到的优良性状通过原生质体融合再组合到一个单株中。

(5) 可以用温度、药物、紫外线等处理、钝化亲株的一方或双方，然后使之融合，再在再生菌落中筛选重组子，这样可以进一步提高筛选效率。

基于以上优点，利用原生质体融合来培育工业新菌株已受到国内外普遍重视。

第三节 微生物菌种保藏

一、微生物菌种保藏的目的

微生物在使用和传代过程中容易发生污染、变异甚至死亡，因而常常造成菌种的衰退，并有可能使优良菌种丢失。菌种保藏的目的就是尽可能地保持菌种的原有性状以及活力的稳定，保证菌种不死亡、不发生变异、不被外物污染，保持菌株的优良性状不发生退化以及优良菌株的存活。

二、微生物菌种保藏机构和管理程序

菌种保藏可按微生物各分支学科的专业性质分为普通、工业、农业、医学、兽医、抗生素等保藏管理中心。此外，也可按微生物类群进行分工，如沙门氏菌、弧菌、根瘤菌、乳酸杆菌、放线菌、酵母菌、丝状真菌、藻类等保藏中心。世界上约有 550 个菌种保藏机构。

（一）国内外主要菌种保藏机构

1. 国际机构　著名的有美国典型菌种保藏中心（简称 ATCC，马里兰）、荷兰真菌菌种保藏中心（简称 CBS，得福特）、英国全国菌种保藏中心（简称 NCTC，伦敦）、英联邦真菌研究所（简称 CMI，萨里郡）、日本大阪发酵研究所（简称 IFO，大阪）、美国农业部北方利用研究开发部（北方地区研究室，简称 NRRL，伊利诺伊州皮契里亚）、丹麦国立血清研究所（简称 SSI）和世界卫生组织（简称 WHO）等。

2. 国内机构　中国于 1979 年成立了中国微生物菌种保藏管理委员会（China Committee for Culture Collection of Microorganisms，CCCMS），下设六个菌种保藏管理中心。

（1）普通微生物菌种保藏管理中心（CCGMC）　中国科学院微生物研究所，北京（AS）：真菌，细菌；中国科学院武汉病毒研究所，武汉（AS-Ⅳ）：病毒。

（2）农业微生物菌种保藏管理中心（ACCC）　中国农业科学院土壤肥料研究所。

（3）工业微生物菌种保藏管理中心（CICC）　轻工业部食品发酵工业科学研究所。

（4）医学微生物菌种保藏管理中心（CMCC）　①中国医学科学院皮肤病研究所，南京（ID）：真菌。②卫生部药品生物制品检定所，北京（NICPBP）：细菌。中国医学科学院病毒研究所，北京：病毒。

（5）抗生素菌种保藏管理中心（CACC）　①中国医学科学院抗生素研究所，北京（IA）：抗生素菌种。②四川抗生素工业研究所，成都（STA）：新抗生素菌种。③华北药厂抗生素研究所，石家庄（IANP）：生产用抗生素菌种。

（6）兽医微生物菌种保藏管理中心（CVCC）　农业部兽医药品监察所，北京。

（二）标准菌种管理规程

为了规范菌种管理与使用程序，确保实验结果可靠与实验室安全。标准菌种管理规程的内容包括以下几点：

1. 标准菌种　由受过专业培训，有足够的菌种保管经验的微生物限度检查员保管。

2. 检定用标准菌种　由质检部门负责人批准后，报采购部购买。

3. 收到菌种后　应核对品名，菌号数量，检查菌种管有无破损，填写《标准菌种保管与使用记录》。在保存菌种容器外加贴标签，注明编号、名称、购买日期。

标准菌种的保存条件：应在 2～5℃保存，一般可保存 3 个月，藏菌种的冰箱不得存放食物和易挥发性药品。

4. 标准菌株的使用

（1）取用时　必须登记使用时间、数量及使用人。

（2）启用时　必须在专用净化台内严格按无菌操作进行菌种的传代。

5. 工作用标准菌株　应在用前将菌种接种于新鲜的营养琼脂斜面上培养后，再接种于新鲜营养肉汤培养基中，保存在 2～5℃冰箱内，该液体一般使用三天。

6. 定期检查菌种外观及干燥状态　定期将菌种培养复壮，检查菌种的存活率和形态并记录。

7. 菌种保管与使用　应用详细的登记本，包括名称、数量、来源、保存日期，保存方法及温度，处理情况等。

三、微生物菌种的保藏方法

（一）斜面冰箱保藏法（酵母）

斜面保藏是一种短期、过渡的保藏方法，用新鲜斜面接种后，置最适条件下培养到菌体或孢子生长丰满后，放在4℃冰箱保存。一般保存期为3~6个月。

（二）石蜡油封存法（酵母）

向培养成熟的菌种斜面上，倒入一层灭过菌的石蜡油，用量要高出斜面1cm，然后保存在冰箱中。此法可通用于不能利用石蜡油作碳源的细菌、霉菌、酵母等微生物的保存。保存期约一年左右。

（三）沙土管保藏法（细菌、霉菌、防线菌）

这是国内常采用的一种方法。适合于产孢子或芽孢的微生物。它的制备方法是：首先，将沙与土洗净烘干过筛后，按沙与土的比例为（1~2）∶1混合均匀，分装于小试管中，装料高度约为1cm，121℃间歇灭菌三次，灭菌试验合格后烘干备用。一般沙用80目过筛，土用30~100目过筛。其次，将斜面孢子制成孢子悬浮液接入沙土管中或将斜面孢子刮下直接与沙土混合，于干燥器中用真空泵抽干，放在冰箱内保存。一般保存期为1年左右。

（四）真空冷冻干燥保藏法（细菌，防线菌）

真空冷冻干燥保藏法是目前常用的较理想的一种方法。其基本原理是在较低的温度下（-15℃），快速将细胞冻结，并且保持细胞完整，然后在真空中使水分升华。在这样的环境中，微生物的生长和代谢都暂时停止，不易发生变异。因此，菌种可以保存很长时间，一般5年左右。

（五）液氮超低温保藏法（细菌，真菌）

液氮超低温保藏法是近几年才发展起来的，此法国外已较普遍采用，是适用范围最广的微生物保藏法。尤其是一些不产孢子的菌丝体，用其他保藏方法不理想，可用液氮保藏法。这是因为液氮的温度可达-196℃，远远低于其新陈代谢作用停止的温度（-130℃），所以此时菌种的代谢活动已停止，化学作用亦随之消失，用液氮可以长期保存菌种。

四、微生物菌种退化复壮和预防措施

随着菌种保藏时间的延长或菌种的多次转接传代，菌种本身所具有的优良的遗传性状可能得到延续，也可能发生变异。性状稳定的菌种是微生物学工作最重要的基本要求，否则生产或科研都无法正常进行。

（一）菌种退化

1. 定义　菌种经过长期人工培养或保藏，由于自发突变的作用而引起某些优良特性变弱或消失的现象称为菌种的退化。

2. 菌种退化的原因

（1）基因突变　①有关基因发生负突变导致菌种退化：菌种在移种传代过程中会发生自发突变。虽然自发突变的概率很低（一般为10^{-9}~10^{-6}），尤其是对于某一特定基因来说，突变频率更低。但是由于微生物具有极高的代谢繁殖能力，随着传代次数增加，退化细胞的数目就会不断增加，在数量上逐渐占优势，最终成为一株退化了的菌株。②表型延迟造成菌种退化：表型延迟现象也会造成菌种退化。如在诱变育种过程中，经常会发现某菌株初筛时产量较高，进行复筛时产量却下降了。③质粒脱落导致菌种退化：当菌株细胞由于自发突变或外界条件影响（如高温），致使控制产量的质粒脱落或者核内 DNA 和质粒复制不一致，即 DNA 复制速度超过质粒，经多次传代后，某些细胞中就不具有对产量起决定作用的质粒，这类细胞数量不断提高达到优势，则菌种表现为退化。

（2）连续传代　连续传代是加速菌种衰退的一个重要原因。一方面，传代次数越多，发生自发突变（尤其是负突变）的概率越高；另一方面，传代次数越多，群体中个别的退化型细胞数量增加并占据优势越快，致使群体表型出现退化。

（3）不适宜的培养和保藏条件　不适宜的培养和保藏条件是加速菌种退化的另一个重要原因。不良的培养条件如营养成分、温度、湿度、pH 值、通气量等和保藏条件如营养、含水量、温度、氧气等，不仅会诱发退化型细胞的出现，还会促进退化细胞迅速繁殖，在数量上大大超过正常细胞，造成菌种退化。

3. 防止退化的措施

（1）合理的育种　选育菌种时所处理的细胞应使用单核的，避免使用多核细胞；合理选择诱变剂的种类和剂量或增加突变位点，以减少分离回复；在诱变处理后进行充分的后培养及分离纯化，以保证保藏菌种纯粹。

（2）选用合适的培养基　有人发现用老苜蓿根汁培养基培养"5406"抗生菌——细黄链霉菌可以防止其退化。

（3）创造良好的培养条件　在生产实践中，创造和发现一个适合原种生长的条件可以防止菌种退化，如低温、干燥、缺氧等。

（4）控制传代次数　由于微生物存在着自发突变，而突变都是在繁殖过程中发生而表现出来的。所以应尽量避免不必要的移种和传代，把必要的传代降低到最低水平，以降低自发突变的概率。菌种传代次数越多，产生突变的几率就越高，因而菌种发生退化的机会就越多。

（5）利用不同类型的细胞进行移种传代　在有些微生物中，如放线菌和霉菌，由于其菌的细胞常含有几个核或甚至是异核体，因此用菌丝接种就会出现不纯和衰退，而孢子一般是单核的，用它接种时，就没有这种现象发生。

（6）采用有效的菌种保藏方法　用于工业生产的一些微生物菌种，其主要性状都属于数量性状，而这类性状恰是最容易退化的。因此，有必要研究和制定出更有效的菌种保藏方法以防止菌种退化。

（二）菌种复壮

1. 定义　①狭义的菌种复壮是指菌种发生衰退后，通过纯种分离和性能测定等方法，从衰退的群体中找出尚未衰退的少数个体，以达到恢复该菌种原有典型性状的一种措施。②广义的菌种复壮是一种积极的措施，指的是菌种在生产性能尚未发生衰退前就经常有意识地进行纯种分离和生产性能的测定工作，使菌种的生产性能逐步提高。

2. 菌种的复壮措施

（1）纯种分离　采用平板划线分离法、稀释平板法或涂布法均可。把仍保持原有典型优良性状的单细胞分离出来，经扩大培养恢复原菌株的典型优良性状，若能进行性能测定则更好。还可用显微镜操纵器将生长良好的单细胞或单孢子分离出来，经培养恢复原菌株性状。

（2）通过寄主体内生长进行复壮　主要是对一些寄生性的菌株，可以将退化的菌株接种到相应的宿主体内，提高其寄生性能及其他性能。

（3）淘汰已退化的个体　采用比较激烈的理化条件进行处理，以杀死生命力较差的已退化个体。可以采用各种外界不良理化条件，使发生退化的个体死亡，从而留下群体中生长健壮的个体。如对"5406"抗生菌的分生孢子进行低温处理 5~7 天，致使 80% 死亡，而后在抗低温个体中筛选出健壮的个体。

（4）采用有效的菌种保藏方法。

答案解析

目标检测

一、A 型题（最佳选择题）

1. 噬菌体的结构组成特点有（　　）
   - A. 只含有少量肽聚糖
   - B. 细胞膜为半透膜
   - C. 只含有一种核酸
   - D. 可在菌体内形成异染颗粒
   - E. 含有两种核酸

2. 温和噬菌体的正确概念是（　　）
   - A. 与细菌共同寄生于同一种宿主细胞内，互不干涉
   - B. 只对真菌有杀伤作用，对人类无明显的毒害作用
   - C. 在菌体内不自我复制，其 DNA 与细菌染色体整合
   - D. 感染宿主菌后能够使细菌原有的致病性消失
   - E. 以上均不对

3. 噬菌体感染细菌后可使其发生哪些遗传性状的改变（　　）
   - A. 使细菌分泌出原本没有的毒素
   - B. 可导致细菌发生 L－型变异
   - C. 使菌体内的 F 质粒消失
   - D. 原来不形成芽孢的细菌可形成芽孢
   - E. 以上都不对

4. 质粒是细菌的（　　）
   - A. 染色体 DNA
   - B. 胞质中核糖体
   - C. 胞质颗粒
   - D. 中介体
   - E. 染色体外 DNA

5. 从病人体内分离的细菌菌落常为光滑型，经人工培养后菌落呈现粗糙型。这种变异称（　　）
   - A. 病毒突变体
   - B. S－R 变异
   - C. 耐药性变异
   - D. 毒力变异
   - E. 生长能力变异

6. 从支气管扩张的患者痰中分离出一株无色透明黏液性菌落，无色透明，经鉴定为铜绿假单胞菌，室温传几代后恢复扁平灰绿色菌落。这是因为细菌（　　）
   - A. 染色体变异
   - B. 毒力变异
   - C. S－R 变异
   - D. 菌落变异
   - E. 酶活性变异

二、B 型题（配伍选择题）

   - A. 形态与结构变异
   - B. 菌落变异
   - C. 毒力变异
   - D. 耐药性变异
   - E. 鞭毛变异

1. L 型细菌属于（　　）
2. H－O 变异（　　）
3. 卡介苗属于（　　）

（魏燕妮）

书网融合……

重点回顾

微课

习题

第六章 细菌的致病性与抗菌免疫

PPT

📖 **导学情景**

情景描述： 2007 年 9 月 19 日，广东省某大学附属小学在课间餐后，有 185 名学生出现恶心、呕吐、腹痛、腹泻等症状，呕吐较明显，伴有低热、白细胞升高。取呕吐物及剩余食物进行微生物学检查，镜下查见革兰阳性球菌，葡萄串状排列，普通培养基培养可见圆形、中等大小、金黄色菌落。临床诊断：食物中毒。

讨论： 患者的食物中毒如何引起？如何防治？

学前导语： 都说人类是这个世界上最聪明的动物，人类创造了很多难以想象的东西。在人类变得越来越强的时候，细菌也随着人类的变强而增强了。现在很多的疾病都是由细菌感染引起的。那么什么是细菌感染？细菌侵入机体能否引起感染，取决于哪些因素呢？这就是我们要学习的内容：细菌的致病性与抗菌免疫。

细菌的感染或传染是指在某些因素作用下，细菌侵入机体内生长繁殖并与机体相互作用，导致机体出现不同程度的病理变化过程。引起宿主感染的细菌称为病原菌或致病菌。不能造成宿主感染的细菌称为非致病菌。细菌侵入机体能否引起感染，取决于细菌的致病性和机体的免疫力。当机体免疫力出现降低时，容易引起细菌感染。

第一节 细菌的致病性 🅔微课

细菌的致病性是指细菌感染宿主导致疾病的能力。不同的病原菌对机体可引起不同的病理过程和不同的疾病，如结核分枝杆菌可引起结核病，霍乱弧菌引起霍乱等。细菌的致病性，与其毒力强弱、侵入机体的数量及侵入途径有关。

一、病原菌的毒力

毒力是指细菌感染宿主引起疾病的强弱程度。各种病原菌的毒力不同，即使同种细菌也可能因菌型或者菌株不同而出现差异。病原菌的毒力包括侵袭力和毒素两个方面。

（一）侵袭力

病原菌突破机体的防御功能，侵入机体并在体内一定部位定居、繁殖和扩散的能力称为侵袭力，其强弱主要由菌体表面结构和侵袭性酶类决定。

1. 菌体表面结构

（1）黏附素　具有黏附作用的细菌结构称为黏附素，可分为菌毛黏附素和非菌毛黏附素，如淋病奈瑟菌的菌毛黏附素和 A 群溶血性链球菌的膜磷壁酸等。细菌通过黏附素与宿主细胞表面的黏附素受体发生特异性结合，黏附是细菌感染的第一步，也是致病的前提。

（2）荚膜和类荚膜　细菌的荚膜具有抵抗吞噬细胞的吞噬和体液中杀菌物质的作用，有利于病原菌在宿主体内大量繁殖和扩散，引起疾病。有些细菌表面有类似荚膜的物质，称类荚膜，如 A 群链球菌的 M 蛋白、伤寒沙门菌的 Vi 抗原及致病性大肠埃希菌的 K 抗原等，统称为类荚膜，其功能类似荚膜。

2. 侵袭性酶类　某些细菌在代谢过程中产生的具有侵袭力的酶类物质。如金黄色葡萄球菌产生的血浆凝固酶，促使血浆纤维蛋白原转变为纤维蛋白，纤维蛋白包绕在菌体表面，保护细菌不被吞噬或不被体内杀菌物质损伤；A 群溶血性链球菌产生的透明质酸酶可分解结缔组织中的透明质酸，导致组织疏松，通透性增加，有利于细菌及其毒素在组织中扩散，易造成全身性感染。

（二）毒素

细菌代谢过程中产生和释放的毒性成分，按其来源、性质和作用机制不同，分为外毒素和内毒素两种。

1. 外毒素　细菌生长繁殖过程中合成并分泌到菌体外的毒性物质，主要来自革兰阳性菌。外毒素的特点如下。

（1）化学成分　主要是蛋白质，性质不稳定。多数不耐热，60~80℃ 30 分钟即可被破坏。多数外毒素由 A、B 两个亚单位组成，A 亚单位是毒性成分，决定其毒性效应；B 亚单位无毒性，是外毒素分子与靶细胞结合的部位，可介导 A 亚单位进入靶细胞。

（2）毒性作用　毒性强，对组织器官具有高度选择性，通过与特定靶器官的受体结合，引起特殊临床病变。

（3）免疫原性　免疫原性强，在 0.3%~0.4% 甲醛作用下可失去毒性，保留免疫原性而被制成类毒素，用于疾病预防。类毒素刺激机体可产生抗毒素，用于疾病紧急预防和治疗。

根据外毒素对宿主细胞的亲和性、作用机制以及临床病理特征的不同，可分为神经毒素（破伤风痉挛毒素、肉毒素等）、细胞毒素（白喉毒素、表皮剥脱毒素等）和肠毒素（霍乱肠毒素、产毒型大肠埃希菌肠毒素等）三大类。

？想一想

什么是类毒素？

答案解析

2. 内毒素　革兰阴性菌的细胞壁中的脂多糖 LPS 结构成分，只有当细菌死亡、破裂、菌体自溶才释放出来。如伤寒沙门菌、痢疾志贺菌等都有内毒素。

（1）内毒素的特点　①化学成分是脂多糖，耐热；②毒性作用较弱，对组织无选择性；③免疫原性弱，不能用甲醛脱毒制成类毒素。

（2）内毒素的生物学活性 ①致热作用，极微量的内毒素（1~5ng/kg）入血，就可使人体体温上升。②白细胞反应，内毒素进入血液后，血液循环中白细胞数先骤减，1~2小时后，又显著增多。但伤寒沙门菌内毒素是一例外，它始终使血液循环中白细胞数减少。③内毒素休克，又称感染性休克，是以微循环障碍、低血压为其特征。④弥漫性血管内凝血（DIC），以广泛血管内凝血和出血倾向为特征，严重者可导致死亡。

3. 内、外毒素的比较 内、外毒素特点的比较见表6-1。

表6-1 内、外毒素特点的比较

区别要点	外毒素	内毒素
来源	G⁺菌及部分G⁻菌	G⁻菌
存在部位	活菌分泌，少数菌崩解后释放	细胞壁组分，细菌崩解后释放
化学成分	蛋白质	脂多糖（热原质）
稳定性	60~80℃，30分钟被破坏	160℃，2~4小时才被破坏
毒性作用	强，对组织器官有选择性作用引起特殊临床表现	较弱，毒性作用大致相同引起发热，微循环障碍等
免疫原性	强，刺激机体产生抗毒素，甲醛处理可脱毒形成类毒素	较弱，不可被甲醛脱毒形成类毒素

二、病原菌侵入机体的数量及途径

细菌引起机体感染，除必须具有一定的毒力外，还需达到足够的数量。一般情况下，细菌毒力愈强，引起感染的菌量愈少，反之则多。如鼠疫耶尔森菌，几个细菌侵入即可引起严重感染，而毒力较弱的沙门菌则需食入数亿个细菌才能引起食物中毒。另外，细菌的侵入途径也与感染发生有密切关系，多数病原菌只有经过特定的途径侵入，并在特定部位定居繁殖，才能引起感染。如伤寒沙门菌必须经口侵入，定居于结肠内，才能引起疾病；破伤风梭菌只有经伤口侵入，厌氧条件下在局部组织生长繁殖，产生破伤风痉挛毒素，引发疾病，若经口食入则不能引起感染。

练一练

内毒素的化学成分主要是什么（ ）

A. 蛋白质　　　　　　B. 脂多糖　　　　　　C. 核酸

D. 磷脂　　　　　　　E. 葡萄糖

答案解析

第二节　抗菌免疫

机体的抗细菌免疫是指机体抵御细菌感染的能力，包括非特异性免疫（又称固有免疫）和特异性免疫（又称适应性免疫）。病原菌侵入机体后，首先发挥抗感染作用的是非特异性免疫，一般经7~10天后，机体才产生特异性免疫，两者相互配合，共同杀灭病原菌。

一、固有性免疫

固有性免疫是个体与生俱有、与遗传高度相关、有相对稳定性和种属特异性，不是只针对某一种细菌的特有免疫，而是对各种细菌及其他微生物均有不同程度的防御作用。它是机体抗菌免疫的第一道防线，发挥作用快，但作用不如适应性免疫强。构成固有性免疫的物质基础，包括屏障结构、吞噬细胞和固有免疫分子。

（一）屏障结构

1. 皮肤黏膜屏障 皮肤和黏膜组织具有机械阻挡作用，膜表面分泌物中含多种杀菌、抑菌物质，可有效阻止病原体侵入机体。

2. 血－脑屏障 由软脑膜、脉络丛的毛细血管壁和包在壁外的星形胶质细胞形成的胶质膜构成，能阻挡血液中的病原体和其他大分子物质进入脑组织及脑室，从而对中枢神经系统产生保护作用。婴幼儿由于血－脑屏障发育尚未完善，故易发生中枢神经系统感染。

3. 胎盘屏障 防止母亲血液中的病原菌或其毒性产物进入胎儿体内，保护胎儿在宫内正常发育。

（二）吞噬细胞

机体内具有吞噬功能的细胞统称为吞噬细胞。人类的吞噬细胞有大、小两种。小吞噬细胞是外周血中的中性粒细胞，大吞噬细胞是血液中的单核细胞和多种器官、组织中的巨噬细胞。以病原菌为例，吞噬、杀菌过程分为三个阶段，即吞噬细胞和病菌接触、吞入病菌、杀死和破坏病原菌。吞噬细胞内含有溶酶体，其中的溶菌酶、髓过氧化物酶、乳铁蛋白、防御素、活性氧物质等能杀死病菌，而蛋白酶、多糖酶、核酸酶、脂酶等则可将菌体降解。最后不能消化的菌体残渣，将被排出吞噬细胞外。

（三）固有免疫分子

抗菌肽和具有抗菌作用的酶类物质，诱导病原菌产生自溶酶发生裂解死亡。

👁 **看一看**

一个成年人约有7.5亿个肺泡，总面积可达 $70 \sim 100 m^2$，人体就是通过肺泡膜与外界空气进行气体交换的，此膜的屏障功能保护了机体免受外来物质的损害。肺泡膜至少由六层结构组成，特殊的结构使氧气等气体易于通过，而其他物质则不能轻易通过。通过这个气血屏障，血管从肺泡中得到了氧气，又排出了二氧化碳，从而使机体完成了气体内外交换。

二、适应性免疫

适应性免疫是个体出生后，在生活过程中与病原体及其毒性代谢产物等抗原物质接触后产生的，建立在固有性免疫的基础上，具有明显的针对性和记忆性，可因再次接受相同抗原刺激而使免疫效应显著增强，因此在抗细菌免疫中占重要地位。适应性免疫包括体液免疫和细胞免疫两类（详见后述）。

第三节 感染的来源与类型

一、感染的来源及感染途径

（一）感染的来源

根据病原菌来源可分为外源性感染和内源性感染。来源于宿主体外病原菌引起的感染称外源性感染，而来自宿主自身体内或体表引起的感染称为内源性感染。

1. 外源性感染 传染源有患者、带菌者、病畜或带菌的动物。

2. 内源性感染 多数由体内的正常菌群引起的感染，少数是曾感染过而潜伏下来的细菌又重新增殖引发的感染。大量使用抗生素导致菌群失调及各种原因导致机体免疫防御功能下降时常引起感染。如老年人、婴幼儿、慢性消耗性疾病患者等均易发生内源性感染。

（二）感染的途径

病原菌的生物学特性决定了其通过不同途径入侵机体，在相应的组织、器官中生长繁殖引起疾病。病原菌进入机体的途径主要有呼吸道、消化道、皮肤黏膜、血液、节肢动物叮咬及性接触等方式。

二、感染的类型

（一）依据病原菌和宿主力量的对比和临床表现分类

分为不感染、隐性感染、潜伏感染、显性感染和带菌状态五种类型。

1. 不感染　侵入的病原菌迅速被机体免疫系统消灭，不发生感染。

2. 隐性感染　虽发生感染但对机体损害较轻，不出现或出现不明显的临床症状，称隐性感染、亚临床感染。隐性感染后，机体可获得足够特异免疫力，能抵御同种致病菌的再次感染。

3. 潜伏感染　致病菌与机体相互作用过程中暂时处于平衡状态，病原菌长期潜伏在病灶内或某些特殊组织中，一般不出现在血液、分泌物或排泄物中。

4. 显性感染　入侵的病原菌数量大、毒力强，而宿主抗感染免疫力较弱，机体组织细胞受到不同程度损害，生理功能紊乱，出现一系列临床症状和体征。

💜 药爱生命

庆大霉素（gentamycin）过去曾称为艮他霉素或者正泰霉素（gentamycin 的音译），1965 年在王岳教授带领下，中科院福建微生物研究所从福州湖泥中分离出庆大霉素产生菌——小单孢菌，于 1969 年投产并用于临床，当时正值建国 20 周年大庆，"九大"召开之际，取名"庆大霉素"有庆祝"九大"和庆祝工人阶级伟大之意。经临床验证，庆大霉素对于枪伤、烧伤等战伤感染具有良好的疗效。但是由于庆大霉素的耳毒性和肾毒性，加之耐药菌的增多，现在已很少注射庆大霉素治疗感染，对于小儿更是慎用，不过口服应用相对全身应用毒性小得多，又有广谱抗菌作用，目前庆大霉素仍然以口服方式广泛用作抗细菌性肠道感染药物，也是根除幽门螺杆菌、治疗消化性溃疡的重要药物之一。

5. 带菌状态　细菌隐性感染者或者潜伏期带菌者以及病后慢性带菌者，持续或间断性向体外排菌，称为带菌状态。

（二）按病情缓急分类

1. 急性感染　发病急，病程短，只有数日至数月。病愈后病原菌多从宿主体内消失，如霍乱弧菌、脑膜炎奈瑟菌感染等。

2. 慢性感染　发病慢，病程长，常数月至数年如少数胞内寄生菌，如结核分枝杆菌，麻风分枝杆菌等。

（三）按临床上感染发生部位与性质不同分类

1. 局部感染　入侵的病原菌只局限在宿主一定部位生长繁殖，引起局部病变的感染类型，如化脓性球菌所致的疖、痈。

2. 全身感染　感染发生后，病原菌或其毒性代谢产物向全身扩散，引起全身性症状。全身感染在临床上常见下列几种情况。

（1）**毒血症**　产生外毒素的病原菌只在局部生长繁殖，病菌不进入血流，但其产生的外毒素进入血液循环，达到易感靶器官，产生特殊的毒性症状。如白喉、破伤风等。

（2）**菌血症**　病原菌侵入血流，但未在其中繁殖，只是短暂的一过性经血液循环到达体内适宜部位再繁殖致病。如伤寒早期的菌血症，临床症状轻微。

（3）败血症　病原菌侵入血流后，在其中大量繁殖并产生毒性产物，引起严重全身中毒症状，如高热、皮肤和黏膜瘀斑、肝脾肿大等。

（4）脓毒血症　化脓性细菌侵入血流后，在其中大量繁殖，通过血流扩散到机体其他组织或器官，产生新的化脓性病灶。如金黄色葡萄球菌的脓毒血症，常导致多发性肝脓肿、皮下脓肿、肺脓肿和肾脓肿。

（5）内毒素血症　革兰阴性菌感染使宿主血液中出现内毒素引起的症状，可由病灶内大量革兰阴性菌死亡，释放内毒素入血所致，也可由侵入血中革兰阴性菌大量繁殖、死亡崩解后释放所致。

第四节　医院内感染

医院内感染是指在医院内感染病原引起的传染病，包括病人在住院期间发生的感染和医院工作人员在医院内获得的感染等。

一、医院内感染的分类

（一）根据感染来源不同

1. 内源性感染（自身感染）　病人由自身正常菌群引起的感染，当正常菌群寄居部位发生改变、滥用抗生素导致菌群失调或者机体免疫力下降时，而引起自身感染。

2. 外源性感染　非自身的外袭菌群引起的感染。包括：交叉感染，在医院内或他人处（病人、带菌者、工作人员、探视者、陪护者）获得而引起的直接感染。环境感染由污染的环境（空气、水、医疗用具及其他物品）造成的感染。如由于手术室、空气污染造成病人术后切口感染，注射器灭菌不严格引起的乙型肝炎等。

（二）根据病原体的种类不同

分为细菌感染、病毒感染、真菌感染、支原体感染、衣原体感染及原虫感染等，其中细菌感染最常见。每一类感染又可根据病原体的具体名称分类，如柯萨奇病毒感染、铜绿假单胞菌感染、金黄色葡萄球菌感染等。

二、医院内感染的预防与控制

医院内感染的预防主要是通过切断传染源、感染途径、做好易感人群的预防。控制方法主要有认真执行手卫生措施（洗手或者手消毒、戴手套）、合理使用抗生素以免导致抗药性、严格执行无菌技术操作、做好消毒隔离等。

第五节　细菌感染的微生物学检查

一、标本的采集及注意事项

细菌感染检测的项目涉及的标本一般由专业医护人员采集，为保证检验标本的质量，专业医护人员应熟练正确地进行标本采集以及熟悉采集的注意事项，使检验结果真正成为指导临床治疗的重要依据。常见的有血液、尿液、痰液、咽拭子等标本的采集。标本采集与送检过程应遵循下列原则。

（1）应在疾病的早期、急性期、使用抗菌药物之前采集标本。

（2）严格无菌操作，避免正常菌群或外界环境中杂菌污染标本，怀疑为厌氧菌感染的标本应尽量避免接触空气。

（3）根据感染的部位、病程不同采集适当标本，尽可能采集病变明显部位的标本。例如，流行性脑脊髓膜炎患者取脑脊液、血液或出血瘀斑；伤寒患者在病程第 1~2 周内取血液，第 2~3 周时可取粪便。

（4）采集标本后做好标记，尽快送检。若不能立即送检，应将标本置于特殊的运送培养基中，大多数标本应冷藏送检，但某些细菌（如脑膜炎奈瑟菌、淋病奈瑟菌）对低温和干燥敏感，应注意保温保湿。

（5）进行血清学诊断应采集急性期和恢复期双份血清，若恢复期抗体效价比急性期效价增高超过 4 倍以上有诊断价值。

（6）注意生物安全防护，防止病原菌污染环境或感染人体，标本需置于密闭、防渗漏的无菌容器中，烈性传染病患者标本需专人送检。

二、检查方法

微生物学实验室接到标本后应立即进行微生物学检查。主要包括直接镜检、检测特异性抗原或病原体成分、进行分离培养和鉴定、体外药敏试验等。

（一）直接镜检

直接镜检包括不染色标本和染色标本检查法。前者主要通过压滴法和悬滴法观察细菌的动力；后者将标本涂片染色后，可观察到细菌的大小、形态、排列及染色性，对标本中的细菌进行初步鉴别。

（二）快速诊断

快速检测病原体成分主要是指特异性抗原和核酸检测。

（1）特异性抗原检测包括免疫荧光技术、胶乳凝集试验、酶免疫技术、对流免疫电泳、化学发光免疫测定等。

（2）核酸检测包括核酸探针杂交、PCR 技术。其他快速检测法还有气 - 液相色谱法、微型阵列基因芯片技术等。

（三）药敏试验

鉴定结果快，但结果不明确，故分离出纯培养物后应再作体外药物敏感试验。

（四）常规检验

1. 分离培养 采集标本接种血平板，置于空气或含 5% ~10% CO_2 的气缸中培养，大部分细菌可于 24~48 小时生长良好。若原始培养为阴性，但据镜检结果和临床信息提示可能有病原菌存在，则应再采集大量标本，离心浓缩处理，取沉淀接种营养丰富的需氧或厌氧培养基来培养。对于存在正常菌群部位采集的标本，分离时应采用选择培养基以利于病原菌生长，也可加某些抗生素抑制污染菌的生长。

2. 鉴定 分离出的细菌一般应经过观察细菌形态、菌落特点、生化反应、血清学试验、动物接种等鉴定过程。

3. 体外纯菌药物敏感性试验 常用方法包括抑菌试验、杀菌试验、联合药敏试验和检测细菌产生的抗生素灭活酶等。

目标检测

一、A 型题（最佳选择题）

1. 能够帮助细菌在宿主体内定居的结构是（　　）

    A. 异染颗粒   B. 芽孢   C. 脂多糖

    D. 菌毛   E. 鞭毛

2. 能帮助细菌的抗吞噬细胞吞噬的酶是（　　）

    A. 血浆凝固酶   B. 透明质酸酶   C. 链激酶

    D. DNA 酶   E. 脲酶

3. 细菌侵入血液，但不在血液中繁殖的现象称为（　　）

    A. 毒血症   B. 菌血症   C. 败血症

    D. 脓毒血症   E. 内毒素血症

4. 与细菌致病性无关的代谢产物是（　　）

    A. 内毒素   B. 外毒素   C. 色素

    D. 热原质   E. 血浆凝固酶

5. 对细胞内寄生菌感染的免疫主要依靠（　　）

    A. 抗毒素免疫   B. 固有免疫   C. 中和免疫

    D. 细胞免疫   E. 溶菌免疫

6. 根据感染的部位、病程不同采集适当标本，伤寒患者在病程第几周时可取粪便（　　）

    A. 2~3 周   B. 3~5 周   C. 7~8 周

    D. 5~6 周   E. 3~4 周

二、B 型题（配伍选择题）

    A. 毒血症   B. 菌血症   C. 败血症

    D. 脓毒血症   E. 内毒素血症

1. 革兰阴性菌感染使宿主血液中出现内毒素引起的症状，可由病灶内大量革兰阴性菌死亡，释放内毒素入血所致（　　）

2. 病菌不进入血液，但其产生的外毒素进入血液循环，达到易感靶器官，产生特殊的毒性症状（　　）

3. 病原菌侵入血液，但未在其中繁殖，只是短暂的一过性经血液循环到达体内适宜部位再繁殖致病（　　）

（魏燕妮）

书网融合……

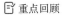
重点回顾

微课

习题

第七章　常见病原性细菌

学习目标

知识目标：

1. 掌握　金黄色葡萄球菌、大肠埃希菌、沙门菌、铜绿假单胞菌、破伤风梭菌的生物学特点和鉴定要点。

2. 熟悉　葡萄球菌、链球菌、肠道杆菌、结核分枝杆菌、破伤风梭菌、铜绿假单胞菌等常见病原菌的致病性、免疫性及防治原则。

3. 了解　幽门螺杆菌、白喉棒状杆菌、炭疽芽孢梭菌、军团菌、布鲁杆菌等其他病原菌的特征与致病性。

技能目标：

掌握金黄色葡萄球菌、铜绿假单胞菌、大肠埃希菌、沙门菌、破伤风梭菌微生物鉴定技术。

素质目标：

培养无菌观念，增强无菌操作意识。

导学情景

情景描述： 某医院急诊科在短时间内接诊了大量以明显呕吐伴腹泻为主要症状的病人，病人均来自相同工作单位，且当天都在单位职工食堂用过午餐。经当地疾病控制中心对该单位食堂的用具、食品等进行微生物学检查，最后诊断为金黄色葡萄球菌引起的食物中毒。

讨论： 金黄色葡萄球菌为什么可引起食物中毒？如何治疗？如何进行金黄色葡萄球菌的鉴定？

学前导语： 常见的致病性细菌有哪些？致病性细菌是如何引起人类致病的，可引起哪些疾病？我们应该怎样预防这些疾病的发生？

在自然界中，细菌的种类繁多，数量庞大，大多数细菌对人类有益，但也有少数细菌可引起动物和人类疾病。通过常见细菌的学习，不仅可帮助药学及其相关专业学生了解引起人类感染性疾病的常见病原菌及其致病机制，也为药物制剂生产、流通和保存过程中的微生物污染防护和监测提供理论依据，同时还有利于理解抗菌药物的作用机制并合理运用于临床治疗。

第一节　病原性球菌

PPT

具有致病作用的球菌称为病原性球菌，因其主要引起化脓性炎症，故又称化脓性球菌。根据革兰染色性不同，可分为：革兰阳性杆菌，如葡萄球菌属和链球菌属；革兰阴性杆菌，如奈瑟菌属等。

一、葡萄球菌属 **微课7-1**

葡萄球菌属是一群呈葡萄串样排列的革兰阳性球菌，种类繁多，广泛分布于自然界、人和动物的体表以及和外界相通的腔道中。大多数是不致病的腐生葡萄球菌和参与构成人正常菌群的表皮葡萄球菌，对人类致病的主要是金黄色葡萄球菌。金黄色葡萄球菌在正常人体鼻咽部大量存在，尤其是医务人员带菌率可高达70%，是医院交叉感染的重要传染源。临床约80%以上化脓性感染由金黄色葡萄球菌所致。

（一）生物学特征

1. 形态与染色 菌体呈球形，0.5~1.5μm大小，葡萄串状排列（图7-1）。无鞭毛和芽孢，体外培养时一般不形成荚膜。革兰染色阳性，但其在衰老、死亡、陈旧培养基中或被中性粒细胞吞噬后的菌体，革兰染色常转为阴性。

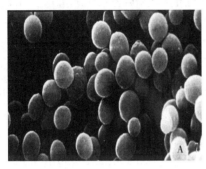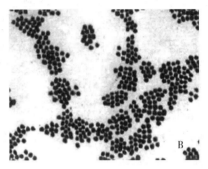

图7-1 葡萄球菌形态与染色

A. 电镜图；B. 革兰染色图

2. 分离培养 营养要求不高，兼性厌氧或需氧。在普通培养基中，37℃生长良好。不同种的菌株产生不同的脂溶性色素，如金黄色、白色或柠檬色等。在普通琼脂平板上，经24~48小时培养，金黄色葡萄球菌形成金黄色、圆形、凸起、边缘整齐、湿润、不透明的光滑型菌落，表皮葡萄球菌形成白色菌落，腐生葡萄球菌可形成白色或柠檬色菌落。在血琼脂平板上，致病性葡萄球菌的菌落周围可形成完全透明的溶血环，即β溶血环。

3. 生化反应 多数葡萄球菌能分解葡萄糖、麦芽糖、蔗糖，产酸不产气。致病菌株能分解甘露醇产酸，触酶（过氧化氢酶）试验阳性，血浆凝固酶试验和耐热DNA酶试验阳性。

4. 分类 葡萄球菌属根据有无凝固酶可分为：凝固酶阳性菌株和凝固酶阴性菌株，前者最常见的是金黄色葡萄球菌，后者常见的有表皮葡萄球菌、腐生葡萄球菌等。三种葡萄球菌的主要性状见表7-1。

表7-1 三种葡萄球菌的主要性状

性状	金黄色葡萄球菌	表皮葡萄球菌	腐生葡萄球菌
菌落色素	金黄色	白色	白色或柠檬色
血浆凝固酶	+	—	—
甘露醇	+	—	—
溶血素	+	—	—
耐热核酸酶	+	—	—
致病性	强	弱，条件致病	无

5. 抵抗力 葡萄球菌在无细菌中抵抗力最强。耐热，加热80℃，30分钟才被杀死；耐干燥，在干燥的痰液或脓肿中可存活2~3个月；耐盐，在100~150g/L NaCl培养基中仍能繁殖。对甲紫等某些染料较敏感；对青霉素、庆大霉素等抗生素敏感，但易产生耐药性。

💗 **药爱生命**

近年随着抗生素的广泛使用，耐药菌株也迅速增多。金黄色葡萄球菌易产生耐药性，目前临床上耐青霉素G的菌株高达90%以上，其中耐甲氧西林金黄色葡萄球菌（methicillin resistant staphylococcus aureus，MRSA）已经成为医院内感染最常见的致病菌。对临床分离的菌株，必须做药敏试验，找到敏感药物，防止耐药性菌株扩散。

（二）致病性与免疫性

1. 致病物质　金黄色葡萄球菌是葡萄球菌属的主要致病菌，产生多种致病物质，引起宿主疾病。①血浆凝固酶：能使人或兔的抗凝血浆发生凝固的酶类物质，致病菌株绝大多数能产生此酶，常作为鉴别葡萄球菌有无致病性的重要标志。凝固酶能使纤维蛋白原转化为纤维蛋白，从而引起血浆凝固，纤维蛋白沉积于菌体表面，保护细菌不被吞噬细胞吞噬和不受血清中杀菌物质的作用。另外，葡萄球菌引起的感染易于局限化和形成血栓，也与此酶的作用有关。②葡萄球菌溶素：多数致病性葡萄球菌产生该外毒素。依据抗原性不同，分为 α、β、γ、δ、ε 五种，对人类致病的主要是 α 溶素。α 溶素对多种哺乳动物红细胞有溶血作用，对白细胞、血小板、肝细胞、成纤维细胞、血管平滑肌细胞等也有损伤作用。③杀白细胞素：由大多数致病性葡萄球菌产生，能导致中性粒细胞和巨噬细胞的损伤和死亡。④葡萄球菌肠毒素：临床分离的金黄色葡萄球菌，约1/2可产生肠毒素，已确定有9个血清型。肠毒素是一组热稳定的可溶性蛋白质，100℃，30分钟不被破坏，也能抵抗胃肠液中蛋白酶的水解作用，引起以呕吐为主的急性胃肠炎。⑤表皮剥脱毒素：由金黄色葡萄球菌质粒编码产生的一种蛋白质。可引起新生儿、幼儿和免疫功能低下的成年人发生烫伤样皮肤综合征，又称剥脱性皮炎。⑥毒性休克综合征毒素-1：是金黄色葡萄球菌分泌的一种外毒素，可引起毒素休克综合征。

◉ 看一看

凝固酶阴性的葡萄球菌（CNS）是不产生血浆凝固酶的葡萄球菌，可作为正常菌群寄居在人和动物的体表以及与外界相通的腔道中。近年来随着临床上各种侵入性诊疗措施的施行，CNS已成为重要的条件致病菌及医院感染重要的病原菌，如表皮葡萄球菌是引起人工瓣膜性心内膜炎、静脉导管感染、腹膜透析性腹膜炎等的主要菌种；腐生葡萄球菌引起泌尿系统感染、前列腺炎和败血症等；溶血葡萄球菌引起心内膜炎、腹膜炎、尿路感染和败血症等。

2. 所致疾病　①化脓性感染：金黄色葡萄球菌可通过多种途径侵入机体，导致皮肤或器官的多种感染，如疖、痈、伤口化脓、肺炎等，甚至可引起败血症、脓毒血症等全身感染。其感染特点是病灶多局限，与周围组织界限清楚，脓汁黏稠。②毒素性疾病：a. 食物中毒，因食入葡萄球菌肠毒素污染的食物所致，表现为恶心、呕吐、腹痛、腹泻等急性胃肠炎症状，发病急，一般2～6小时可出现症状，但1～2天可自行恢复；b. 烫伤样皮肤综合征，多见于婴幼儿和免疫力低下的成年人；c. 毒素休克综合征，病人表现为突然高热、呕吐、腹泻、低血压、黏膜病变、弥漫性红疹，手掌和足底可以有明显脱皮，严重时还可出现心、肾衰竭，甚至发生休克。③假膜性肠炎：是一种菌群失调性肠炎，病理特点是肠黏膜被一层由炎性渗出物、肠黏膜坏死组织和细菌组成的假膜所覆盖。人群中有10%～15%在肠道中有少量金黄色葡萄球菌寄居，当肠道优势菌因抗菌药物的应用而被抑制或杀灭，耐药的金黄色葡萄球菌大量繁殖产生毒素，引起以腹泻为主的临床症状。

3. 免疫性　人类对葡萄球菌有一定的天然免疫力，当机体免疫力下降时易发生葡萄球菌感染，且病愈后不能建立牢固免疫力。

（三）微生物学检查法

1. 采集标本　根据病变的部位取不同的标本，如穿刺液、脓汁、分泌物、脑脊液、胸腹水、血液等。

2. 标本直接涂片镜检　取标本直接涂片，革兰染色后镜检。根据形态、排列以及染色性可做出葡萄球菌的初步诊断。

3. 分离培养和鉴定　将标本接种在血琼脂平板，但血液标本需先增菌再接种，35～37℃，孵育18～24小时，根据菌落特征、产生色素、溶血情况、菌落涂片染色镜检和血浆凝固酶试验等进行鉴定。

4. 药敏试验　金黄色葡萄球菌有较多的耐药菌株，对临床分离的菌株，必须做药物敏感试验，找到敏感药物。

5. 葡萄球菌肠毒素检查　取食物中毒患者的呕吐物、粪便或剩余的食物做细菌分离培养和鉴定；ELISA法快速敏感，可检测微量肠毒素；特异的核酸杂交技术和PCR技术可检测可检测葡萄球菌是否为产肠毒素菌株。

（四）防治原则

人类对葡萄球菌普遍易感，无特殊预防方法，只能采取一般性预防，如注意个人卫生，及时严格进行皮肤创伤的消毒处理；严格无菌操作，防止医源性感染；加强食品卫生监督管理等。由于耐药菌株日益增多，根据药敏试验结果合理选用抗菌药物进行治疗。

二、链球菌属 　🅔微课7-2

链球菌属也是临床上常见的化脓性球菌。排列成对或呈长短不一链状排列的革兰阳性球菌。广泛分布于自然界、人及动物粪便、健康人鼻咽部和肠道中，大多数为正常菌群，并不致病。对人类致病的链球菌主要是A群链球菌和肺炎链球菌。甲型溶血性链球菌，多为机会致病菌，可引起亚急性细菌性心内膜炎。

（一）生物学特征

1. 形态与染色　球形或椭圆形，0.6～1.0μm大小，呈链状或成对排列（图7-2），革兰染色阳性（图7-3），无芽孢，无鞭毛，有菌毛样结构。肺炎链球菌有明显荚膜。

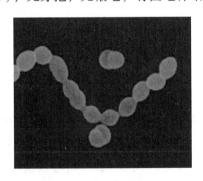　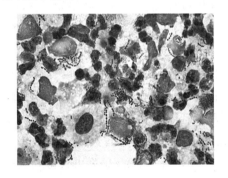

图7-2　链球菌形态　　　　　　　　　　　　　图7-3　链球菌染色

2. 培养特性　营养要求较高，在含有血液、血清的培养基中才能生长良好。需氧或兼性厌氧，少数菌株专性厌氧。在血清肉汤中易形成长链而呈絮状沉淀于管底。在血琼脂平板上形成灰白色、圆形、边缘整齐、表面光滑、透明或半透明的细小菌落。不同菌株有不同溶血情况。

3. 生化反应　链球菌触酶试验阴性，可区别于葡萄球菌。一般不分解菊糖，不被胆汁溶解，但肺炎链球菌分解菊糖，胆汁溶菌试验阳性，据此可鉴别肺炎链球菌与甲型溶血性链球菌。

4. 抗原构造　链球菌抗原构造复杂，主要有3种。细胞壁表面的菌毛样结构含M蛋白质，称为M抗原、表面抗原或蛋白质抗原，与链球菌致病性有关；多糖抗原，也称C抗原，是细胞壁的多糖组分，为群特异性抗原，是链球菌分群的依据；核蛋白抗原，也称P抗原，各种链球菌之间无特异性，并与葡萄球菌之间有交叉反应。

5. 分类 链球菌的分类方法多，常见的主要有：①根据血平板上溶血现象分为甲型溶血性链球菌、乙型溶血性链球菌、丙型链球菌三种。甲型溶血性链球菌又称草绿色链球菌，菌落周围有 1 ~ 2mm 宽的草绿色溶血环，称甲型溶血或 α 溶血，多为条件致病菌；乙型溶血性链球菌的菌落周围形成 2 ~ 4mm 宽的完全透明的溶血环，称乙型溶血或 β 溶血，致病性强；丙型链球菌不溶血，一般不致病；②根据多糖抗原的不同可将链球菌分为 20 个群（A ~ H，K ~ V），对人致病的链球菌 90% 为 A 群。每个群可根据表面抗原的不同分为若干型。

6. 抵抗力 较弱。加热 60℃，30 分钟即被杀死，对一般消毒剂敏感。在干燥尘埃中生存数月。对青霉素、红霉素、四环素、磺胺类等多种抗生素敏感，耐药菌株发现较少。

（二）致病性与免疫性

1. 致病物质 ①荚膜：肺炎链球菌主要通过荚膜致病，当机体抵抗力降低时，寄居在正常人上呼吸道的肺炎链球菌可侵入下呼吸道和肺部，引起大叶性肺炎，并可继发胸膜炎、脓胸，也可引起中耳炎、鼻窦炎、乳突炎、心内膜炎、脑膜炎和败血症等。②侵袭性酶类：A 群链球菌产生的侵袭性酶类有透明质酸酶、链激酶和链道酶。透明质酸酶能分解细胞间质的透明质酸；链激酶能使血液中纤维蛋白酶原变成纤维蛋白酶，从而溶解血凝块或阻止血浆凝固；链道酶能降解脓液中的 DNA，使脓液变稀薄。通过三种酶的作用帮助细菌扩散，导致链球菌所致的化脓性感染病灶不局限、与正常组织界限不清，脓液稀薄带血性。③链球菌溶血素：具有溶解红细胞、白细胞和血小板作用的外毒素。根据对氧的稳定性分为链球菌溶血素 O（streptolysin O，SLO）和链球菌溶血素 S（streptolysin S，SLS）。a. SLO 溶血活性易被氧灭活。其抗原性强，可刺激机体产生抗"O"抗体。测定抗"O"抗体，可辅助诊断链球菌引起的超敏反应性疾病（如风湿热）及链球菌感染后的肾小球肾炎。b. SLS 对氧稳定，无免疫原性，血琼脂平板上的 β 溶血环是由 SLS 所致。④致热外毒素：又称猩红热毒素或红疹毒素，是引起人类猩红热的外毒素。它能直接作用于下丘脑而引起发热反应，也可导致毒性休克综合征等。⑤M 蛋白：是 A 群链球菌细胞壁表面的蛋白质成分。具有抗吞噬作用。M 蛋白具有免疫原性，且与心肌、肾小球基底膜有共同的抗原，链球菌引起的超敏反应疾病与此有关。

2. 所致疾病 A 群链球菌引起的疾病约占人类链球菌感染的 90%。①化脓性感染：引起丹毒、脓疱疮、蜂窝组织炎等皮肤及皮下组织感染，感染特点是扩散，与周围组织分界不清，脓液稀薄带血色。经呼吸道感染引起扁桃体炎、咽炎、咽峡炎、鼻窦炎，并继发中耳炎、脑膜炎等。经产道感染引起产褥热。细菌经淋巴管和血液扩散，还可引起淋巴管炎、淋巴结炎和败血症。②猩红热：由产生致热外毒素的 A 群链球菌引起。临床特征主要为发热、咽峡炎、全身弥漫性鲜红色皮疹等。③超敏反应性疾病：风湿热和急性肾小球肾炎，其发生与链球菌 M 蛋白引起的 Ⅱ 型或 Ⅲ 型超敏反应有关。

3. 免疫性 链球菌感染后可获得一定的免疫力，主要为抗 M 蛋白抗体。由于链球菌型别多，各型别间无交叉免疫，常反复感染。患过猩红热后可建立牢固的同型抗毒素免疫。

（三）微生物学检查方法

1. 细菌学检查

（1）直接涂片镜检 取化脓性感染部位标本进行涂片革兰染色后镜检，发现有典型的链状排列革兰阳性球菌，可做出初步诊断。

（2）分离培养与鉴定 标本接种在血琼脂平板，37℃孵育 24 小时后，根据溶血现象初步判断。A 群溶血性链球菌形成 β 溶血，应与葡萄球菌相鉴别以及其他溶血性链球菌相鉴别。甲型溶血性链球菌和肺炎链球菌均形成 α 溶血菌落，通过形态学和生化试验将二者进行鉴别，甲型溶血性链球菌球性、链状排列、胆汁溶菌试验阴性，肺炎链球菌矛头状、成双排列、有荚膜、胆汁溶菌试验阳性。

2. 血清学检查 抗链球菌溶血素 O 试验，简称抗"O"试验，通过检测患者血清中抗链球菌溶血素"O"抗体的含量来辅助诊断风湿热。风湿热患者血清中抗"O"抗体大多在 250 单位左右，活动性风湿病患者可在 400 单位以上。

（四）防治原则

链球菌感染主要经飞沫传播，应早期彻底治疗病人及带菌者，从而减少传染源和防止急性肾小球肾炎、风湿热等超敏反应性疾病的发生。青霉素 G 为治疗首选药物。

三、肺炎链球菌

肺炎链球菌又称肺炎球菌，自然界中分布广泛，常寄居于人类呼吸道，大多不致病，仅少数致病，如引起大叶性肺炎、中耳炎、鼻窦炎等疾病。

（一）生物学特性

1. 形态与染色　革兰阳性，单个菌体呈矛头状或瓜子仁状，尖端向外，成对排列，在患者痰或脓汁中可见短链排列。无鞭毛，也不形成芽孢，毒力菌株在机体内形成较厚的荚膜。人工培养后荚膜消失。

2. 培养特性与生化反应　兼性厌氧，营养要求高，在含有血液或血清的培养基上才能生长，血平板上肺炎链球菌菌落与甲型溶血性链球菌菌落相似。培养时间稍久，因细菌产生自溶酶，菌体溶解，故血平板上的菌落中间下陷呈"脐形"。在血清肉汤中呈浑浊生长，培养稍长时也可因细菌自溶而使培养液变得澄清。自溶酶可被胆盐或胆汁等物质激活，加速细菌的溶解，故可用胆汁溶菌实验与甲型链球菌相区别。

3. 抵抗力　抵抗力较弱，56℃ 20 分钟即被杀死，有荚膜菌株抗干燥能力较强，对一般消毒剂、青霉素、红霉素、林可霉素等敏感。

（二）致病性

肺炎链球菌致病的主要物质是荚膜，荚膜有抗吞噬的作用，使细菌入侵人体后能迅速繁殖而致病。一旦失去荚膜，细菌即丧失致病力。此外肺炎链球菌产生的溶血素 O、紫癜形成因子及神经氨酸酶等物质参与致病。

肺炎链球菌寄生于正常人的口腔及鼻炎腔，一般不致病，当免疫力低下时，肺炎链球菌可由上呼吸道侵入，经支气管到达肺组织，引起大叶性肺炎。患者突然发病，恶寒、高热、胸痛、咳嗽、铁锈色痰。肺炎后可继发胸膜炎、脓胸，也可引起中耳炎、乳突炎、败血症等。在麻疹病毒等呼吸道病毒感染后或者营养不良者及抵抗力差的小儿、老人容易感染肺炎链球菌。

（三）防治原则

肺炎链球菌荚膜多糖疫苗预防接种儿童、老人和慢性感染病人有较好效果。肺炎链球菌的感染治疗主要采用大剂量青霉素或林可霉素。

四、奈瑟菌属 🅔 微课 7-3

奈瑟菌属是一群形态相似，无鞭毛和芽孢、有菌毛的革兰阴性双球菌。这群细菌包含多个种，对人致病的只有脑膜炎奈瑟菌、淋病奈瑟菌。其中除淋病奈瑟菌寄居于泌尿道黏膜外，其他奈瑟菌主要存在于鼻咽腔黏膜。

（一）生物学特征

脑膜炎奈瑟菌和淋病奈瑟菌在生物学特征上相似。

（1）**形态与染色**　①脑膜炎奈瑟菌：菌体呈肾形，单个、成双或 4 个相连排列，成双排列时，两菌接触面可略向内凹陷；患者脑脊液中，多位于中性粒细胞内；新分离菌株多有荚膜和菌毛（图7-4）。②淋病奈瑟菌：常成双排列，两菌接触面平坦，似咖啡豆样；脓液标本中，大多数淋病奈瑟菌位于中性粒细胞内，慢性淋病时，多位于细胞外；碱性亚甲蓝染色时，菌体多呈深蓝色。

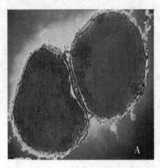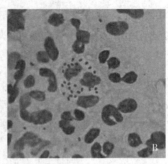

图7-4 脑膜炎奈瑟菌形态与染色

A. 电镜图；B. 革兰染色图

（2）培养特性 营养要求高，在含有血清、血液的培养基中才能生长。常用加热80℃以上的血琼脂平板，因其色似巧克力，故又称巧克力（色）培养基。在巧克力培养基上，脑膜炎奈瑟菌经37℃，24小时培养，形成直径1.0~1.5mm、无色透明、圆形、似露滴状的光滑型菌落；淋病奈瑟菌最适生长温度为35~36℃，培养48小时后，形成直径0.5~1.0mm、圆形、灰白色的光滑菌落。奈瑟菌属专性需氧，脑膜炎奈瑟菌在5% CO_2 条件下生长更佳，淋病奈瑟菌在初次分离培养时须供给5% CO_2。

（3）生化反应 奈瑟菌氧化酶和触酶试验阳性。脑膜炎奈瑟菌分解葡萄糖和麦芽糖产酸不产气。淋病奈瑟菌只分解葡萄糖产酸不产气。

（4）分类 脑膜炎奈瑟菌根据其荚膜多糖抗原的不同分13个血清群，对人致病的多属A、B、C群，我国以A群为主。淋病奈瑟菌根据菌落大小、色泽分为T1~T5五种类型，根据外膜蛋白抗原，至少分为18个血清型。

（5）抵抗力 极弱。对干燥、热、寒冷、消毒剂等均敏感，在室内3小时即可死亡。对磺胺、青霉素、氯霉素和链霉素等抗菌药物敏感。

（二）脑膜炎奈瑟菌

脑膜炎奈瑟菌是流行性脑脊髓膜炎（流脑）的病原菌。

1. 致病性

（1）致病物质 有菌毛、荚膜和脂寡糖。菌毛可使细菌黏附于宿主细胞表面，有利于细菌入侵。荚膜有抗吞噬作用。脂寡糖是脑膜炎奈瑟菌最主要的致病物质，病菌侵入机体繁殖后，因自溶或死亡而释放脂寡糖，它可使机体发热、白细胞升高，小血管和毛细血管内皮细胞损伤、局部血管栓塞及出血，引起出血性皮疹或瘀斑，严重时导致弥散性血管内凝血和中毒休克。

（2）所致疾病 主要有流行性脑脊髓膜炎，传染源是流脑病人或带菌者通过飞沫传播，细菌侵入易感者机体，首先在鼻咽部繁殖，潜伏期一般为2~4天，机体抵抗较强者多无症状，一般表现为上呼吸道炎症，而抵抗力较弱者，细菌大量繁殖入血后可引起败血症或菌血症，少数患者可突破血-脑脊液屏障到达脑膜，引起化脓性炎症，病人出现剧烈头痛、喷射性呕吐、颈强直等脑膜刺激症状。严重者有微循环障碍、弥散性血管内凝血、肾上腺出血，导致中毒性休克，部分患者预后不良。

2. 防治原则 及时隔离和治疗病人控制传染源。治疗首选青霉素G和磺胺药，对青霉素G过敏的病人应考虑选用氯霉素或者头孢曲松等第三代头孢菌素。

（三）淋病奈瑟菌

淋病奈瑟菌俗称淋球菌，是人类淋病的病原菌。淋病是一种性传播疾病，是国内发病率最高的性传染病之一。人是淋病奈瑟菌唯一的宿主。

1. 致病性

（1）致病物质 淋病奈瑟菌的致病物质主要是表面结构，如菌毛、外膜蛋白、脂多糖、内毒素等。菌毛使菌体黏附到泌尿生殖道上皮细胞上，菌毛还有抗吞噬的作用。外膜蛋白Ⅰ可直接插入中性粒细胞膜中，使细胞膜损伤；外膜蛋白Ⅱ参与淋病奈瑟菌与宿主细胞间的黏附，外膜蛋白Ⅲ有抑制抗体的杀菌作用。脂多糖能使黏附上皮细胞坏死脱落、中性粒细胞聚集。

（2）所致疾病 人是淋病奈瑟菌的唯一自然宿主，淋病奈瑟菌主要经性接触传染，也可经患者分泌物污染的衣服、毛巾、浴盆等传染。淋病奈瑟菌侵入泌尿生殖道感染，潜伏期2~5天。在男性主要引起尿道炎，尿道口有脓性分泌物自行溢出，有尿频、尿急、尿痛、排尿困难等症状，还可引起前列腺炎、输精管炎、附睾炎等；在女性主要引起子宫颈炎及尿道炎，还可伴发阴道炎及外阴炎等，是导致不育原因之一。患淋病的孕妇，可引起胎儿宫内感染，导致流产、早产等，新生儿经产道时可被淋病奈瑟菌感染，引起结膜炎，眼内有大量脓性分泌物，称为脓漏眼。

2. 防治原则 淋病是性传播疾病，开展防治性病知识教育是预防的重要环节，杜绝不正当的两性关系。对患者要及时正确的诊断，并进行彻底治疗，包括其性伙伴。治疗首选青霉素G，由于耐药菌株的不断增加，还应做药物敏感度试验以指导合理用药。

第二节 肠道杆菌

PPT

肠道杆菌是指寄居在人和动物肠道内的一大群生物学性状相似的革兰阴性杆菌，属于肠杆菌科。与人类感染有关的肠杆菌科细菌主要有埃希菌属、变形杆菌属、克雷伯菌属、沙门菌属和志贺菌属等15个菌属。肠杆菌大多数为肠道正常菌群，当机体抵抗力下降或细菌寄居于肠外其他器官时，可成为条件致病菌，如大肠埃希菌、变形杆菌等；少数是病原菌，如伤寒沙门菌、志贺菌、致病性大肠埃希菌等。

肠杆菌科细菌具有以下共同特性。①形态染色相似，中等大小革兰阴性杆菌，无芽孢，多数有周鞭毛，少数有荚膜或包膜，大多有菌毛（图7-5）。②营养要求不高，需氧或兼性厌氧，液体培养基上一般呈均匀浑浊生长。在普通培养基上生长良好，形成直径2~3mm中等大小、灰白色的光滑型菌落。在肠道鉴别培养基（如SS、麦康凯、伊红美蓝等）上，根据是否分解乳糖，可形成不同颜色的菌落，可作为初步鉴定依据。③生化反应活泼，能分解多种糖类、醇类和蛋白质，形成不同代谢产物。其共同特征是：葡萄糖发酵（＋），硝酸盐还原酶试验（＋），

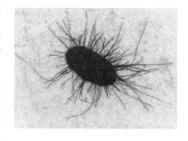

图7-5 肠道杆菌形态染色

氧化酶（－），触酶（＋）。肠杆菌中绝大多数非致病菌分解乳糖产酸，而致病菌多不分解乳糖，故可用乳糖发酵试验初步鉴别肠道致病菌和非致病菌。④抗原结构比较复杂，主要包括菌体（O）抗原、鞭毛（H）抗原、荚膜或包膜抗原（如K抗原、Vi抗原）等。⑤抵抗力不强，对热、化学消毒剂敏感。在粪便、污水或水中可生存数周至数月。对胆盐和煌绿等染料的耐受因菌种不同有差异，故肠道选择性培养基中常加入胆盐和煌绿等染料可抑制球菌和大多非致病肠杆菌细菌的生长，而有利于肠道致病菌生长。

一、埃希菌属 e 微课7-4

埃希菌属通过临床标本分离可得到6个种，其中大肠埃希菌为临床最常见的、最重要的一种。大

肠埃希菌简称大肠杆菌，在人出生数小时后就进入肠道，并伴随终生，是肠道中重要的正常菌群。

1. 生物学特征 在肠道选择培养基上发酵乳糖形成有色菌落，动力试验阳性。其典型的生化反应特征为氧化酶试验阴性，硝酸盐还原酶试验阳性；发酵葡萄糖、乳糖产酸产气，靛基质试验阳性，脲酶试验、枸橼酸盐利用试验和硫化氢试验阴性。

2. 致病性

（1）致病物质 大肠埃希菌的致病物质主要有：①定植因子，又称黏附素，是大肠埃希菌的普通菌毛，具有黏附于肠道、泌尿道等黏膜上皮细胞表面的作用；②肠毒素，为产毒性大肠埃希菌产生的外毒素，分耐热肠毒素（ST）和不耐热肠毒素（LT）两种，能引起小肠黏膜上皮细胞分泌功能增加，导致腹泻；③K抗原，具有抗吞噬和抗补体溶菌作用。

（2）所致疾病 ①肠外感染：大肠埃希菌感染以条件致病为主，引起的肠外感染以泌尿系统感染常见，多见于女性，如尿道炎、肾盂肾炎等，也可引起腹膜炎、胆囊炎和手术伤口的化脓性感染等。②胃肠炎：大肠埃希菌某些血清型为致病菌，引起人类腹泻，称致病性大肠埃希菌。不同的致病性大肠埃希菌其毒力和致病机制不同，其临床表现也不相同（表7-2）。

表7-2 致病性大肠埃希菌

菌株	致病物质	所致疾病
肠产毒性大肠埃希菌（ETEC）	肠毒素、定植因子	旅游者及婴幼儿腹泻
肠致病性大肠埃希菌（EPEC）	黏附因子	婴儿腹泻
肠侵袭性大肠埃希菌（EIEC）	侵袭力、内毒素	较儿童、成人菌痢样腹泻
肠出血性大肠埃希菌（EHEC）	菌毛、志贺毒素	出血性结肠炎
肠集聚型大肠埃希菌（EAEC）	黏附因子	婴儿持续性腹泻

3. 微生物学检查方法

（1）标本采集 肠道外感染采取血液、脑脊液、脓液、中段尿液等；胃肠炎采取粪便。标本采集时应严格无菌操作，防止正常菌群污染。

（2）分离培养与鉴定 因肠杆菌形态基本一致，故生化鉴定是确定肠杆菌属、种的主要方法。

（3）卫生学检查 卫生学上把大肠埃希菌作为粪便污染的指示菌。我国现行的生活饮用水卫生标准规定，每1ml饮用水中细菌总数不得超过100个，每100ml饮用水中大肠埃希菌不得检出。药典规定，口服药品不得检出大肠埃希菌。

4. 防治原则 预防应以防止医院内感染为主，注意个人卫生，加强饮水、食品卫生监督和管理。大肠杆菌对磺胺、链霉素、氨苄西林等较敏感，但易产生耐药性，应根据药敏试验合理使用抗生素。

二、沙门菌属

沙门菌属是肠杆菌科中最复杂的菌属，该菌属目前已知有2500多个血清型。绝大多数对动物致病，对人类致病的仅有少数，如伤寒沙门菌、副伤寒沙门菌等，有部分沙门菌既对动物致病也对人致病，如猪霍乱沙门菌、肠炎沙门菌、鼠伤寒沙门菌等。

1. 生物学特征 在肠道选择培养基上形成透明或半透明的无色菌落，产硫化氢菌株在SS琼脂上形成中心呈黑色的菌落。对胆盐和煌绿等染料的抵抗力强。其典型生化反应特征为氧化酶试验阴性，硝酸盐还原酶试验阳性；不发酵乳糖或蔗糖，发酵葡萄糖、麦芽糖和甘露糖产酸产气，但伤寒沙门菌产酸不产气。动力阳性，靛基质试验阴性，脲酶试验阴性，枸橼酸盐利用试验和硫化氢试验多为阳性。

2. 致病性和免疫性

（1）致病物质 沙门菌的致病物质主要内毒素，其次是菌毛、Vi抗原等侵袭力因子，某些沙门菌

（如鼠伤寒沙门菌）能产生肠毒素导致水样腹泻。内毒素能引起发热，白细胞减少和中毒性休克等。菌毛能使细菌黏附于小肠黏膜上皮细胞。Vi 抗原具有抗吞噬作用。

（2）所致疾病　①肠热症：即伤寒和副伤寒。伤寒由伤寒沙门菌引起，副伤寒由甲、乙、丙副伤寒沙门菌所致。细菌经消化道进入小肠，穿过肠黏膜上皮细胞而侵入肠壁淋巴组织生长繁殖，释放入血流，引起第一次菌血症，病人出现发热、全身不适、乏力等前驱症状。细菌随血流进入全身各脏器和组织，如肝、肾、脾、骨髓、胆囊等，在其吞噬细胞中繁殖后再次释放入血引起第二次菌血症，病人出现持续高热、肝脾肿大、皮肤玫瑰疹等典型症状，血中白细胞数明显下降。由于胆囊中的细菌随胆汁排出肠腔，一部分随粪便排出体外，有些细菌再度侵入肠壁淋巴组织，使已致敏的组织发生变态反应，引起肠壁表层坏死、脱落和溃疡，发生肠出血，甚至肠穿孔。肾脏中的细菌可随尿排出。第 3周是病程的转折时期，如无并发症，病人的各种症状逐渐缓解，进入缓解期。第四周后进入恢复期。伤寒沙门菌感染的部分患者可成为携带者，在其粪便中可持续排菌长达 1 年或 1 年以上，是伤寒和副伤寒的重要传染源。伤寒或副伤寒病后可获得的牢固免疫力，以细胞免疫为主。sIgA 在消化道局部发挥体液免疫作用。②急性胃肠炎（食物中毒）：是最常见的沙门菌感染，主要由猪霍乱沙门菌、鼠伤寒沙门菌和肠炎沙门菌感染所致。表现为低热，恶心、呕吐、腹痛和腹泻等。③败血症：多由猪霍乱沙门菌、鼠伤寒沙门菌、丙型副伤寒沙门菌等所致。多见于儿童和免疫力低下的成人。

3. 微生物学检查法

（1）细菌学检查　肠热症应根据病程采集标本，即第 1 周采血，第 2、3 周取粪便或尿液，第 3 周也可取尿液，全程可采集骨髓。将标本接种在肠道选择性培养上进行分离培养，挑取无色可疑菌落进行形态学鉴定和生化试验鉴定为肠杆菌科、属和种。

（2）血清学检查　肥达试验，为试管直接凝集反应。用已知伤寒沙门菌的 O、H 抗原以及甲、乙、丙副伤寒沙门菌的 H 抗原与患者血清作定量凝集试验，以测定受检血清中有无相应抗体存在及其含量，从而辅助诊断肠热症。若检测结果显示：伤寒沙门菌 O 抗体效价≥1∶80，H 抗体效价≥1∶160，副伤寒甲、乙、丙的 H 抗体效价≥1∶80 才有诊断意义；或在疾病早期及中后期分别采集两次血清，若第二份血清比第一份的效价增高 4 倍以上也具有诊断价值。

4. 防治原则　沙门菌是致病性肠杆菌，主要通过污染食品和水源经消化道感染，引起人类和动物的沙门菌病。沙门菌可通过人或动物的粪便直接或间接污染药品生产环境及生产的各个环节，特别是以动物、脏器为原料的药品，污染率较高。加强粪便和饮水、食品、药品的卫生管理。《中国药典》（2020 年版）规定，口服药品不得检出大肠埃希菌和沙门菌。患者及带菌者及时发现、隔离、治疗。治疗可选氯霉素、氨苄西林、环丙沙星等。接种伤寒沙门菌 Ty21a 活疫苗、新型副伤寒 Vi 荚膜多糖疫苗能较好地特异性预防肠热症。

三、志贺菌属

志贺菌属细菌又称痢疾杆菌，仅对人类致病，经粪 - 口途径传播，是引起人类细菌性痢疾的病原菌。

1. 生物学性征　志贺菌无鞭毛，无 H 抗原，有 O 抗原，根据 O 抗原的不同，将志贺菌属分为 A、B、C、D 4 个血清群和 40 余个血清型（表 7-3），我国以福氏志贺菌最多见，其次为宋内志贺菌。

表 7-3　志贺菌的分类

菌种	群型		亚型
痢疾志贺菌	A	1~10	8a, 8b, 8c
福氏志贺菌	B	1~6, x, y 变形	1a, 1b, 2a, 2b, 3a, 3b, 3c, 4a, 4b

续表

菌种	群型	亚型
鲍氏志贺菌	C	1～18
宋内志贺菌	D	1

在肠道鉴别培养基上因不发酵乳糖，形成无色透明或半透明的菌落。宋内志贺菌可迟缓发酵乳糖。分解葡萄糖产酸不产气，不产生硫化氢，动力试验阴性，靛基质试验阴性，脲酶试验阴性，枸橼酸盐利用试验阴性。

2. 致病性与免疫性

（1）致病物质　①菌毛：志贺菌通过菌毛黏附于肠黏膜上皮细胞，并穿入上皮细胞内生长繁殖，引起炎症反应。②内毒素：是志贺菌的主要致病物质，作用机制如下。a. 内毒素作用于肠黏膜，使其通透性增强，促进对内毒素的吸收，可引起全身中毒症状（内毒素血症），导致发热、意识障碍，甚至中毒休克。b. 内毒素还作用于肠壁自主神经系统，导致肠功能紊乱，出现腹痛、里急后重等症状。c. 内毒素能直接破坏肠黏膜，引起炎症、溃疡和出血，出现黏液脓血便。③外毒素：A 群志贺菌Ⅰ型和Ⅱ型可产生一种外毒素，即志贺毒素。志贺毒素具有细胞毒性、肠毒性和神经毒性。

（2）所致疾病　志贺菌经粪 - 口传播，引起细菌性痢疾（简称菌痢），传染源是病人和带菌者。细菌性痢疾的临床表现有 3 种：①急性细菌性痢疾，发病急，有发热、腹痛、腹泻、黏液脓血便和里急后重感等典型症状，治疗及时预后良好；②慢性菌痢，病程 2 个月以上，迁延不愈，反复发作；③中毒性菌痢，儿童多见，无明显消化道症状而表现为严重的全身中毒症状，病情凶险，病死率高。

（3）免疫性　志贺菌免疫以 sIgA 为主，且各型间无交叉免疫，故病后不能获得牢固的免疫性。

3. 微生物学检查　由于志贺菌属细菌极少进入血液，因此可在发病早期采集黏液脓血便或肛拭标本进行病原学检查。本属细菌对理化因素的抵抗力较其他肠杆菌低，对酸敏感，故采集标本宜在抗菌药物使用前并立即接种。将标本接种于肠道鉴别培养基上，取无色可疑菌落进行生化试验和血清学试验确定菌群和型。也可用免疫荧光菌球法、协同凝集试验及分子生物学方法进行快速鉴定。

4. 防治原则　加强食品卫生管理，对患者及带菌者要及时发现、隔离和治疗，能有效防止志贺菌感染。治疗可选用庆大霉素等药物。

四、其他肠杆菌属

（一）变形杆菌属

变形杆菌广泛分布于自然界及人和动物的肠道中。多形性，运动活泼，无荚膜，有菌毛。在普通琼脂平板和血平板上呈扩散生长，形成以接种部位为中心的厚薄交替、同心圆排列的波纹状菌苔，称迁徙生长现象，是本菌属的特征。产生硫化氢，大部分能分解尿素。

变形杆菌为条件致病菌，是医院感染的常见病原菌之一。主要引起泌尿系统感染，还可引起创伤感染、食物中毒、中耳炎、脑膜炎、肺炎、婴幼儿腹泻等疾病。另外，普通变形杆菌某些菌株的菌体抗原与立克次体间存在共同抗原，临床上利用变形杆菌菌体抗原检测立克次体抗体，辅助诊断立克次体病，称外斐反应。

✳ **练一练**

辅助诊断立克次体病常用的血清学试验是（　　）

A. 外斐反应　　　　　　B. OT 试验　　　　　　C. 抗"O"试验

D. 肥达反应　　　　　　E. 胶乳凝集抑制试验

答案解析

（二）克雷伯菌属

克雷伯菌为革兰阴性粗短杆菌，常成双排列，无鞭毛，多数菌株有菌毛，有较厚的多糖荚膜是其显著的特点。在普通琼脂平板上形成较大、灰白色、黏液型菌落，用接种环挑取易拉成丝。可发酵乳糖产酸，在肠道选择鉴别培养基上，形成有色菌落。在临床分离标本中最常见的是肺炎克雷伯菌。肺炎克雷伯菌寄居于人类的呼吸道和肠道中，为条件致病菌，可引起多种感染，常见的有呼吸道、泌尿道和创伤感染。肺炎克雷伯菌是引起医院感染的重要病原菌之一。

PPT

第三节　弧菌属

弧菌属是一群菌体短小、弯曲呈弧形的革兰阴性细菌，有端生鞭毛，运动活泼，氧化酶阳性。对人类致病的弧菌主要有霍乱弧菌和副溶血性弧菌。

一、霍乱弧菌

霍乱弧菌是人类消化道烈性传染病霍乱的病原菌。

1. 生物学特征

（1）形态与染色　霍乱弧菌菌体呈弧形或逗点状，革兰阴性，无荚膜，有菌毛，有一根单端鞭毛，运动活泼，呈穿梭样或流星状运动（图7-6）。

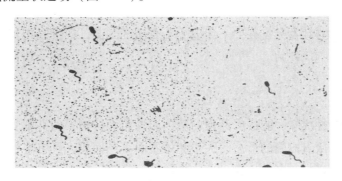

图7-6　霍乱弧菌形态与染色

（2）分离培养　营养要求不高，兼性厌氧，耐碱不耐酸，在pH 8.4~9.2的碱性蛋白胨水或碱性琼脂平板中生长良好。

（3）生化反应　氧化酶和触酶试验阳性；吲哚试验阳性；发酵葡萄糖、蔗糖和甘露醇等，产酸不产气，不分解阿拉伯糖；可还原硝酸盐。

（4）分类　霍乱弧菌有菌体（O）抗原和鞭毛（H）抗原。O抗原特异性高，根据O抗原的不同将弧菌分为155个血清群，其中O1群、O139群引起霍乱。O1群霍乱弧菌又因其生物学特征的差异，分为古典生物型和Eltor生物型两个生物型。

（5）抵抗力　霍乱弧菌对热、干燥、日光、消毒剂、酸敏感，耐碱。加热100℃ 1~2分钟死亡，在正常胃酸中仅生存4分钟，但在水中存活1~3周。霍乱弧菌对链霉素、氯霉素、四环素等敏感。

2. 致病性和免疫性　人类是霍乱弧菌的唯一易感者，传染源为患者或带菌者，主要通过污染的水源或食物经消化道感染。细菌通过鞭毛运动穿过肠黏膜表面的黏液层，由菌毛定植于肠黏膜上皮细胞表面生长繁殖，产生霍乱肠毒素。霍乱肠毒素是主要致病物质，为外毒素，其毒性作用是导致小肠黏膜上皮细胞分泌功能亢进，引起剧烈的呕吐、腹泻，腹泻为米泔水样便。霍乱病后可获得牢固免疫力，以体液免疫为主。

3. 微生物学检查法　霍乱弧菌感染的诊断以病原学检查为主，由于其传染性和致病力强，采集、运送标本以及微生物检验时应严格生物安全。取病人"米泔水样"大便或呕吐物进行染色镜检和动力观察，发现鱼群状排列的革兰阴性弧菌或穿梭状运动的细菌，可作初步诊断。将标本用碱性琼脂平板或TCBS选择性培养基进行分离培养，挑取可疑菌落（碱性琼脂平板为无色的似水滴状菌落，TCBS为黄色菌落）进行生化鉴定和血清学鉴定，鉴定种、群和型。

4. 防治原则　加强饮水、食品的卫生监督和管理是防止该菌感染的关键，对患者及带菌者应及时发现、隔离和治疗。口服霍乱疫苗可对旅行者或流行地区人群进行保护和预防。治疗应以补充液体和电解质为主，同时辅以抗菌药物如氯霉素、四环素、呋喃唑酮等。

二、副溶血性弧菌

副溶血性弧菌是一种嗜盐性弧菌，主要分布于海水、海产品以及盐渍食品中。人常因食入未煮熟的海产品或污染本菌的盐腌制品而感染，引起食物中毒，是我国沿海地区食物中毒最常见的病原菌。该菌为革兰阴性、直或微弯的杆菌，单鞭毛，运动活泼。营养要求不高，在无盐培养基中不生长，生长最适NaCl浓度为3.5%，最适pH为7.7～8.0，pH 9.5时仍能生长。因不发酵蔗糖，在TCBS平板形成绿色菌落，与霍乱弧菌相区别。

第四节　厌氧性细菌

PPT

厌氧性细菌是一大群必须在无氧条件下才能生长繁殖的细菌。根据是否形成，将厌氧性细菌分为两大类：厌氧梭菌和无芽孢厌氧菌。

一、厌氧梭菌属

厌氧梭菌属是一群专性厌氧、能形成芽孢的革兰阳性粗大杆菌。因芽孢直径多大于菌体宽度，使菌体膨大呈梭形而得名。厌氧梭菌的形态、大小和位置因菌种而异，具有鉴别意义。本属细菌主要分布于土壤以及人和动物肠道中，多数为腐生菌，少数为致病菌。对人类有致病作用的主要有破伤风梭菌、产气荚膜梭菌和肉毒梭菌。

（一）破伤风梭菌　微课7-5

破伤风梭菌俗称破伤风杆菌，是引起破伤风的病原菌。该菌在土壤中多以芽孢的形式存在并可存活数十年。该菌通过创口进入，若创口有适宜的厌氧环境，芽孢发育为细菌繁殖体而致病。制药生产中，以根茎类植物为原料的药品常易污染该菌，对热抵抗力很强，湿热100℃1小时尚能存活，干热150℃1小时尚能存活，故药典规定用于深部组织创伤的外用制剂不得检出破伤风梭菌。

1. 生物学特征　破伤风梭菌为革兰阳性细长杆菌，周身鞭毛。芽孢位于菌体顶端且大于菌体，形似鼓槌状（图7-7）。专性厌氧。在葡萄糖疱肉培养基中因消化肉渣，使肉渣变黑，有特殊臭味。新霉素葡萄糖血平板上菌落蔓延生长，呈雾状、细丝状或羽毛状，边缘不整齐，常有β溶血环。抵抗力强，高压蒸汽灭菌可杀灭。

2. 致病性　创口的厌氧微环境是破伤风梭菌感染的关键条件。具备以下条件的创口有利于该菌的感染：①伤口窄而深，伴有泥土、异物污染；②伤口坏死组织较多、局部组织缺血；③同时伴有需氧菌或兼性厌氧菌的混合感染。在创口的厌氧微环境中发育为细菌繁殖体，生长繁殖产生外毒

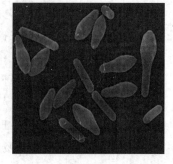

图7-7　破伤风梭菌电镜图

素，其中破伤风痉挛毒素是引起破伤风的主要致病物质。破伤风痉挛毒素由伤口局部进入血液，形成毒血症，作用于中枢神经系统，阻止抑制性突触释放抑制性神经递质，破坏正常抑制性神经元的抑制调节作用，使骨骼肌出现强直性痉挛，导致破伤风病的发生。临床表现为：咀嚼肌痉挛造成牙关紧闭、苦笑面容、颈项强直等症状；躯干及四肢肌肉痉挛致角弓反张；最终可因呼吸肌痉挛而窒息死亡。该病治疗效果差，死亡率很高。

3. 免疫性　机体对破伤风的免疫以体液免疫为主，主要是抗毒素的中和作用。抗毒素仅能结合游离外毒素而发挥中和作用，对已与易感组织细胞结合的毒素则无作用。由于痉挛毒素毒性强，微量即可使人致病，但不足以引起免疫应答，故病愈后免疫力不强。

4. 微生物学检查法　根据破伤风的典型症状即可做出诊断，一般不做细菌学检查。

5. 防治原则　①预防措施：破伤风一旦发病，其疗效不佳，故预防特别重要。正确处理伤口，及时清创、扩创伤口，并用3%过氧化氢冲洗，避免厌氧微环境的形成，是重要的非特异性预防措施；人工主动免疫，类毒素接种可有效预防破伤风的发生。目前我国采用百白破三联疫苗制剂，在婴儿出生后的第3、4、5个月连续免疫3次，并在2岁、6岁时各加强一次，建立基础免疫；人工被动免疫，伤口污染严重又未经过基础免疫者，应立即肌内注射人抗破伤风免疫球蛋白（TIG）或破伤风抗毒素（TAT）进行紧急预防。②治疗措施：a. 中和毒素，早期、足量使用TIG肌内注射或TAT静脉点滴，TAT使用前需要进行皮试，测试有无超敏反应，必要时可行脱敏注射法；b. 抗生素，首选青霉素和甲硝唑，可杀灭破伤风梭菌的繁殖体。③对症治疗：控制痉挛，减轻疼痛，保持呼吸道通畅等。

❓ 想一想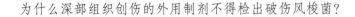

为什么深部组织创伤的外用制剂不得检出破伤风梭菌？

答案解析

（二）产气荚膜梭菌

产气荚膜梭菌广泛存在于土壤、人和动物肠道中，是引起气性坏疽的主要病原菌，也可引起食物中毒。气性坏疽是一种严重的急性创伤性感染，以局部组织坏死、恶臭、水肿、气肿及全身中毒症状为特征。

1. 生物学特征　产气荚膜梭菌为革兰阳性粗大杆菌，无鞭毛，有明显的荚膜。呈椭圆形，芽孢位于菌体的次极端，小于菌体。专性厌氧，最适生长温度为42℃，在血琼脂平板上多数菌株有双层溶血环，内环是由θ毒素引起的完全溶血，外环为α毒素引起的不完全溶血。产气荚膜梭菌生化反应活泼，能分解多种糖类产酸产气，在牛乳培养基中能分解乳糖产酸而使酪蛋白凝固，同时产生大量气体将凝固的酪蛋白冲成蜂窝状，气势凶猛，此现象称为汹涌发酵。汹涌发酵现象对鉴别本菌具有重要意义。

2. 致病性　产气荚膜梭菌除荚膜外，还产生多种外毒素和侵袭性酶而致病。产气荚膜梭菌经创口感染引起气性坏疽，若经污染产气荚膜梭菌的食物感染则引起食物中毒。

3. 微生物学检查方法　①直接涂片镜检：主要针对气性坏疽，是极有价值的快速诊断法，早期诊断可以避免截肢和死亡。从深部伤口取材涂片，革兰染色，镜检有粗大的革兰阳性杆菌、白细胞数量甚少且形态不典型、伴有其他杂菌等三个特点即可报告初步结果。②分离培养和动物实验：取坏死组织制成混悬液，接种于庖肉培养基或血平板，厌氧培养，观察菌落特点；取培养液涂片镜检及生化反应鉴定；必要时可将0.5～1ml细菌培养液静脉注射于小鼠体内，10分钟后处死，37℃，5～8小时后观察，如动物身体膨胀，取肝或腹腔渗出液涂片镜检并分离培养。

疑为产气荚膜梭菌所致的食物中毒时，可在发病后一内取患者粪便或剩余食物做细菌学检查，检出结果大于10^6个病菌/克粪便或10^5个病菌/克食品即可确诊；也可通过免疫学方法检测患者粪便中的肠毒素。

4. 防治原则 气性坏疽起病急、进展快、后果严重，应及时对伤口进行清创、扩创，防止厌氧微环境的形成。使用大剂量青霉素等抗生素进行杀菌治疗。对产气荚膜梭菌目前无有效的类毒素进行人工主动免疫。

（三）肉毒梭菌

肉毒梭菌主要存在于土壤中，偶尔存在于动物粪便中。该菌污染食物后，在厌氧环境中生长繁殖，产生毒性极强的肉毒毒素，引起肉毒中毒。

1. 生物学特征 肉毒梭菌为革兰阳性粗大杆菌，有周鞭毛，无荚膜。芽孢呈椭圆形，位于次极端，宽于菌体，使菌体呈网球拍状。专性厌氧。抵抗力很强，高压蒸汽121℃，30分钟才能杀死。

2. 致病性 肉毒毒素是肉毒梭菌的致病物质。该毒素是一种强烈的嗜神经外毒素，是已知毒素中毒性最强的毒素，其毒性比氰化钾强1万倍，对人的致死量约为0.1μg。肉毒毒素作用于外周胆碱能神经，阻止神经肌肉接头处乙酰胆碱的释放，影响神经冲动传递，导致肌肉松弛性麻痹。肉毒梭菌所致疾病如下。①食物中毒：封闭保存或腌制的食品（如罐头、腊肠等）在制作过程中被肉毒梭菌污染，在厌氧环境中发芽繁殖，产生肉毒毒素。人因食用未经加热含有该毒素的食品而引起食物中毒。肉毒梭菌所致起的食物中毒，其胃肠道症状很少见，主要表现为神经末梢麻痹的症状，如视力模糊不清、眼睑下垂、全身无力、吞咽及呼吸困难，严重者因呼吸衰竭或心力衰竭而死亡。②婴儿肉毒中毒：常发生在1岁以下，尤其是6个月以内的婴儿。因食入被肉毒梭菌污染的食品（如蜂蜜）后，在肠道发芽、繁殖并产生毒素，毒素经肠道吸收入血所致。早期症状是便秘，吸吮、啼哭无力，也可进展为迟缓麻痹。③创伤、医源性或吸入性肉毒中毒：伤口被肉毒梭菌污染后，未经及时、有效的清创处理，在局部厌氧环境中发芽、繁殖并产生肉毒毒素，吸收后导致创伤肉毒中毒；在美容或治疗中应用肉毒毒素超过剂量，可导致医源性肉毒中毒；肉毒毒素还可被浓缩形成气溶胶形式作为生化武器，经呼吸道导致吸入性肉毒中毒，病情进展快速，死亡率高。

3. 防治原则 肉毒毒素不耐热，煮沸1分钟即失去毒性，故可通过加热破坏食物中的肉毒毒素而预防肉毒中毒。对深、窄且污染重的伤口，应及时清创、扩创避免局部形成厌氧环境。对肉毒中毒的病人应尽早注射多价肉毒抗毒素血清，同时加强护理和对症治疗，尤其是维持呼吸功能，以降低死亡率。

二、无芽孢厌氧菌

无芽孢厌氧菌是一大群寄生在人和动物腔道内的占绝对优势的正常菌群。种类繁多，包括革兰阳性、阴性的杆菌和球菌。在某些特定条件下可作为条件致病菌引起内源性感染。临床厌氧菌感染中，无芽孢厌氧菌感染率占90%以上，其中又以无革兰阴性脆弱类杆菌为主。

1. 生物学特征 无芽孢厌氧菌种类繁多，生物学特性各异，常见的类型如下。

（1）革兰阴性脆弱类杆菌 具有多形性，长短不一。严格厌氧，生化反应弱。主要分布在肠道和泌尿生殖道，在临床厌氧菌分离率该菌高达70%~80%。

（2）革兰阳性无芽孢厌氧杆菌 在临床厌氧菌分离菌株中占22%左右，其中约57%为短棒杆菌、23%为真杆菌。①短棒杆菌：为小杆菌，常呈链状或成簇排列，无鞭毛，能发酵糖类产生丙酸。与人类有关的短棒杆菌有3个种，以痤疮丙酸杆菌最为常见。②双歧杆菌：呈多形态，长短不一。部分菌种一端或两端分叉，无动力，严格厌氧，耐酸。双歧杆菌是重要的肠道正常菌群，具有营养、增强免疫和抗衰老等作用，只有齿双歧杆菌与龋齿和牙周炎有关。③乳杆菌属：细菌呈细长杆状，单个或断链状排列，是口腔、肠道和阴道的正常菌群，致病性菌株极少。④真杆菌属：细菌呈多形性，生化反应活泼，生长缓慢，常需培养 7 天，是肠道重要的正常菌群，部分菌种能致病，最常见的为迟钝真杆菌。

（3）韦荣菌属　属于革兰阴性厌氧性球菌。韦荣菌属细菌成双、成簇或短链状排列，是咽喉部位主要的厌氧菌。在临床厌氧菌分离标本中，分离率小于1%，且多为混合感染。

（4）消化链球菌属　属于革兰阳性厌氧球菌。该菌成对或链状排列。生长缓慢，需培养 5~7 天。该菌是口腔、呼吸道、肠道和阴道的正常菌群。在临床厌氧菌分离株中，仅次于脆弱类杆菌，占25%~30%。

2. 致病性　无芽孢厌氧菌为条件致病菌。当其寄居部位改变、机体免疫力下降、菌群失调和局部形成厌氧环境才可引起感染。无芽孢厌氧菌可累及全身组织器官，其中以肺部、腹腔感染的发生率为最高。有下列特征之一者可考虑无厌氧菌感染。①内源性感染：感染部位可遍及全身，多呈慢性过程。②无特定病型：大多为化脓性感染，形成局部脓肿或组织坏死，也可侵入血流形成败血症。③分泌物或脓液：黏稠，乳白色、粉红色、血色或棕黑色，有恶臭，有时有气体。④使用氨基糖苷类抗生素（如链霉素、卡那霉素、庆大霉素）长期治疗无效者。⑤标本直接涂片可见细菌，但常规细菌培养无细菌生长。

3. 微生物检查法　无芽孢厌氧菌是人体正常菌群，采集标本时应避免正常菌群的污染，应从感染中心或深部采取标本，标本应尽量避免接触空气，可将标本立刻放入厌氧标本瓶中，立即送检。

4. 防治原则　对无芽孢厌氧菌目前尚无特异性预防方法。外科清创引流，维持局部良好的血液循环是预防厌氧菌感染的重要措施。大多数无芽孢厌氧菌对青霉素、克林霉素、头孢菌素等敏感。目前发现脆弱类杆菌可产生 β-内酰胺酶，能破坏青霉素及头孢菌素，故治疗时应进行药敏试验，以指导临床合理用药。

第五节　分枝杆菌属

分枝杆菌属是一类细长略弯曲、可呈分枝状生长的杆菌。本属细菌的显著特点是细胞壁含有大量脂质，导致该属细菌在染色性、致病性、抵抗力等都特殊于一般细菌。因其着色后能抵抗盐酸的脱色，故又名抗酸杆菌。分枝杆菌种类较多，对人致病的主要有结核分枝杆菌和麻风分枝杆菌。在此仅介绍结核分枝杆菌。

一、结核分枝杆菌

结核分枝杆菌俗称结核杆菌，是引起人和动物结核病的病原体，其中对人致病的结核杆菌有人型、牛型和非洲型。

（一）生物学特征

1. 形态与染色　典型的结核分枝杆菌为直或稍弯曲的杆菌，大小为 (0.3~0.6)μm×(1~4)μm，单个散在、束状或分枝状排列，无芽孢、无鞭毛，电镜下观察发现细胞壁外有一层荚膜。革兰阳性，但不易着色。抗酸染色法染成红色（图7-8），为抗酸染色阳性，非抗酸菌染成蓝色。

2. 分离培养　结核分枝杆菌营养要求高，常用改良罗氏培养基培养，专性需氧，最适宜生长的温度为37℃，最适的 pH 为 6.5~6.8。

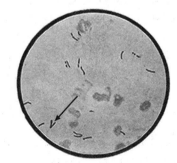

图7-8　结核分枝杆菌形态与染色

生长缓慢，一般需2~4周始见菌落。菌落粗糙、凸起、颗粒状或结节状、边缘不规则，呈菜花状。在液体培养基表面形成褶皱的菌膜，有毒菌株呈索状生长。

3. 抵抗力　结核分枝杆菌耐干燥，在干燥的痰中可存活6~8个月。对酸（3%盐酸、6%硫酸）、碱（4%氢氧化钠）有较强的抵抗力；对湿热、紫外线、70%~75%乙醇敏感。对异烟肼、利福平、链霉素、乙胺丁醇等药物敏感，容易产生耐药性。

4. 变异性　结核分枝杆菌可发生形态、菌落、毒力和耐药性等变异。卡介苗（BCG）就是牛型结核杆菌的毒力变异株，1908年Calmette和Guerin将有毒的牛型结核杆菌接种在含甘油、胆汁、马铃薯的培养基中，历经13年230次传代，获得毒力减弱抗原性不变的变异株。该减毒变异株作为活疫苗已广泛用于结核病的预防接种。

（二）致病性

结核分枝杆菌不产生内毒素与外毒素，也不产生侵袭性酶。其致病性主要与菌体某些成分对机体的刺激、菌体在组织细胞内大量繁殖引起的炎症、代谢产物的毒性以及菌体成分造成的免疫损伤等有关。

1. 致病物质

（1）荚膜　结核分枝杆菌荚膜主要成分是多糖，还含有部分脂质和蛋白质，具有抗吞噬作用。

（2）脂质　多为糖脂或脂蛋白形式，与致病有关。索状因子、磷脂、硫酸脑苷脂和蜡质D等脂质成分，是结核分枝杆菌的主要毒力因子。①索状因子：能抑制粒细胞游走和引起慢性肉芽肿。②磷脂：能刺激单核细胞增生，使病灶中巨噬细胞转变为类上皮细胞，从而形成结核结节和干酪样坏死。③硫酸脑苷脂：能抑制吞噬细胞中的吞噬体与溶酶体结合，使细菌能在巨噬细胞内长期存活。④蜡质D：可引起迟发型超敏反应。

（3）蛋白质　蛋白质与蜡质D结合后能诱发机体产生超敏反应。

2. 所致疾病　结核分枝杆菌可通过多种途径，如呼吸道、消化道或损伤的皮肤侵入易感机体，引起多种组织器官的结核病。临床以肺结核最多见。肺结核分为原发感染和继发感染两大类。

（1）原发感染　是初次感染结核分枝杆菌，多见于儿童。机体缺乏特异性免疫，经呼吸道侵入肺内的细菌不能被吞噬细胞吞噬，反而在细胞内大量生长繁殖，引起局部炎症，称为原发灶。原发灶内的结核杆菌可经淋巴管扩散至肺门淋巴结，引起淋巴管炎和肺门淋巴结肿大。原发灶、淋巴管炎和肺门淋巴结肿大合称为原发综合征，是原发感染的典型病变特征。原发感染一般无明显临床症状。随细菌感染，机体免疫力的建立，原发灶大多可纤维化或钙化而自愈，少数患者其原发灶的少量结核杆菌可长期潜伏，可成为以后继发感染的来源。只有少数免疫力低下者，结核杆菌可经淋巴液、血液扩散至全身，导致全身粟粒性结核或结核性脑膜炎。

（2）继发感染　多见于成年人。由原发感染灶潜伏的结核分枝杆菌或再次经呼吸道感染所致。因原发感染特异性免疫力的建立，继发感染时病灶多局限，一般不累及附近的淋巴结。局部发生慢性肉芽肿性炎症，形成结核结节、干酪样坏死和纤维化等病理变化。

（三）免疫性

结核分枝杆菌为胞内寄生菌，故机体抗结核免疫主要是细胞免疫。机体抗结核分枝杆菌的细胞免疫与迟发型超敏反应伴随发生。同时，机体抗结核免疫属传染性免疫，又称有菌免疫，即当机体内有结核分枝杆菌存在时才建立免疫力，一旦体内细菌消失，抗结核免疫也随之消失。机体抗结核杆菌免疫特点是感染、细胞免疫、超敏反应三者相伴存在，基于这种特点，临床实验室建立了结核菌素试验，检测机体的抗结核免疫状态和细胞免疫功能情况。

结核菌素试验：属于皮肤过敏试验，是应用结核菌素（变应原）检测受试者是否发生迟发型超敏反应。将一定量的结核菌素注入前臂皮内，48~72小时观察局部反应。若局部出现红肿硬结且直径在5~15mm之间为阳性，表明局部发生了迟发型超敏反应，提示机体建立了抗结核免疫，有细胞免疫功能。若局部未出现红肿硬结或硬结直径在5mm以下，表示未发生迟发型超敏反应，提示机体可能缺乏抗结核免疫或细胞免疫功能低下，如老年人即使被结核分枝杆菌感染，但因其免疫力低下，结核菌素试验可呈现阴性。结核菌素试验可用于：①选择卡介苗接种对象及卡介苗接种效果测定，结核菌素试验阴性者应接种BCG；②辅助诊断婴幼儿结核病；③间接检测肿瘤患者的细胞免疫功能；④在未接种BCG的人群中做结核分枝杆菌感染的流行病学调查。结核菌素试验阳性者，表示曾有结核分枝杆菌感染；结核菌素试验强阳性者，即硬结直径≥15mm者，表示活动性结核，应进一步检查。

（四）微生物学检查

病原学检查是诊断结核分枝杆菌感染的金标准。采集感染部位的分泌物或组织作为标本。标本直接涂片进行抗酸染色、镜检，若发现抗酸染色阳性菌可初步诊断。罗氏培养基进行分离培养，37℃培养3~4周。由于结核分枝杆菌培养时间长、阳性率低，目前临床上已广泛使用分子生物学技术用于结核病的病原学诊断，如聚合酶链反应（PCR）技术、核酸探针技术等鉴定结核分枝杆菌DNA。

（五）防治原则

接种卡介苗是预防结核病最有效的措施，接种对象是结核菌素试验阴性的儿童和新生儿。目前，我国规定出生后即接种卡介苗，7岁、12岁结核菌素试验阴性者还应进行复种。

结核病治疗原则是早期、足程、联合、适量、规律用药。目前常用的抗结核药物有链霉素、异烟肼、利福平、乙胺丁醇等。为了防止结核分枝杆菌产生耐药性变异，在治疗过程中应定期做药物敏感性试验，选择敏感药物进行治疗。

二、麻风分枝杆菌

麻风分枝杆菌是引起麻风病的病原菌。

（一）生物学特性

麻风分枝杆菌的形态、染色与结核分枝杆菌相似。麻风分枝杆菌是一种典型的细胞内寄生菌，体外人工培养至今仍未成功。在病人的渗出物标本中可见大量麻风分枝杆菌存在于细胞中，且细胞质呈泡沫状，称麻风细胞，可临床区别于结核分枝杆菌。

（二）致病性

麻风的传染源主要是麻风患者，可通过破损的皮肤黏膜、呼吸道吸入和密切接触传播。麻风的潜伏期长，一般为2年，也可长达10年之久。

根据机体的免疫状态、病理变化和临床表现可将患者分类如下。

1. 瘤型 细菌侵犯皮肤、黏膜及各脏器，形成肉芽肿病变，抗酸染色法可检出大量麻风分枝杆菌聚集，传染性强，患者细胞免疫力低下或抑制。

2. 结核性 病变主要在皮肤，可使皮肤丧失感觉，不易检出麻风分枝杆菌，传染性小，患者细胞免疫较强；少数患者处于两型之间的。

3. 界线类 这是一种兼有瘤型和结核性特点，可向两型转化，可检出麻风分枝杆菌。

4. 未定类 这是麻风病早期病变，病灶中很少检出麻风分枝杆菌。

（三）防治原则

麻风病目前尚未有特异性预防方法，应早发现、早隔离和早治疗。治疗药物主要有砜类、利福平和氯法齐明联合使用。

PPT

第六节　其他常见细菌

其他常见细菌特征见表7-4。

表7-4　其他常见细菌

菌名	主要生物学性状		所致疾病
	形态结构与染色	培养特性	
幽门螺杆菌	G⁻菌，菌体弯曲呈螺旋状、U状S状，一端有2~6根鞭毛，运动活泼	微需氧，营养要求高，生长缓慢	致病机制不清，但已确定其感染与大多数胃炎、胃、十二指肠溃疡、胃癌关系密切
白喉棒状杆菌	G⁺杆菌，菌体细长，一端或两端膨大呈棒状，美兰染色可见异染颗粒	需氧或兼性厌氧，常用吕氏血清培养基培养，在亚碲酸钾血琼脂培养基上菌落呈黑色	致病物质：外毒素——白喉毒素所致疾病：白喉（毒血症）
百日咳鲍特菌	G⁻小杆菌，有菌毛、荚膜	专性需氧，营养要求高，生长缓慢，在含甘油、马铃薯、血液的鲍-金培养基上培养3~5天形成细小、光滑、隆起、有珠光色泽的菌落	致病物质：荚膜、菌毛、百日咳毒素等所致疾病：百日咳
炭疽杆菌	G⁺粗大杆菌，有氧条件下在菌体中央形成椭圆形	需氧或兼性厌氧，在普通琼脂培养基上形成灰白色粗糙菌落	致病物质：荚膜、炭疽毒素等，所致疾病：炭疽病
铜绿假单胞菌	G⁻小杆菌，一端有1~3根鞭毛，运动活泼	专性需氧，营养要求不高，产生绿脓素和荧光素等水溶性色素	致病物质：内毒素、外毒素、荚膜等所致疾病：是医院内感染的重要病原菌，条件致病引起局部或全身化脓性感染
军团菌	革兰阴性杆菌，有鞭毛、菌毛和微荚膜	专性需氧，营养要求特殊，常用含L⁻半胱氨酸和铁盐的BCYE培养基培养，生长缓慢	致病物质：内毒素是主要致病物质所致疾病：军团菌病
布鲁菌	球杆状，革兰染色阴性，无鞭毛，光滑型菌株有荚膜	专性需氧，营养要求高，生长缓慢	致病物质：内毒素、荚膜和侵袭性酶所致疾病：布鲁菌病

👁 看一看

　　放线菌是一类丝状、呈分枝状生长、主要以无性孢子繁殖的单细胞原核细胞型微生物，因菌丝体呈放射状而得名。放线菌在自然界分布极广，主要以孢子或菌丝状态存在于土壤、空气和水中，尤以中性或偏碱性、含水量低、有机物丰富的土壤中数量最多。放线菌与人类关系极为密切，作为发酵菌种，放线菌已经广泛应用于制药工业。目前广泛应用的各类抗生素中，80%是由放线菌产生的。一些种类的放线菌还能产生各种酶制剂、有机酸及维生素等。此外，在甾体转化、石油脱蜡、烃类发酵及污水处理等方面，放线菌也发挥着十分重要的作用。但有少数放线菌对人具有致病性。

常见病原性球菌的比较见表7-5。

表7-5　常见病原性球菌的比较

菌名	形态特征	主要致病物质	传播途径	所致疾病	备注
金黄色葡萄球菌	G⁺球菌，葡萄串状排列	血浆凝固酶、溶血素、杀白细胞素、肠毒素	创伤感染消化道感染	化脓性炎症食物中毒假膜性肠炎	易产生耐药性
A群链球菌	G⁺球菌，链状排列	菌体表面结构酶：透明质酸酶、链激酶、链道酶	创伤感染消化道感染	化脓性炎症猩红热超敏反应性疾病：风湿热、急性肾小球肾炎	可用抗O试验进行辅助诊断

续表

菌名	形态特征	主要致病物质	传播途径	所致疾病	备注
肺炎链球菌	G^+ 球菌，成双排列	荚膜	呼吸道感染	大叶性肺炎	菌落特征与甲型溶血性链球菌相似
脑膜炎奈瑟菌	G^- 球菌，肾形，成双排列	内毒素	呼吸道感染	流行性脑脊髓膜炎	接种流脑疫苗进行特异性预防
淋病奈瑟菌	G^- 球菌，肾形，成双排列	菌毛	性接触感染产道感染	淋病新生儿脓漏眼	

主要肠道杆菌的致病性比较见表 7 - 6。

表 7 - 6　主要肠道杆菌的致病性比较

菌名	主要致病因素	所致疾病	其他特点
埃希菌属	条件致病肠毒素	肠外感染肠内感染：腹泻	为粪便污染的指示菌
沙门菌属	内毒素	伤寒、副伤寒食物中毒败血症	肥达试验可辅助诊断伤寒、副伤寒
志贺菌属	内毒素、外毒素	细菌性痢疾	取黏液脓血便快速送检
变形杆菌属	条件致病	泌尿系统感染最常见	与立克次体存在共同抗原
克雷伯菌属	条件致病	呼吸道感染常见	黏液状菌落

三种厌氧梭菌的比较见表 7 - 7。

表 7 - 7　三种厌氧梭菌的比较

菌名	形态特征	主要致病物质	传播途径	所致疾病	防治
破伤风梭菌	G^+ 粗杆菌，圆形，位于菌体顶端，大于菌体，似似鼓槌	破伤风痉挛毒素	创口感染	破伤风	正确处理伤口；接种类毒素实施人工主动免疫；注射抗毒素紧急预防
产气荚膜梭菌	G^+ 粗大杆菌，有明显荚膜，圆形，小于菌体	外毒素、侵袭性酶	创口感染消化道感染	气性坏疽食物中毒	正确处理伤口
肉毒梭菌	G^+ 粗大杆菌，椭圆形，大于菌体，位于次极端，呈网球拍状	肉毒毒素	消化道感染	食物中毒	加强食品管理；多价抗毒素血清治疗

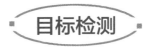

目标检测

答案解析

一、A 型题（最佳选择题）

1. 化脓性感染最常见的病原菌是（　　）

　　A. 葡萄球菌　　　　　　　　B. 变形杆菌　　　　　　　　C. 产气荚膜梭菌

　　D. 结核分枝杆菌　　　　　　E. 无厌氧菌

2. 引起流行性脑脊髓膜炎的细菌是（　　）

　　A. 甲型链球菌　　　　　　　B. 乙型溶血性链球菌　　　　C. 丙型链球菌

　　D. 肺炎链球菌　　　　　　　E. 脑膜炎奈瑟球菌

3. 辅助诊断伤寒常用的血清学试验是（　　）

　　A. 外斐反应　　　　　　　　B. OT 试验　　　　　　　　C. 抗 "O" 试验

　　D. 肥达反应　　　　　　　　E. 胶乳凝集抑制试验

4. 急性细菌性痢疾的病原体是（　　）

    A. 沙门菌　　　　　　　　　B. 志贺菌　　　　　　　　　C. 金黄色葡萄球菌

    D. 大肠埃希菌　　　　　　　E. 霍乱弧菌

5. 淋病奈瑟菌的主要传播途径是（　　）

    A. 呼吸道传播　　　　　　　B. 消化道传播　　　　　　　C. 创伤伤口感染

    D. 性接触传播　　　　　　　E. 节肢动物叮咬

6. 我国沿海地区食物中毒最常见的病原菌是（　　）

    A. 金黄色葡萄球菌　　　　　B. 副溶血性弧菌

    C. 变形杆菌　　　　　　　　D. 沙门菌

    E. 产气荚膜梭菌

7. 肠热症是由下列哪种细菌引起（　　）

    A. 大肠杆菌　　　　　　　　B. 金黄色葡萄球菌　　　　　C. 霍乱弧菌

    D. 伤寒沙门菌　　　　　　　E. 不动杆菌

8. 卡介苗（BCG）是（　　）

    A. 经甲醛处理后的人型结核杆菌　　　　　B. 保持抗原性的人型结核杆菌

    C. 发生了抗原变异的牛型结核杆菌　　　　D. 保持免疫原性的减毒牛型结核杆菌

    E. 保持免疫原性的减毒人型结核杆菌

9. 结核分枝杆菌侵入人体的方式（　　）

    A. 呼吸道　　　　　　　　　B. 消化道　　　　　　　　　C. 皮肤

    D. 泌尿道　　　　　　　　　E. 以上均可

10. 白喉棒状杆菌的致病物质是（　　）

    A. 肠毒素　　　　　　　　　B. 内毒素　　　　　　　　　C. 荚膜

    D. 外毒素　　　　　　　　　E. 侵袭性酶

二、B 型题（配伍选择题）

    A. 金黄色葡萄球菌　　　　　B. 脑膜炎奈瑟菌　　　　　　C. 大肠埃希菌

    D. 结核分枝杆菌　　　　　　E. 霍乱弧菌

1. 革兰染色阴性的球菌是（　　）

2. 能产生血浆凝固酶的是（　　）

3. 可作为粪便污染指示菌的是（　　）

4. 可引起米泔水样便的是（　　）

5. 着色后能抵抗盐酸乙醇的脱色的是（　　）

（王　枫）

书网融合……

重点回顾　　微课7-1　　微课7-2　　微课7-3　　微课7-4　　微课7-5　　习题

第八章　其他原核细胞型微生物

PPT

<table>
<tr><td rowspan="8">学习目标</td><td>

知识目标：

　　1. **掌握**　支原体、立克次体、衣原体、螺旋体的定义及主要生物学性状；梅毒螺旋体的致病性与传播方式。

　　2. **熟悉**　常见病原性支原体和衣原体所致疾病及防治原则；立克次体的传播媒介，衣原体的发育周期，钩端螺旋体的传染源及传播方式。

　　3. **了解**　其他螺旋体的致病性；放线菌的致病性。

技能目标：

学会显微镜下辨认各种螺旋体、支原体、立克次体、衣原体和放线菌形态。

素质目标：

培养敏锐的观察能力和严谨细致的工作作风。

</td></tr>
</table>

导学情景

　　情景描述：患儿，男，7岁，因发热、咳嗽5天入院。入院体检：T 38.6℃，P 106次/分，R 40次/分，BP 100/65mmHg，体重25kg，发育正常，营养良好，急热性病容，皮肤未见皮疹，浅表淋巴结不大，口周无发绀，咽部充血，扁桃体Ⅰ度肿大。左下肺叩诊浊音，左肺听诊呼吸音低，可闻及少量细湿性啰音，心率106次/分，未闻及杂音。实验室检查：WBC 6.2×10^9/L，RBC 2.30×10^{12}/L，Hb 105g/L，N 0.72%，L 0.28%；CRP 25mg/L。诊断：支原体肺炎。

　　讨论：何谓肺炎支原体？如何确诊支原体感染？

　　学前导语：能够引起肺炎的病原体有哪些？肺炎支原体的致病有何特点？它不同于细菌，也不同于病毒，它是细胞外生存的最小原核细胞型微生物，分布广泛、会给人类健康带来哪些危害呢？

第一节　衣原体

　　衣原体（chlamydia）是一类有独特发育周期、专性活细胞内寄生、且能通过细菌滤器的原核细胞型微生物。衣原体广泛寄生于人类、哺乳动物及禽类，仅少数能致病，引起人类疾病的衣原体主要有沙眼衣原体、肺炎衣原体、鹦鹉热衣原体等。目前由沙眼衣原体感染所致的性传播性疾病增加很快，生殖道感染的发病率已超过淋病奈瑟菌感染。

　　衣原体的主要特征是：①革兰染色阴性，圆形或椭圆形；②含有DNA和RNA两类核酸；③具有细胞壁，其组成成分与革兰阴性菌相似；④专性细胞内寄生，有独特的发育周期，二分裂方式繁殖；⑤有核糖体和较复杂的酶系统，能进行一定的代谢活动，但缺乏代谢所需的能量来源，必须依赖活细胞提供；⑥对多种抗生素敏感。

一、生物学性状

1. 发育周期与形态染色　衣原体在宿主细胞内生长增殖，有独特的发育周期。可观察到两种不同的颗粒结构，即原体（elementary body，EB）和始体，又称网状体（reticulate body，RB）。

（1）原体　直径约 0.2~0.4μm，呈球形、椭圆形或梨形，小而致密，有细胞壁。Giemsa 染色呈紫色。原体是发育成熟的衣原体，无繁殖能力，具有高度的感染性。

（2）始体　又称网状体（reticulate body，RB），直径约 0.5~1.0μm，呈圆形或椭圆形，体大而疏松。普通光学显微镜下可见，无细胞壁。Giemsa 染色呈红色。它是原体在宿主细胞内逐渐发育、增大而形成的。始体无感染性，为衣原体发育周期中的繁殖型，以二分裂方式繁殖并发育成许多子代原体，子代原体成熟后即从感染细胞中释放出来，再感染新的易感细胞，开始新的发育周期，每个发育周期约为 48~72 小时（图 8-1）。

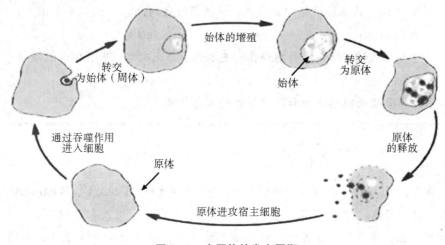

图 8-1　衣原体的发育周期

衣原体在易感细胞内增殖后所形成的网状体和子代原体的空泡，经染色后在光学显微镜下可观察到，称之为衣原体的包涵体。由于发育时期不同，包涵体的形态和大小都有差别，成熟包涵体含有大量的原体，有助于衣原体的鉴别。

2. 培养特性　衣原体为专性细胞内寄生的原核细胞型微生物，不能在无生命培养基上生长，可用鸡胚卵黄囊接种培养。绝大多数能在 6~8 日龄鸡胚卵黄囊中生长繁殖，也可用 Hela-299、BHK-21 等细胞株作细胞培养。

3. 抵抗力　衣原体对理化因素抵抗力不强，耐冷怕热，56~60℃ 仅存活 5~10 分钟，-70℃ 可保存数年。衣原体对消毒剂敏感，75% 乙醇半分钟或 2% 来苏液 5 分钟可将其杀死，对红霉素、利福平、氯霉素等药物敏感。

二、致病性与免疫性

1. 致病机制　衣原体侵入机体后，原体吸附于易感细胞并在其中生长繁殖，产生类似革兰阴性细菌的内毒素样毒性物质，抑制宿主细胞代谢，直接破坏宿主细胞。衣原体的外膜蛋白能阻止吞噬体和溶酶体的融合，有利于衣原体在吞噬体内繁殖并破坏宿主细胞。此外，T 细胞与感染细胞的相互作用也会导致免疫病理损伤，产生迟发型超敏反应。

2. 所致疾病

（1）沙眼　由沙眼亚种 A、B、Ba 和 C 血清型引起。主要通过眼—眼或眼—手—眼途径接触传播。沙眼衣原体感染眼结膜上皮细胞并在其中繁殖，在细胞质中形成包涵体，引起局部炎症。早期症状是流泪、有黏液脓性分泌物、结膜充血及滤泡增生。后期出现结膜瘢痕、眼睑内翻、倒睫以及角膜血管翳引起的角膜损伤，影响视力或致盲，是目前世界上致盲的首要病因。

（2）包涵体结膜炎 由沙眼衣原体生物变种的亚种 D～K 血清型引起。成人可经性接触、手—眼或间接接触感染，引起滤泡性结膜炎；新生儿可经产道感染，引起急性化脓性结膜炎，不侵犯角膜，一般经数周及数月可痊愈，无后遗症。

（3）泌尿生殖道感染 由沙眼衣原体除 A 和 C 血清型外的其他型别引起，经性接触传播引起非淋菌性泌尿生殖道感染中，50%～60% 由沙眼衣原体引起。衣原体是男性尿道炎的常见病原体。未经治疗者多数转为慢性，呈周期性加重，或可合并附睾炎、前列腺炎等。女性感染可引起尿道炎、宫颈炎、输卵管炎等。

（4）性病淋巴肉芽肿 由沙眼衣原体 LGV 生物亚种引起。主要通过性接触传播，在男性主要侵犯腹股沟淋巴结，可引起化脓性淋巴结炎和慢性淋巴肉芽肿，常形成瘘管。在女性多侵犯会阴、肛门和直肠，可形成肠 - 皮肤瘘管，也可引起会阴 - 肛门 - 直肠狭窄和梗阻。

（5）呼吸道感染 主要由肺炎衣原体和鹦鹉热衣原体感染引起，肺炎衣原体寄生于人类，通过飞沫或呼吸道分泌物传播，引起急性呼吸道疾病，特别是肺炎，也可引起支气管炎、咽炎等，还可引起心包炎、心肌炎和心内膜炎。近年来还发现肺炎衣原体慢性感染与冠状动脉硬化和心脏病的发生有关。

？ 想一想

沙眼患者能戴隐形眼镜吗？

答案解析

3. 免疫性 衣原体感染机体后可诱导产生特异性的细胞免疫和体液免疫，但保护性不强，维持时间也短，故常造成持续感染、反复感染和隐性感染。

三、防治原则

预防沙眼尚无特异性免疫方法，主要靠加强卫生宣传，做好个人保护，不使用公共毛巾、浴巾和脸盆，避免直接或间接接触传染源；鹦鹉热的预防主要是避免接触病鸟和病禽；泌尿生殖道感染的预防应广泛开展性病知识的宣传，提倡健康的性行为，积极治愈病人和带菌者。衣原体感染的治疗常选用利福平、红霉素、诺氟沙星、磺胺等。

练一练

沙眼的主要传播途径是（　　）
A. 尘埃—眼　　　　　　 B. 眼—手—眼　　　　　　 C. 消化道—眼
D. 呼吸道—眼　　　　　　 E. 血液—眼

答案解析

第二节　立克次体

立克次体（rickettsia）是一类严格细胞内寄生的原核细胞型微生物，大小介于细菌和病毒之间，具有细胞壁，有较复杂的酶系统，以二分裂方式繁殖，对多种抗生素敏感，以节肢动物作为储存宿主或传播媒介，我国主要致病性立克次体有：普氏立克次体、莫氏伤寒立克次体及恙虫病立克次体等。

立克次体的共同特点是：①专性活细胞内寄生，二分裂方式繁殖；②大小介于病毒和细菌之间，有明显的多形态性，多为球杆状，革兰染色阴性；③含有 DNA 和 RNA 两种核酸；④大多为人畜共患病原体，以节肢动物为传播媒介或储存宿主；⑤对多种抗生素敏感。

一、生物学性状

呈多形性，以球杆状为主，大小为 $(0.3 \sim 0.6) \mu m \times (0.8 \sim 2) \mu m$。革兰染色阴性，常用 Giemsa 染色呈紫色。具有专性细胞内寄生性，在宿主细胞内以二分裂方式繁殖，最适温度为 $32 \sim 35℃$。

立克次体与变形杆菌的某些菌株有共同的耐热多糖抗原，临床上常用这些变形杆菌代替相应的立克次体抗原进行凝集试验，以检测相应的立克次体抗体，这种交叉凝集试验称为外 – 斐反应（Wei – Felix reaction），可作为某些立克次体病的辅助诊断。

二、致病性与免疫性

立克次体的致病物质主要是内毒素和磷脂酶 A。人类感染立克次体主要通过虱、蚤、蜱、螨的叮咬或其粪便经伤口等途径进入人体。立克次体能直接破坏其所寄生的血管内皮细胞，使细胞肿胀破裂、血管腔阻塞造成组织缺血坏死、凝血机制障碍、DIC 等病变。

1. 普氏立克次体 普氏立克次体是流行性斑疹伤寒的病原体。病人是唯一的传染源，体虱是主要传播媒介，传播方式为虱 – 人 – 虱。虱叮咬病人后，立克次体在虱肠管上皮细胞内繁殖并随粪便排出。当虱再叮咬人时，由于抓痒使虱粪中的立克次体从抓破的皮肤破损处侵入人体内（图 8 – 2）。该病流行于冬春季节，人被感染后，经两周左右的潜伏期，骤然发病，出现高热、头痛、肌痛，4 ~ 5 天出现皮疹等，有时伴有神经系统、心血管系统及其他器官损害。病后免疫力持久，与斑疹伤寒立克次体感染有交叉免疫。

2. 莫氏立克次体 莫氏立克次体或称斑疹伤寒立克次体，是地方性斑疹伤寒的病原体。鼠是天然储存宿主，主要通过鼠蚤或鼠虱在鼠间传播。受染鼠蚤叮咬人后，可将立克次体传染给人，同时蚤粪中的立克次体可经破损的皮肤或经口、鼻、眼结膜进入人体而致病（图 8 – 3）。人受感染后，其临床症状与流行性斑疹伤寒相似，但发病缓慢，病情较轻，很少累及中枢神经系统和心血管系统。病后可获得牢固免疫力。

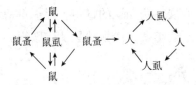

图 8 – 2　流行性斑疹伤寒传播方式　　　图 8 – 3　地方性斑疹伤寒传播方式

3. 恙虫病立克次体 恙虫病立克次体是恙虫病的病原体。恙虫病主要流行于啮齿类动物，属于自然疫源性疾病。恙虫病立克次体借助恙螨的叮咬在鼠间传播，野鼠和家鼠为主要传染源。恙螨既是传播媒介，又是储存宿主，恙虫病立克次体寄居于恙螨体内，可经卵传代。人通过受感染恙螨幼虫叮咬后而感染。临床表现主要为高热、叮咬处有红色丘疹、形成水疱、中央溃疡形成黑色焦痂，全身淋巴结肿大及各内脏器官病变。病后获得较持久的免疫力。

三、防治原则

预防立克次体病主要是灭虱、灭蚤、灭螨、灭鼠，做好个人防护及注意个人卫生，防止蚤、蜱及恙螨叮咬。特异性预防用灭活疫苗接种。常用氯霉素及多西环素等抗生素治疗。应注意磺胺类药物不能抑制立克次体生长，反而会促进其生长繁殖。

第三节　支原体

支原体（mycoplasma）是一类缺乏细胞壁、呈高度多形性、可通过滤菌器并能在无生命培养基中生长繁殖的最小的原核细胞型微生物。支原体广泛分布于自然界，大多不致病。

一、生物学性状

支原体大小一般在（1~10）μm×（0.2~0.3）μm，无细胞壁，呈高度多形性，常呈球形、杆状、丝状、分枝状等形态（图8-4）。革兰染色阴性，但不易着色，用 Giemsa 染色着色很浅，呈淡紫色。细胞膜中胆固醇含量较多，故对作用于胆固醇的抗菌物质如两性霉素 B 等敏感。有的支原体细胞膜外有一层多聚糖组成的荚膜，具有毒性，与支原体致病有关。

支原体主要以二分裂法繁殖，在含有 10%~20% 血清、酵母浸膏及胆固醇的培养基中 37℃需经 1 周左右培养形成油煎荷包蛋样微小菌落（图8-5），需用低倍镜观察，菌落中央部分较厚，向下长入培养基，四周为一薄层透明颗粒区。

支原体因无细胞壁，对理化因素比细菌敏感，加热 55℃ 5~15 分钟即死亡。对青霉素、头孢霉素等作用于细胞壁的抗生素不敏感。对阻碍蛋白质合成的抗生素，如多西环素、氯霉素、红霉素及螺旋霉素等敏感，对交沙霉素高度敏感。

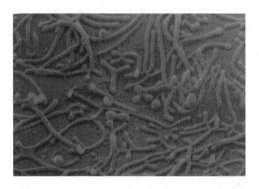

图8-4　肺炎支原体的形态

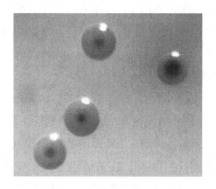

图8-5　支原体的油煎蛋样菌落

二、主要致病性支原体

对人致病的主要有肺炎支原体、溶脲脲原体、生殖器支原体和人型支原体等。支原体一般只能在黏膜细胞表面感染，不侵入血液。它黏附在呼吸道或泌尿生殖道的上皮细胞表面，这种黏附是通过支原体与宿主细胞上相应受体结合而实现的，故而具有选择性。黏附于细胞表面的支原体从细胞膜获取脂质与胆固醇，导致细胞损伤。有的支原体可产生外毒素或过氧化氢等，也能引起细胞损伤。

1. 肺炎支原体　肺炎支原体主要引起人类原发性非典型肺炎，占非细菌性肺炎的 50% 左右，主要通过呼吸道传播，常发生于夏秋季，青少年多见。临床症状一般较轻，可出现咳嗽、发热、头痛等呼吸道症状，X 线检查肺部有明显浸润。

原发性非典型性肺炎的治疗，首选红霉素，螺旋霉素疗效也好。

2. 溶脲脲原体　溶脲脲原体和沙眼衣原体都是引起人类非淋球菌性尿道炎的重要病原体，主要通过性接触传播，潜伏期为 1~3 周，典型症状为尿道刺痛、伴有尿急和排尿不畅、轻微尿痛；男性可引起不育症和慢性前列腺炎；女性可引起泌尿生殖道炎症、不孕症、流产等。

第四节　螺旋体

螺旋体（spirochete）是一类细长、柔软、弯曲呈螺旋状、运动活泼的原核细胞型微生物。其基本结构与细菌类似，具有细胞壁和原始核质、以二分裂方式增殖、对抗生素敏感，但胞壁与胞膜之间相连的轴丝能使其运动活泼。

螺旋体广泛存在于自然界、人和动物体内，种类很多，对人和动物有致病性的主要有以下3个属。

1. 疏螺旋体属（borrelia）　有3～10个稀疏而不规则的螺旋，对人致病的主要有回归热螺旋体、伯氏疏螺旋体和奋森疏螺旋体。

2. 密螺旋体属（treponema）　有8～14个细密而规则的螺旋，两端尖。对人致病的主要有梅毒螺旋体。

3. 钩端螺旋体属（leptospira）　螺旋细密而规则，菌体一端或两端弯曲呈钩状。

一、钩端螺旋体

钩端螺旋体（简称钩体）种类较多，可分为致病性与非致病性两大类。致病性钩体有多个型别，引起人和动物钩体病。该病属人畜共患性疾病，也是一种自然源性传染病，呈世界性分布，我国以南方各省多见。

1. 生物学性状

（1）形态与染色　钩体为圆柱形，长短不等，一般长约6～20μm，直径0.1～0.2μm。螺旋细密，规则，在暗视野显微镜下观察，形似细小珍珠排列的细链，一端或两端弯曲呈钩状，常呈S或字形（图8-6），运动活泼。革兰染色阴性，但不易着色。常用Fontana镀银染色法，背景为淡棕色，钩体染成棕褐色。

（2）培养特性　钩体是可人工培养的螺旋体，在含有8%～10%兔血清的柯氏（Korthof）培养基中生长良好。钩体为需氧菌，最适pH为7.2～7.4，最适生长温度为28～30℃。生长缓慢，接种后7～14天，在液体培养基中呈半透明云雾状生长。在固体培养基上，经28℃孵育1～3周，可形成透明、不规则的扁平细小菌落。

（3）抗原构造与分类　致病性钩体有表面抗原和菌体抗原。前者具有型特异性，后者具有属特异性，分别是钩体分型和分群

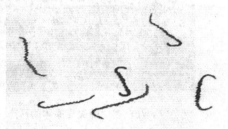

图8-6　钩端螺旋体悬滴标本
（暗视野显微镜 x1000）

的依据。目前，全世界已发现有25个血清群，273个血清型。我国已发现的致病性钩体至少有19个血清群、74个血清型。

（4）抵抗力　钩体对干燥、日光、热、酸的抵抗力弱，56℃10分钟或60℃1分钟即死亡；0.2%来苏、1：2000升汞、1%苯酚溶液在10～30分钟被杀灭。对青霉素等敏感。在水和湿土中可存活数月，这对钩体的传播有重要意义。

2. 致病性

（1）致病物质　①溶血素：不耐热，作用与磷脂酶相似，能破坏红细胞膜而溶血。②内毒素样物质：钩体的细胞壁中含有类似革兰阴性菌的脂多糖物质。③细胞毒因子：钩体患者急性期血浆中存在有一种细胞毒因子，将之注入小鼠脑内，可出现肌肉痉挛，呼吸困难，甚至死亡。

（2）所致疾病　钩体病为人兽共患传染病，鼠类和猪为主要传染源和储存宿主。动物感染钩体后，

大多呈隐性感染，钩体在动物肾脏繁殖，随尿液排出，污染水和土壤，人与污染的水或土壤接触时，钩体经黏膜或皮肤破损处侵入人体，在局部迅速生长繁殖，并经淋巴系统或直接进入血循环引起败血症。临床上表现为全身中毒症状，有寒战、发热、头痛、全身酸痛、疲乏无力、眼结膜充血、局部淋巴结肿大、腓肠肌压痛等典型表现。重者可有明显的肝、肾、中枢神经系统损害，肺大出血，甚至死亡。临床类型有流感伤寒型、黄疸出血型、脑炎型、肺出血型及肾功能衰竭型。孕妇感染钩体后可致流产。

3. 免疫性　在感染早期，机体可通过非特异性免疫杀灭钩体但作用不强。隐性感染或病后的免疫以体液免疫为主，可获得对同型菌株持久性免疫力。

4. 防治原则　钩体病的预防主要是防鼠、灭鼠，圈养家畜，加强对带菌家畜的管理。注意保护水源，避免与疫水接触。对流行疫区易感人群接种多价钩体疫苗或钩体外膜疫苗。多种抗生素对钩体病治疗有效，但首选青霉素，也可用庆大霉素、多西环素等。

二、梅毒螺旋体

梅毒螺旋体是引起人类梅毒的病原体，梅毒是性传播疾病中危害性较严重的一种，人是唯一宿主。

1. 生物学性状

（1）形态与染色　梅毒螺旋体有 8～14 个致密而规则的小螺旋，长 7～8μm，直径 0.1～0.15μm，两端尖直，运动活泼。革兰染色阴性，但不易着色，Fontana 镀银染色将菌体染成棕褐色（图 8-7）。新鲜标本可直接在暗视野显微镜下观察其形态和运动方式。

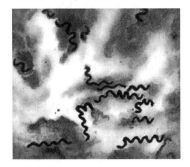

图 8-7　梅毒螺旋体
（暗视野显微镜 x1000）

（2）培养特性与抵抗力　梅毒螺旋体不能在无活细胞的人工培养基中生长繁殖。抵抗力极弱，对温度和干燥特别敏感，离体后干燥 1～2 小时死亡，加热 41.5℃ 1 小时即死亡，4℃放置 3 天可死亡，对常用化学消毒剂敏感对青霉素、红霉素或砷剂敏感。

2. 致病性与免疫性

（1）致病因素　梅毒螺旋体的致病因素不详，目前尚未证明有内毒素和外毒素。其致病性可能与外膜中的外膜蛋白、透明质酸酶、抗吞噬等有关。有毒菌株能产生可与宿主细胞表面发生黏附作用的外膜蛋白；产生透明质酸酶，利于螺旋体扩散到血管周围组织。有毒菌株能以宿主细胞的纤维粘连蛋白覆盖于其表面，以保护菌体免遭宿主吞噬细胞的攻击。梅毒中出现的组织破坏和病灶，主要是免疫病理损伤所致。

（2）所致疾病　在自然情况下，梅毒螺旋体只感染人类，人是唯一传染源。梅毒分先天性和后天性（获得性）两种，前者为从母体通过胎盘传给胎儿，后者主要经性接触感染。

后天性梅毒分为三期，以反复、潜伏和再发感染为特点。①Ⅰ期（初期）梅毒：感染后 3 周左右局部出现无痛性硬性下疳，多见于外生殖器，其溃疡渗出液中有大量梅毒螺旋体，传染性极强。经 1 个月左右，硬性下疳可自然愈合。进入血液中的螺旋体则潜伏于体内，经 2～3 个月无症状的潜伏期后进入Ⅱ期。②Ⅱ期梅毒：发生于硬性下疳出现后 2～8 周，主要表现为全身皮肤黏膜出现梅毒疹，全身淋巴结肿大，也可累及骨、关节、眼及其他脏器。梅毒疹及淋巴结中有大量梅毒螺旋体，有较强传染性。如不治疗，一般在 3 周至 3 个月后症状可消退，但常反复发作。经 2 年左右或更长时间隐伏，部分病人又可发作进入Ⅲ期。③Ⅲ期（晚期）梅毒：发生于感染 2 年以后，病变累及全身组织和器官，基本病理性损害为慢性肉芽肿，局部因动脉内膜炎所引起的缺血而使组织坏死。主要表现为皮肤黏膜出现溃疡性坏死灶或内脏器官肉芽肿样病变（梅毒瘤）。严重者 10～15 年后，引起心血管及中枢神经系统病变，导致动脉瘤、脊髓痨或全身麻痹等。可危及生命。

先天性梅毒，又称胎传梅毒，梅毒螺旋体通过胎盘进入胎儿体内，可致胎儿全身感染，引起流产、早产或死胎；如先天性梅毒患儿出生，可出现锯齿形牙、马鞍鼻、间质性角膜炎和先天性耳聋等特殊体征。

（3）免疫性　梅毒的免疫属传染性免疫，即有梅毒螺旋体感染时才有免疫力，一旦螺旋体被杀灭，其免疫力亦随之消失。机体对梅毒螺旋体感染可产生细胞免疫和体液免疫反应。梅毒螺旋体侵入机体后，在特异性抗体和补体的参与下，可被吞噬细胞吞噬并杀死。近来研究表明，在梅毒免疫中，细胞免疫比体液免疫更重要。

3. 防治原则　梅毒是一种性病，应加强性卫生宣传教育，严格社会管理。对病人早期诊断，梅毒确诊后，宜用青霉素等药物及早彻底治疗。

三、其他螺旋体

1. 伯氏疏螺旋体　伯氏疏螺旋体是莱姆病的病原体，该病是 1977 年在美国康涅狄格州的莱姆（lyme）镇首次发现。伯氏疏螺旋体菌体细长，螺旋不规则，两端直而尖，在暗视野显微镜下可见扭曲、翻转、运动活泼。微需氧，适宜生长温度为 35℃，在含牛血清、兔血清的复合培养基中生长良好。我国已在 10 多个省区分离到伯氏疏螺旋体。

莱姆病是一种自然疫源性疾病，以慢性游走性红斑及心脏、神经和关节等多系统受累为主要特征。主要传播媒介是硬蜱。当受感染的蜱叮咬人时，螺旋体由蜱唾液侵入皮肤，引起全身中毒症状如头痛、寒战、发热和乏力，并可使神经系统、心血管系统和关节等损害。疾病常反复发作，最后可导致软骨或骨骼损害。

伯氏螺旋体的抗原性较稳定，在体内形成的特异性抗体是清除它们的主要免疫机制。

实验室诊断主要是血清学试验和分子生物学技术，如广泛应用的免疫荧光法和 ELISA。

2. 回归热螺旋体　回归热是一种由节肢动物传播的，周期性反复发作的急性传染病。其临床特点为急起急退的高热，全身肌肉酸痛，周期性反复发作，肝、脾肿大，重症者可出现黄疸和出血倾向。引起该病的疏螺旋体有两种，一是回归热螺旋体，以虱为传播媒介，引起流行性回归热；另一种是赫姆疏螺旋体，以软蜱为传播媒介，引起地方性回归热。我国流行的回归热主要是虱传型。

回归热的免疫性主要是以特异性抗体为主的体液免疫，但并不持久，这与抗原易变异有关。

第五节　放线菌

放线菌（actinomyces）是一类呈分枝状生长的原核细胞型微生物，细胞结构简单，无核膜，无完整的细胞核，无线粒体，细胞壁中含有肽聚糖和二氨基庚二酸。以二分裂方式繁殖，常形成分枝状无隔营养菌丝，革兰染色阳性。

放线菌广泛分布于土壤、空气和水中，种类繁多，大多数对人不致病。对人致病的主要有放线菌属和诺卡菌属。

一、放线菌属

放线菌属正常寄居在人和动物口腔、上呼吸道、胃肠道和泌尿生殖道等。常见种类有衣氏放线菌、内氏放线菌和牛型放线菌。对人致病的主要是衣氏放线菌，引起内源性感染。

1. 生物学性状　本菌为革兰染色阳性丝状菌。菌丝细长，无隔，直径 0.5～0.8μm，有分枝，有时菌丝可断裂成链球状或链杆状，有的类似棒状杆菌。血琼脂平板上 37℃ 4～6 天可长出小于 1mm 的灰白色或淡黄色微小圆形菌落。在患者病灶组织和脓汁中形成肉眼可见的黄色小颗粒，称为"硫黄样颗粒"，将硫黄样颗粒置玻片上，以盖玻片轻压制成压片，镜检时可见菌体排列成菊花状，中心部分为交织成团的丝状物。

2. 致病性与免疫性　衣氏放线菌存在于正常人口腔、齿垢、齿龈、扁桃体与咽部，属正常菌群。在机体抵抗力减弱、口腔卫生不良、拔牙或外伤时可引起内源性感染，导致软组织慢性或亚急性化脓性炎症，常伴有多发性瘘管形成。在脓液中可查见硫黄颗粒。常侵犯面部、颈部、胸部、盆腔和中枢神经系统等。最常见的为面颈部感染，另外，放线菌与龋齿和牙周炎有关。

放线菌病患者血清中可检测到多种抗体，但无诊断价值，对机体无保护作用。机体对放线菌的免疫主要靠细胞免疫。

二、诺卡菌属

诺卡菌属（*Nocardia*）是广泛分布于土壤的一群需氧性放线菌，多为腐物寄生性非病原菌。对人致病的有星形诺卡菌、豚鼠诺卡菌和巴西诺卡菌。在我国以星形诺卡菌多见。

1. 生物学性状　星形诺卡菌的形态与衣氏放线菌相似，其"硫黄样颗粒"压片检查菌丝末端不膨大，革兰染色阳性，且有抗酸性，此点可与衣氏放线菌相区别。抗酸染色时若延长脱色时间，即失去抗酸性，可与结核分枝杆菌区别。本菌为专性需氧菌，在普通琼脂平板上于室温或 35℃ 均能生长，但繁殖速度较慢，5～7 天才可见到菌落，菌落表面呈皱褶状，不同菌种可产生不同色素。

2. 致病性与免疫性　星形诺卡菌主要通过呼吸道感染，引起人类原发性化脓性肺部感染，出现类似肺结核的症状。也可经肺部病灶转移到皮下组织，形成脓肿和多发性瘘管；也可通过血液播散，引起脑膜炎与脑脓肿。巴西诺卡菌可因外伤侵入皮下组织，引起慢性化脓性肉芽肿，表现为脓肿及多发性瘘管，好发于足和腿部。

3. 防治原则　局部治疗主要为外科手术清创，切除坏死组织。各种感染选用磺胺药进行治疗。

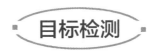目标检测

答案解析

一、A 型题（最佳选择题）

1. 能在无生命培养基上生长繁殖的最小的原核细胞型微生物是（　　）

 A. 细菌   B. 衣原体   C. 支原体

 D. 立克次体   E. 病毒

2. 引起原发性非典型肺炎的病原体是（　　）

 A. 放线菌   B. 肺炎支原体   C. 普氏立克次体

 D. 肺炎链球菌   E. 奋森螺旋体

3. 经性接触传播的支原体是（　　）

 A. 肺炎支原体   B. 发酵支原体   C. 溶脲脲原体

 D. 唾液支原体   E. 隐匿支原体

4. 下列哪种微生物无细胞壁（　　）

 A. 肺炎支原体   B. 结核分枝杆菌   C. 白喉棒状杆菌

 D. 肺炎链球菌   E. 螺旋体

5. 普氏立克次体主要的传播途径是（　　）

　　A. 呼吸道　　　　　　　　　B. 消化道　　　　　　　C. 虱叮咬后入血

　　D. 蚤叮咬后入血　　　　　　E. 性接触

6. 由螺旋体所致人畜共患的疾病是（　　）

　　A. 钩端螺旋体病　　　　　　B. 梅毒　　　　　　　　C. 回归热

　　D. 艾滋病　　　　　　　　　E. 咽喉炎

7. Ⅰ期梅毒病人，检查病原体应取的标本是（　　）

　　A. 血液　　　　　　　　　　B. 尿液　　　　　　　　C. 脑脊液

　　D. 疳渗出液　　　　　　　　E. 梅毒疹渗出液

二、B 型题（配伍选择题）

A. Q 热　　　　　　　　　　B. 大叶性肺炎　　　　　　C. 原发性非典型性肺炎

D. 非淋球菌性尿道炎　　　　E. 性病淋巴肉芽肿

1. 肺炎支原体可引起（　　）

2. 溶脲脲原体可引起（　　）

3. 沙眼衣原体可引起（　　）

（魏　琼）

书网融合……

　📋 重点回顾　　　　　　ⓔ 微课　　　　　　📋 习题

第九章　真　菌 e 微课

PPT

<table>
<tr><td rowspan="1">学习目标</td><td>
知识目标：
1. 掌握　真菌的培养特性及致病性。
2. 熟悉　真菌标本采集及防治原则。
3. 了解　真菌的其他生物学性状及微生物学检查方法。
技能目标：
学会观察真菌的形态。
素质目标：
培养良好的观察能力和判断能力。
</td></tr>
</table>

导学情景

情景描述：患者，男，40 岁，身体健康。病人近一个月来工作繁忙、劳累，入夏以来半个月才能洗澡一次。查体左脚第二、三趾间皮肤红肿、轻压痛，破损，有渗出，向周围延伸。取皮屑检查：皮肤丝状菌（＋），诊断为脚癣。

讨论：正常人对真菌感染具有抵抗力，该患者由于卫生习惯改变，放松脚部卫生保持，出现脚部皮肤丝状菌感染。

学前导语：什么是真菌，常见那些真菌感染？

真菌（fungus）是一种真核细胞型微生物。具有典型细胞核和完整细胞器，但不含叶绿素，无根、茎、叶的分化。真菌在自然界中分布广泛，种类繁多，有 10 余万种。多数真菌对人类无害，有的甚至有益。如食用蕈类是真菌繁殖而成，有的真菌用于酿酒、制醋、生产抗生素和酶制剂等。能引起人类疾病的真菌仅 300 余种。近年来，由于广谱抗生素、免疫抑制剂、激素、抗肿瘤药物的大量使用，器官移植、放射治疗、介入性治疗技术的发展，尤其是艾滋病、糖尿病、恶性肿瘤等引起机体免疫功能低下等原因，导致条件致病性真菌引起的感染有明显上升趋势，已引起医学界的高度重视。因此，了解真菌的生物学性状、致病性及有效的防治措施是医学真菌学的重要研究任务。

第一节　真菌的生物学特性

一、真菌的形态与结构

真菌一般比细菌大几倍至几十倍，用普通光学显微镜放大几百倍就能清晰地观察到。真菌结构比细菌复杂，其细胞壁不含肽聚糖，故真菌不受青霉素或头孢菌素的作用。真菌按形态可分为单细胞和多细胞两类。单细胞真菌呈圆形或卵圆形，如酵母菌或类酵母菌。对人致病的主要有新生隐球菌和白假丝酵母菌。这类真菌以出芽方式繁殖，芽生孢子成熟后脱落成独立个体。多细胞真菌由菌丝和孢子组成。因菌丝伸长分枝并交织成丝状体，故称丝状菌，又称霉菌，如皮肤癣菌。各种丝状菌长出的菌丝和孢子形态不同，是鉴别真菌的重要标志。

1. 菌丝（hypha） 真菌的孢子以出芽方式繁殖。在适宜的环境中，真菌的孢子长出芽管，逐渐延长呈丝状，称菌丝。菌丝又可长出许多分枝并交织成团称菌丝体。有的菌丝伸入到培养基中吸取营养，称营养菌丝；部分菌丝向上生长，暴露于空气中则称气生菌丝；气生菌丝中能产生孢子的称生殖菌丝。菌丝有多种形态，如螺旋状、鹿角状、球拍状、结节状和梳状等。

2. 孢子（spore） 孢子是真菌的繁殖结构，与细菌芽孢不同，其抵抗力不强，加热 60 ~ 70℃ 短时间即可将其杀死。根据繁殖方式不同，真菌孢子可分为有性孢子与无性孢子两类。有性孢子是由两个细胞融合经减数分裂形成，无性孢子是菌丝上的细胞分化或出芽生成。致病性真菌多为无性孢子。无性孢子根据形态可分为叶状孢子、分生孢子和孢子囊孢子三种。①分生孢子：是真菌中最常见的一种无性孢子。可分为大分生孢子和小分生孢子。②叶状孢子：由菌丝内细胞直接形成，包括芽生孢子、厚膜孢子和关节孢子，其中芽生孢子由细胞出芽生成，多数生长到一定大小即与母体脱离，若不脱离，形成菌丝状，被称为假菌丝。如假丝酵母菌易形成假菌丝。③孢子囊孢子：菌丝末端膨大形成孢子囊，内含许多孢子，成熟后则破囊而出。皮肤丝状菌的孢子和菌丝形态（见图 9 - 1）。

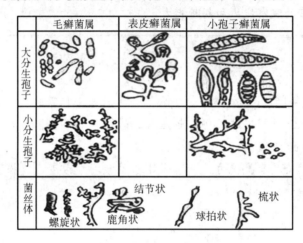

图 9 - 1　皮肤丝状菌的孢子和菌丝形态

二、真菌的培养特性

真菌营养要求不高，实验室培养真菌常用沙保（sabouraud）培养基（含 4% 葡萄糖、1% 蛋白胨、2% 琼脂、0.5% NaCl）。培养真菌的最适 pH 4 ~ 6，一般最适温度为 22 ~ 28℃，但有些深部感染的真菌其最适生长温度为 37℃。培养真菌还需较高的湿度和氧气。多数病原性真菌在沙保培养基上培养 1 ~ 4 周才能形成典型菌落，菌落有 3 种类型。

1. 酵母型菌落 是单细胞真菌形成的菌落形式，与一般细菌菌落相似，不透明，一般为圆形，光滑湿润，柔软致密，多为乳白色，如新生隐球菌的菌落。

2. 类酵母型菌落 菌落外观性状与酵母型菌落相似，但由于有芽生孢子与母细胞连接形成的假菌丝伸入到培养基中，故称类酵母型菌落，如白假丝酵母菌的菌落。

3. 丝状菌落 也叫霉菌型菌落，是多细胞真菌的菌落形式，由疏松的菌丝体组成。菌落呈棉絮状、绒毛状或粉末状，菌落正背两面可呈现不同的颜色，如皮肤癣菌形成的菌落。丝状菌落的这些特征，有助于鉴别不同真菌。

三、真菌的变异性与抵抗力

真菌易发生变异，在人工培养基上反复传代或培养时间过久，其形态、培养特性以及毒力均可发生变异。

　　真菌对干燥、日光、紫外线及一般消毒剂有较强的抵抗力。但对热抵抗力不强，60℃ 1 小时菌丝与孢子均被杀死，对 2%苯酚溶液、2.5%碘酊、1%升汞及 10%甲醛等较敏感。对常用的抗细菌感染的抗生素均不敏感。灰黄霉素、制霉菌素、两性霉素 B、克霉唑、酮康唑、伊曲康唑等对多种真菌有较强的抑制作用。

第二节　工业生产中重要的真菌

　　真菌与人类关系密切，介入人类的衣食住行各个方面，对人类生活产生极其深远的影响。

一、制造食品和药物

　　1. 酿酒和食品工业　酵母和曲霉用于酿酒、制醋、制酱油等，啤酒酵母在厌氧条件下使葡萄糖发酵产生乙醇和二氧化碳，并产生少数能量。

$$C_6H_{12}O_6 \longrightarrow 2C_2H_5OH + 2CO_2 + 108.6J$$

　　这一过程同时为啤酒商和面包商所关注。乙醇用于酿酒，二氧化碳则可使面粉松软，充满气泡，用于制造面包、蛋糕等食品。

　　2. 食用菌工业　伞菌属的许多担子菌的子实体可供食用，目前在美国、英国、日本、澳大利亚及欧洲、东南亚各国等食用菌的生产已工业化。英国在 1980 年食用菌产量已达 5 万吨。在这类工厂中，应用木屑、稻草、棉籽壳等材料进行人工培养的方法获得大量的食用菌。常见的品种有：二孢蘑菇、香菇和草菇等。

　　3. 制药工业　霉菌发酵广泛用来生产乙醇，抗生素（青霉素、灰黄霉素），有机酸（柠檬酸、葡萄糖酸、延胡索酸）、酶制剂（淀粉酶、果胶酶、纤维素酶），维生素，甾体激素等，农业上用来生产饲料、植物生长刺激素（赤霉素）、杀虫剂（白僵菌剂）、除莠剂等。

　　由于酵母细胞内含有丰富的蛋白质和维生素，菌体本身可以用作药物、营养补充剂和饲料。提取酵母菌可制备核苷酸、辅酶 A、细胞色素 C、凝血质、核黄素等贵重的生化药物。此外，利用酵母菌的代谢过程能大量生产柠檬酸、延胡索酸、甘油、甘露醇、乙醇等。

　　大型真菌有许多是传统中药，如灵芝、茯苓、马勃、冬虫夏草、麦角、猴头菌等均有确实的药理活性，广泛供作药用，许多食用菌的药用价值还有待开发。

二、引起物品霉败变质

　　真菌也对人类造成严重危害和威胁。霉菌和酵母极易在含糖的食品，如饼干、糕点、面包和各种谷物（如大米、花生）、水果上生长，引起霉变。有些真菌还损坏木材、纺织品、电工器材、仪器及工业原料，引起霉败变质。各种剂型的药物霉败现象更是比比皆是，不得不引起人们的高度重视。如何杜绝霉菌污染，保持环境卫生，以及研究积极的抗霉、防霉措施是目前应关注的重要课题。

第三节　真菌与人类的关系

　　真菌能引起人和动物的病害，尤其对农作物和牲畜的病害直接关系到人类的生活，甚至真菌能引起人类致病。

一、真菌毒素

产毒真菌之所以能使人体或动物发生各种不同种类和程度的中毒症，大致分为3种情况：①直接食入有毒真菌中毒；②食入被有毒真菌污染的粮食中毒；③食入带有真菌毒性代谢产物中毒。

大多数大型食用真菌如蘑菇对人无害，且鲜美可口、营养丰富，宜供食用。但野外采集的蘑菇中有小部分是剧毒的，称为毒蕈即毒蘑菇。例如毒伞，又名毒鹅膏，与一般的蘑菇大小相近，但有绿色的菌帽和白色菌褶，在菌柄基部除了有一个菌环之外还有一杯状的菌托。误食一小片子实体即可引起死亡。据研究发现它能产生两种毒素和鹅膏素，鹅膏素是致死因素，致死率为34%~63%，鹅膏素起初造成胃肠道损伤，继而经血流进入肝和肾，几分钟后进入细胞，使细胞核中的核仁解离，核糖体 RNA 合成终止，细胞迅速死亡。因此，鹅膏素中毒的主要原因是不可逆地丧失了肝和肾的正常功能。

另有一种危及人类健康的真菌毒素是一些在食物和谷物上营腐生生活的真菌所产生的，如黄曲霉毒素，黄曲霉毒素中毒会导致肝脏肿大、压痛、肝功能异常、出现黄疸等，同时诱发胆管细胞增生，最后肝功能丧失而致死亡。黄曲霉毒素有致癌作用，研究资料表明肝癌高发区域明显与温室的气候和粮食受潮霉变等因素有关联。经常吃霉米、霉花生的人群通常肝癌发病率高于其他地区。粮食在食用前多次搓洗可以减少毒素的污染，对真菌中毒症有一定的预防作用。

二、致病性真菌

真菌一般引起植物病害，很少种属引起人和动物的疾病。通常认为，引起人类疾病的病原菌大多是细菌和病毒，容易忽略真菌致病。近年来由于过度使用抗生素、免疫抑制剂、激素和 X 射线等手段，致使条件性真菌继发感染产生疾病的可能性增加，加上诊断技术的改进，一些真菌病才得到应有的重视和控制。

真菌感染分为4个类型：①浅表感染；②皮肤感染；③皮下感染；④全身感染。

浅表真菌病和皮肤真菌病是常见病，大多由皮肤真菌感染（包括毛发癣菌，表皮癣菌和小孢子癣霉菌），侵犯头皮、毛发、皮肤、指（趾）甲等处，在感染的局部大量繁殖，通过机械刺激和代谢产物作用，引起局部炎症和病变。通常造成的损伤较温和，限于浅表部位，不引起死亡，但极易在人群中传播。

皮下感染真菌主要有着色真菌与孢子丝菌，一般经外伤感染，在局部皮下组织繁殖，可缓慢向周围组织扩散，孢子丝菌经淋巴管扩散，着色真菌经血液或淋巴管向全身扩散。

深部感染的真菌包括荚膜组织胞浆菌、皮炎芽酵母、新型隐球菌、假丝酵母菌等。它们是一类土壤腐生菌，具有特殊的适应宿主体内环境的能力，如在土壤中生长适应温度为25℃，进入人体则改变适应温度为37℃，它们引起的感染不传染。深部感染造成比较严重的临床症状，如白假丝酵母菌不仅侵犯皮肤黏膜，引起鹅口疮、口角糜烂、外阴炎与阴道炎等，还可侵犯呼吸道、消化道及泌尿生殖道，引起肺炎、支气管炎、食管炎、肠炎、膀胱炎和肾盂肾炎等。新型隐球菌为圆形的酵母菌，菌体外围有一层宽大肥厚的荚膜，折光性强，一般染色不被着色难以发现，用墨汁负染后镜检，可见黑色背景中有圆形的透亮菌体，内有一个较大的反光颗粒。新生隐球菌在鸽粪中大量存在，免疫功能低下者因吸入鸽粪污染的空气可引起脑和肺的急性、亚急性和慢性感染。另外，烟曲霉会引起支气管炎。

答案解析

目标检测

一、A 型题（最佳选择题）

1. 真菌有坚硬的细胞壁，但缺乏细菌细胞壁的（　　）

 A. 肽聚糖　　　　　　　　B. 几丁质的微原纤维　　　　　C. 蛋白质

 D. 糖苷　　　　　　　　　E. 糖蛋白

2. 观察新生隐球菌最好采用（　　）

 A. 革兰染色镜检　　　　　B. 细菌人工培养　　　　　　　C. 墨汁染色镜检

 D. 镀银染色镜检　　　　　E. 抗酸染色镜检

3. 酵母菌与类酵母菌的繁殖方式为（　　）

 A. 二分裂　　　　　　　　B. 复制　　　　　　　　　　　C. 菌丝分裂

 D. 接合　　　　　　　　　E. 出芽

二、B 型题（配伍选择题）

 A. 鹅口疮　　　　　　　　B. 慢性脑膜炎　　　　　　　　C. 过敏性鼻炎

 D. 孢子丝菌下疳　　　　　E. 手足癣

1. 表皮癣菌感染可引起（　　）

2. 白假丝酵母菌感染可引起（　　）

3. 新型隐球菌感染可引起（　　）

（魏　琼）

书网融合……

 📑 重点回顾　 　📱 微课　 　⏱ 习题

第十章　病毒学

学习目标

知识目标：

1. **掌握**　病毒的概念、结构与特性；呼吸道病毒、肠道病毒、肝炎病毒的种类、致病性与防治原则。

2. **熟悉**　病毒的感染与免疫；流行性感冒病毒抗原变异与流感流行的关系。

3. **了解**　病毒感染的防治原则；疱疹病毒、人类免疫缺陷病毒、狂犬病毒的致病性与防治原则。

技能目标：

掌握乙型肝炎病毒抗原抗体的检测意义。

素质目标：

理解病毒性疾病特异性预防的重要性。

导学情景

情景描述：某医院儿科在近一段时间内接诊了多名5~6岁患儿，这些患儿以耳下部肿大伴疼痛为主要症状，经流行病学调查，患儿均来自同一所幼儿园，有些患儿同时伴有头痛、发热等症状。医院检验科通过病毒分离及血清学检查，最后诊断为腮腺炎病毒引起的病毒性腮腺炎。

讨论：腮腺炎病毒感染引起的典型临床表现是什么？如何治疗？如何进行腮腺炎病毒的鉴定？

学前导语：常见的侵犯人类的病毒有哪些？病毒的基本性状有哪些？病毒的传播方式、感染类型以及病毒的致病机制有哪些？我们应该怎样预防病毒传播。

第一节　病毒学概论 微课

PPT

病毒（virus）是一类体积微小、结构简单、仅有一种类型核酸（DNA 或 RNA）、严格活细胞内寄生、以复制方式进行增殖的非细胞型微生物。病毒在自然界分布广泛，在微生物引起的疾病中，因病毒引起的疾病约占75%。常见的病毒性疾病有肝炎、流行性感冒、腹泻等。病毒性疾病不仅传染性强、流行广泛，而且有效药物少。有些病毒感染还与肿瘤、自身免疫病的发生密切相关，因此病毒学已成为热门学科之一。

一、病毒的大小与形态

完整成熟的病毒颗粒称为病毒体（vision），是病毒在细胞外的典型形式，具有感染性。病毒体个体微小，必须用电子显微镜放大几万至几十万倍后才能看见，其测量单位为纳米（nm）。各种病毒体大小相差悬殊，最大的约300nm，如痘类病毒；最小的约20nm，如脊髓灰质炎病毒。多数病毒大小在80~150nm之间，如流感病毒、腺病毒、人类免疫缺陷病毒等。多数对人和动物致病的病毒呈球形或近似球形，少数为杆状、丝状、砖状或子弹状，噬菌体呈蝌蚪状。各型病毒的形态见图10-1。

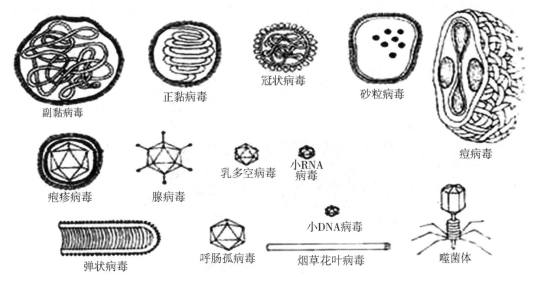

副黏病毒	正黏病毒	冠状病毒	砂粒病毒	痘病毒
疱疹病毒	腺病毒	乳多空病毒　小RNA病毒		
弹状病毒	呼肠孤病毒	小DNA病毒　烟草花叶病毒	噬菌体	

图 10 - 1　各种病毒的形态

二、病毒的结构与化学组成

（一）基本结构

病毒体的基本结构是由核心（core）和衣壳（capsid）构成的核衣壳（nucleocapsid）。有些病毒核衣壳外面没有包膜包裹称裸露病毒。①核心：位于病毒体的中心，主要成分是核酸（DNA 或 RNA），构成病毒的基因组，是主导病毒复制、遗传和变异的物质基础。核酸一旦破坏，病毒即失去活性。除核酸外病毒核心还有少数非结构蛋白，如病毒核酸多聚酶、转录酶或逆转录酶等。②衣壳：包绕在核酸外的蛋白质，由一定数量的壳粒以对称排列的方式构成，每个壳粒由一个或多个多肽分子组成，被称为形态亚单位。衣壳具有免疫原性，是病毒体的主要抗原成分。可以保护核酸免受核酸酶和其他理化因素破坏，并能吸附易感细胞引起感染。

不同病毒的衣壳所含壳粒数目和排列方式不同，病毒可分为三种对称类型：①螺旋对称型：壳粒沿着螺旋形的病毒核酸链对称排列，如黏病毒、弹状病毒等；②二十面体对称型：核酸浓集成球形或近似球形，壳粒在外周排列成二十面体对称型，如球状病毒等；③复合对称型：病毒体结构复杂，既有螺旋对称又有二十面体对称，如痘类病毒、噬菌体等。

（二）其他结构

有些病毒在核衣壳外面还有一层含有脂质成分的包膜包裹，称为包膜病毒。人和动物的病毒多数具有包膜。包膜是病毒以出芽方式释放过程中通过宿主细胞的核膜和（或）胞质膜时获得的，故含有宿主细胞脂质成分，还有少量糖类以及由病毒基因编码的蛋白质，所以包膜病毒对脂溶剂敏感。包膜表面常有不同形状的突起，称为包膜子粒或刺突，其化学成分为糖蛋白。包膜和刺突都与病毒的致病性和免疫性有关（图 10 - 2）。

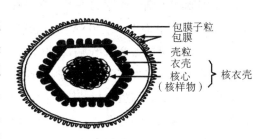

图 10 - 2　病毒结构模式图

三、病毒的增殖

病毒具有严格的细胞内寄生性，必须在有易感性的活细胞内才能增殖。病毒增殖的方式为复制，人和动物病毒的复制周期依次包括吸附、穿入、脱壳、生物合成、装配与释放 5 个阶段（图 10 - 3）。

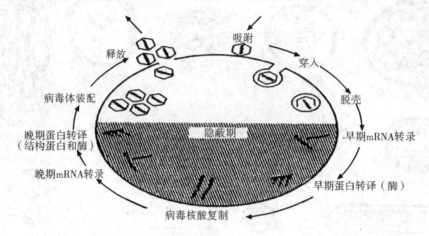

图 10 - 3　病毒复制示意图

（一）病毒的复制周期

1. 吸附　是病毒体吸附于易感细胞引起感染的第一步。吸附是病毒体通过其表面的吸附蛋白与易感细胞表面的特异性受体相结合来完成的。不同细胞表面有不同受体，它决定了病毒的嗜组织性和感染宿主细胞的范围。

2. 穿入　病毒体吸附在宿主细胞膜后，通过吞饮、融合等方式进入细胞内称为穿入。有包膜的病毒多以融合方式进入细胞，无包膜病毒多以吞饮方式进入细胞。

3. 脱壳　是脱去蛋白质衣壳，使基因组核酸裸露的过程。多数病毒在细胞溶酶体酶的作用下脱壳并释放出病毒基因组，少数病毒的脱壳过程较复杂，需自身编码产生脱壳酶才能完成。

4. 生物合成　病毒基因组一旦脱壳裸露，就能利用宿主细胞提供的低分子物质合成大量的病毒核酸及结构蛋白，进入生物合成阶段。病毒在细胞内合成的部位因病毒的种类不同而有差异，多数 DNA 病毒在细胞核内合成核酸，多数 RNA 病毒在胞质内合成病毒的全部组分。由于病毒基因组类型复杂多样，其生物合成方式也较复杂，不同生物合成类型的病毒，其生物合成过程不同：①DNA 病毒的合成：感染人和动物的 DNA 病毒多为双链 DNA（dsDNA）病毒。这类病毒首先以病毒 DNA 为模板，依靠宿主细胞核内的依赖 DNA 的 RNA 多聚酶，转录出早期 mRNA，在胞质核糖体转译成早期蛋白（功能性蛋白），又称非结构蛋白，即合成病毒子代 DNA 所需要的依赖 DNA 的 DNA 多聚酶与多种调控病毒基因组转录及抑制宿主细胞代谢的酶等。在依赖 DNA 的 DNA 多聚酶作用下，以亲代 DNA 为模板，复制出大量子代 DNA，继而以子代 DNA 为模板转录晚期 mRNA，再翻译出晚期蛋白或称结构蛋白，包括衣壳蛋白及其他结构蛋白。②RNA 病毒的合成：感染人和动物的 RNA 病毒多为单正链 RNA（ + ssRNA）病毒。其基因组不仅可作为模板复制子代病毒 RNA，同时具有 mRNA 的功能，直接附着于胞质的核糖体，转译出病毒的非结构蛋白与结构蛋白。非结构蛋白包括供病毒 RNA 复制所需的依赖 RNA 的 RNA 多聚酶等，结构蛋白则包括衣壳蛋白等。单负链 RNA（ - ssRNA）病毒携带有依赖 RNA 的多聚酶，通过自身内部先转录出互补的正链 RNA 作为 mRNA，才能在核糖体上转译出相应的蛋白质。 - ssRNA 病毒在复制子代病毒 RNA 前，都需合成另一互补链，成为复制中间型后，再分别解链进行复制。③反转录病毒的合成：反转录病毒含 + ssRNA 和反转录酶（依赖 RNA 的 DNA 多聚酶）。在反转录酶作用下，以病毒 RNA 为模板，合成互补的负链 DNA 后，形成 RNA∶DNA 中间体，并复制出双股 DNA 整合于宿主细胞的 DNA 中，再转录复制出子代病毒。

5. 装配与释放　新合成的子代病毒核酸与蛋白质在宿主细胞内组合成病毒体的过程称为装配。病毒的种类不同，在细胞内装配的部位和方式也不同。DNA 病毒（除痘类病毒）均在细胞核内组装，RNA 病毒与痘类病毒则在细胞质内组装。宿主细胞内的子代病毒可通过两种方式向细胞外释放：①破胞释放，裸露病毒一般随宿主细胞破裂而释放病毒；②出芽释放，包膜病毒则以出芽方式逐个或分批释放到细胞外，一般不直接引起细胞死亡。

（二）病毒的异常增殖

病毒进入宿主细胞后，若病毒本身基因组不完整或发生变化，或细胞缺乏病毒复制所需酶、能量等条件，则不能复制出有感染性的子代病毒，称为病毒的异常增殖，常见两种形式。①顿挫感染：病毒进入宿主细胞后，如宿主细胞不能为病毒复制提供所需的酶、能量等必要成分，致使病毒在其中不能合成，或虽能合成，但不能组装和释放出成完整的病毒体，称为顿挫感染。②缺陷病毒：由于病毒基因组不完整或某一基因位点改变，因而不能复制出完整的有感染性的子代病毒，称为缺陷病毒。当缺陷病毒与另一病毒共同培养或同时感染同一细胞时，若后者能为其提供所缺乏成分，则能使缺陷病毒完成正常增殖。这种具有辅助作用的病毒称为辅助病毒。如丁型肝炎病毒是缺陷病毒，它缺乏产生病毒表面抗原的基因，只能与乙型肝炎病毒共存时才可增殖并致病，乙型肝炎病毒为其辅助病毒。腺病毒伴随病毒也是一种缺陷病毒，只有与腺病毒共同感染细胞时才能完成复制周期。

四、病毒的干扰现象

两种病毒同时或先后感染同一细胞时，可发生一种病毒抑制另一种病毒增殖的现象，称为病毒的干扰现象。干扰现象可发生在异种病毒之间，也可发生在同种、同型或同株病毒之间，甚至灭活病毒也能干扰活病毒。病毒之间的干扰现象能阻止发病，也可以使感染终止。干扰现象发生的原因主要是病毒诱导宿主细胞产生了干扰素，也可能是病毒的吸附受到干扰或影响了宿主细胞代谢途径，阻止了另一种病毒的吸附和穿入等过程。

五、理化因素对病毒的影响

病毒因为理化因素的作用失去感染性称为灭活。灭活的病毒仍能保留多种特性，如免疫原性、红细胞吸附、血凝及细胞融合等。

（一）物理因素

1. 温度 大多数病毒耐冷不耐热，56℃、30 分钟或 100℃几秒钟（肝炎病毒除外）即可被灭活。病毒在室温下存活时间不长，但在干冰温度（-70℃）或液氮温度（-196℃）条件下，其感染性可保持数月至数年。反复冻融可使病毒感染活性下降甚至灭活。

2. 酸碱度 大多数病毒在 pH 5 ~ 9 的范围内比较稳定，在此基础上升高或降低均可使病毒迅速灭活。

3. 射线和紫外线 X 线、γ 线、紫外线等均可灭活病毒。有些病毒经紫外线灭活后，再用可见光照射可复活，称为光复活，故不宜使用紫外线来灭活病毒制备疫苗。

（二）化学因素

1. 脂溶剂 有包膜病毒对乙醚、三氯甲烷、丙酮、去氧胆酸盐等脂溶剂敏感，脂溶剂可使包膜脂质溶解，从而灭活病毒。无包膜病毒对脂溶剂不敏感。

2. 酚类 酚及其衍生物为蛋白变性剂，可作为病毒的消毒剂。

3. 氧化剂、卤素及其化合物 病毒对这些化学物质均敏感。

4. 抗生素和中草药 现有抗生素对病毒无抑制作用。近年来的研究及临床实践表明，多种中草药如大青叶、板蓝根、黄芪、黄芩、黄连、葛根、柴胡、甘草等对某些病毒有一定的抑制或灭活作用。

? 想一想

抗病毒药物为什么研发难度大？

答案解析

六、病毒的感染与免疫

（一）病毒感染的传播方式

1. 水平传播 指病毒在人群不同个体之间或受染动物与人之间的传播。①黏膜传播：有些病毒可通过与呼吸道、消化道、泌尿生殖道等黏膜上皮细胞表面受体结合侵入机体引起感染。如流感病毒、脊髓灰质炎病毒等。②皮肤传播：有些病毒可通过昆虫叮咬、动物咬伤或机械性损伤时的皮肤破损处侵入机体引起感染，如流行性乙型脑炎病毒、狂犬病毒等。③血源或医源性传播：有些病毒可经注射、输血、拔牙、手术、器官移植等操作通过血液传播而引起感染，如乙型肝炎病毒（HBV）、人类免疫缺陷病毒（HIV）等。

2. 垂直传播 指病毒由亲代传给子代的传播方式，主要通过胎盘或产道传播，也可见于其他方式，如哺乳、密切接触或病毒基因经生殖细胞遗传等。多种病毒可垂直传播，如风疹病毒、巨细胞病毒、HIV、HBV 等（表 10 - 1）。

表 10 - 1 常见病毒的感染途径

主要传播途径	传播方式及途径	病毒种类
呼吸道	空气、飞沫或皮屑	流感病毒、副流感病毒、冠状病毒、麻疹病毒、风疹病毒、腮腺炎病毒等
消化道	污染水或食品	脊髓灰质炎病毒、轮状病毒、甲肝病毒、戊肝病毒、其他肠道病毒等
血液	注射、输血或器官移植等	乙肝病毒、丙肝病毒、人类免疫缺陷病毒
眼或泌尿生殖道	接触、游泳池、性交	人类免疫缺陷病毒、单纯疱疹病毒Ⅰ、Ⅱ型、腺病毒、人乳头瘤病毒等
破损皮肤	昆虫叮咬、狂犬咬伤、鼠咬伤	乙型脑炎病毒、狂犬病毒、出血热病毒类等
胎盘、产道	宫内、分娩产道、哺乳等	乙肝病毒、人类免疫缺陷病毒、巨细胞病毒、风疹病毒等

（二）病毒感染的类型

根据有无临床症状，病毒感染可分为隐性感染和显性感染。

1. 隐性感染 病毒进入机体后对组织细胞的损伤较轻，不引起临床症状或仅有轻微症状，称为隐性感染或亚临床感染，可能与机体免疫力较强或病毒毒力较弱有关。隐性感染后机体可产生特异性免疫力。也有部分隐性感染者一直不产生免疫力，称为病毒携带者，本身无症状，但病毒可在体内增殖并向外界排泄播散，成为重要的传染源。

2. 显性感染 病毒进入机体后对组织细胞损伤较重，或由于毒性代谢产物的作用，使机体出现明显临床症状，称为显性感染，可能与机体免疫力较弱或病毒毒力较强有关。显性感染根据发病缓急及病毒在体内的持续时间，可分为急性感染和持续性感染。

（1）**急性感染** 发病急，潜伏期短，病程短（数日至数周），愈后病毒从体内消失，并可获得特异性免疫力，如流行性腮腺炎、乙型脑炎、甲型肝炎等。

（2）**持续性感染** 病毒在机体内持续数月至数年，甚至数十年，可出现症状，也可不出现症状而长期携带病毒，成为重要传染源。根据致病机制及临床表现，主要有三种类型。①潜伏感染：隐性或显性感染后，病毒存在于某些组织或细胞中，呈潜伏状态，不产生有感染性的病毒体，用一般方法不能分离出病毒。但使机体免疫力下降的因素可使病毒被激活转为急性感染，如单纯疱疹病毒感染、水痘 – 带状疱疹病毒感染。②慢性感染：显性或隐性感染后，病毒可持续存在于血液或组织中，患者症状较轻或无明显症状，病程长达数月至数十年，如乙型肝炎、丙型肝炎。③慢发病毒感染：又称迟发病毒感染，感染后潜伏期长达数年至数十年，缓慢出现进行性病变，常导致患者死亡，如麻疹病毒感染后引起的亚急性硬化性全脑炎（SSPE）。近年研究发现，有些原因不明的疾病如多发性硬化症、动脉硬化症以及糖尿病等，可能与某些慢发病毒感染有关。

（三）病毒的致病机制

1. 病毒对宿主细胞的直接损伤

（1）杀细胞效应　病毒在宿主细胞内增殖，造成细胞裂解并死亡，称为杀细胞效应。多见于无包膜、杀伤性强的病毒，如脊髓灰质炎病毒、腺病毒等。其损伤机制是病毒在增殖过程中，阻断细胞核酸与蛋白质的合成，使细胞新陈代谢功能紊乱，造成细胞病变与死亡。某些病毒的衣壳蛋白具有直接杀伤宿主细胞的作用。在病毒的复制过程中，细胞核、细胞膜、内质网、线粒体均可被损伤，导致细胞裂解死亡。在体外实验中，通过细胞培养和接种杀细胞性病毒，经一定时间后，可用显微镜观察到细胞变圆、坏死，从瓶壁脱落等现象，称为致细胞病变作用。

（2）稳定状态感染　某些病毒在感染细胞内增殖却不引起细胞即刻裂解、死亡，称为稳定状态感染。常见于包膜病毒，如流感病毒、疱疹病毒等。这类病毒以出芽方式释放子代，宿主细胞不会立即溶解死亡，但感染可引起宿主细胞膜的改变。①细胞融合：某些病毒的酶类或感染细胞释放的溶酶体酶，能使感染细胞膜发生改变，导致感染细胞与邻近的细胞融合；细胞融合是病毒扩散的方式之一。②出现新抗原：即细胞膜表面出现嵌合有病毒特异抗原的蛋白成分，可被机体的特异性抗体或 CTL 所识别，从而使感染细胞成为免疫应答的靶细胞。

（3）包涵体形成　某些受病毒感染的细胞，其胞质或胞核内光镜下可见圆形、椭圆形或不规则形的斑块结构，称为包涵体。包涵体是由病毒颗粒或未装配的病毒成分组成，可作为病毒感染后留下的痕迹，对诊断某些病毒感染具有重要意义。

（4）细胞凋亡　当病毒感染宿主细胞后，通过病毒基因的表达，激活细胞的死亡基因，导致细胞出现胞膜鼓泡、胞核浓缩、染色体 DNA 降解等，最终导致细胞的凋亡。

（5）基因整合与细胞转化　某些 DNA 病毒和反转录病毒在感染中可将基因整合于宿主细胞基因组中。一种是反转录 RNA 病毒以 RNA 为模板反转录合成，然后以 cDNA 为模板合成双链 DNA，此双链 DNA 全部整合于细胞染色体 DNA 中；另一种是 DNA 病毒在复制中将部分 DNA 片段随机整合于细胞染色体 DNA 中。两种整合方式均可导致细胞转化，增殖变快，失去细胞间接触抑制。基因整合或其他机制引起的细胞转化与肿瘤形成具有密切相关性。

2. 病毒感染的免疫病理损伤　病毒在感染宿主的过程中，通过与免疫系统相互作用，诱发免疫应答损伤，是重要的致病机制。病毒诱导的免疫应答，可以表现为抗病毒保护作用，也可导致对机体的免疫病理损伤。

（1）体液免疫损伤　有些病毒感染细胞后，受染细胞膜上可出现新抗原或宿主细胞表面成分发生改变形成自身抗原。这些抗原与相应的抗体结合，通过激活补体、ADCC 效应或调理吞噬作用等引起细胞溶解、破坏，属Ⅱ型超敏反应；有些病毒感染后，病毒抗原与相应抗体结合形成中等大小的免疫复合物，在一定条件下沉积于毛细血管壁，引起肾炎、关节炎或肺毛细支气管炎等Ⅲ型超敏反应。

（2）细胞免疫损伤　由受染细胞表面的病毒抗原或自身抗原致敏的 T 细胞，通过直接杀伤或释放淋巴因子等作用，破坏病毒感染的靶细胞，属Ⅳ型超敏反应。

（3）病毒直接损伤淋巴细胞或淋巴器官　如 HIV 可直接破坏 CD4$^+$T 细胞，麻疹病毒、冠状病毒等可抑制宿主的免疫应答功能。

（四）抗病毒免疫

1. 固有免疫

（1）干扰素（interferon，IFN）　是机体细胞受病毒或干扰素诱生剂刺激后产生的糖蛋白，是后天获得的重要的非特异性细胞因子。IFN 具有广谱抗病毒作用，但不能直接灭活病毒，而是通过诱导细胞合成抗病毒蛋白发挥抑制病毒效应。IFN 的抗病毒作用有相对的种属特异性，一般在同种细胞中活性最高，对异种细胞无活性。

（2）屏障作用　皮肤黏膜屏障是抗病毒感染的第一道防线；发育完善的血－脑屏障可保护中枢神经系统；胎盘屏障可以阻止母体内的病毒及毒性代谢产物进入胎儿体内，保护胎儿在子宫内正常发育。妊娠 3 个月以内，胎盘屏障未发育完善。在此期间，孕妇感染风疹病毒等易通过胎盘感染胎儿引起先天性畸形或流产。

（3）细胞作用　巨噬细胞在抗病毒感染中具有重要作用，它不仅可以吞噬、灭活病毒，还能产生多种生物活性物质参与抗病毒免疫，如果巨噬细胞功能受损，病毒易侵入血流引起病毒血症。NK 细胞是抗病毒感染中重要的非特异性杀伤细胞，可以杀伤病毒感染的靶细胞。此外活化的 NK 细胞还可以通过释放细胞因子、活化靶细胞的核酸内切酶等破坏靶细胞。

（4）先天不感受性　与细胞膜上有无病毒受体有关。机体的遗传因素决定了种属和个体对病毒感染的差异。如有些动物病毒不能使人感染，也有些人类病毒不能进入动物细胞内增殖，如脊髓灰质炎病毒等，因为动物细胞膜上无相应的受体而不被感染。

2. 适应性免疫

（1）体液免疫　机体受病毒感染后针对病毒抗原可产生多种抗体，针对病毒表面抗原的抗体称为中和抗体（IgG、IgM、sIgA）。中和抗体能与病毒表面的抗原结合，阻止病毒吸附和穿入易感细胞，使病毒失去感染能力。此外，中和抗体与病毒感染细胞膜上出现的新抗原结合，经激活补体、调理吞噬或 ADCC 作用，裂解和破坏病毒感染的细胞。

（2）细胞免疫　细胞免疫对抗病毒感染有至关重要的作用，可以从先天性免疫异常患者对病毒感染的抵抗力的差异加以证实。对细胞内的病毒，主要通过致敏的 CTL 的特异性杀伤以及 Th1 释放的细胞因子发挥抗病毒作用。

七、病毒感染的检查方法与防治原则

（一）病毒感染的检查方法

1. 标本的采集与送检

（1）采集急性期标本　用于分离病毒或检测病毒及其核酸的标本应采集病人急性期标本，以提高检出阳性率。

（2）使用本身带有其他微生物（如咽拭子等）或易受污染的标本，进行病毒分离培养时应使用抗生素从而抑制标本中的细菌或真菌等生长繁殖。

（3）冷藏保存、快速送检　由于病毒在室温下很容易被灭活，所以病毒标本应遵循早采、冷藏、快速的原则，尤其在采集和运送标本中注意冷藏。病变组织可放入含有抗生素及 50% 甘油缓冲盐水中低温送检。

（4）采集双份血清　若做血清学检查应取急性期和恢复期双份血清。

2. 病毒的分离培养与鉴定　实验室分离培养病毒的主要方法有动物接种、鸡胚培养、组织细胞培养等，目前最常用的方法是组织细胞培养。

（1）动物接种 是最原始的病毒培养方法。根据病毒种类不同，选择敏感动物的适宜途径及部位接种，观察动物发病及死亡作为感染指标。此方法目前已很少应用，但对狂犬病毒和乙脑病毒的分离培养还需应用动物接种，并结合抗体中和试验、免疫荧光染色等以鉴定病毒种类。

（2）鸡胚培养 鸡胚对多种病毒敏感，通常选用孵化 9~14 天的鸡胚。根据病毒种类不同接种于绒毛尿囊膜、尿囊腔、羊膜腔及卵黄囊等不同部位。接种 2 天后观察鸡胚的活动和死亡情况，取尿囊液或羊水，用血凝及血凝抑制实验等作病毒鉴定。

（3）组织（细胞）培养 是目前病毒分离鉴定最常用的方法，指在一定条件下用离体的活组织块或活细胞培养病毒的方法。病毒在敏感的活细胞内经过培养后，选择不同的方法进行鉴定。病毒增殖的鉴定指标有：①细胞病变，病毒在体外组织细胞中培养，可使细胞变圆、聚集、融合、裂解或脱落等，在光学显微镜下可见，称为细胞病变效应（CPE），有的病毒还可形成包涵体；②红细胞吸附，流感病毒等感染细胞后使细胞膜上出现血凝素，可吸附动物红细胞；③干扰作用，如先感染的病毒干扰后感染病毒的复制；④培养液 pH 值改变，病毒感染细胞可使培养液的 pH 值改变，说明细胞的代谢在病毒感染后发生了变化。这种培养环境的生化改变也可作为判断病毒增殖的指征。

3. 病毒感染的快速诊断

（1）形态学检查法 ①光学显微镜检查：仅用于大病毒颗粒（如痘类病毒）和病毒包涵体的检查。包涵体经 Giemsa 染色后镜检，对某些病毒性疾病有一定诊断意义。②电镜和免疫电镜检查：含有高浓度病毒颗粒（10^7/ml）的标本，经磷钨酸负染后，用电镜可直接检查病毒颗粒的形态和大小。病毒含量少的标本可用免疫电镜法检查。

（2）血清学检查法 ①病毒抗原检测：用已知特异性抗体，检测可疑标本中有无相应的病毒抗原。常用的方法有免疫荧光法、酶联免疫吸附法（ELISA）及固相放射免疫沉淀法等，其中 ELISA 应用最为广泛，具有快速、敏感、特异性高等特点。②病毒抗体检测：是病毒感染的常规血清学诊断，要作双份血清检查，恢复期血清抗体效价比急性期增高 4 倍以上有诊断意义。检查患者血清中特异性 IgM 抗体有助于早期诊断。

（3）病毒核酸检测法 ①核酸杂交技术：核酸杂交是病毒诊断领域中发展较快的一项新技术，是根据双链 DNA 具有解离和重新组合的特性，用一条已知的单链 DNA 标记上放射性核素制成探针，与固定在硝酸纤维膜上的待测单链 DNA 进行杂交，再用放射自显影技术检测，以确定待测核酸中有无与探针 DNA 同源的 DNA 存在。此方法的敏感性一般不高，但对于标本中含病毒核酸量较多时很实用。②聚合酶链反应（PCR）：是一种快速的体外核酸扩增技术，能在 1 至数小时内，通过简单的酶促反应使待测 DNA 成数量级扩增，然后取反应物进行琼脂糖凝胶电泳，观察核酸条带进行诊断。该技术特异性强，敏感性高，简便快速，但操作时需注意因污染而出现的假阳性。③基因芯片技术：将已知病毒探针或基因探针大规模或有序地排列在小块硅片等载体上，与待检样品中的生物分子或基因序列互相作用和并行反应。在激光的激发下，产生荧光谱信号被接收器收集，计算机自动分析结果，可以一次性完成大量样品的检测，在流行病学调查中发挥重要作用。

（二）病毒感染的防治原则

1. 病毒感染的预防 目前对于病毒感染的治疗尚缺乏特效药物，因此通过人工免疫预防病毒感染显得尤为重要。

（1）人工主动免疫 制备有效的病毒疫苗进行预防接种是控制病毒性疾病最有效的手段。常用疫苗有灭活疫苗、减毒活疫苗、亚单位疫苗、基因工程疫苗及核酸疫苗等。

（2）人工被动免疫 常用生物制剂有人血清丙种球蛋白、胎盘丙种球蛋白、转移因子、特异性抗病毒免疫球蛋白等。注射丙种球蛋白对传染性肝炎、麻疹、脊髓灰质炎等有紧急预防作用。此外，特异性抗病毒免疫球蛋白可用于某些病毒感染的紧急预防，如抗狂犬病的免疫球蛋白。

（3）中草药　在许多病毒性疾病的预防中，中草药发挥着越来越重要的作用，如板蓝根、大青叶、金银花、连翘、黄连等。

2. 病毒感染的治疗

（1）中草药　运用中医中药治疗病毒性疾病有着悠久的历史与丰富的经验。近几年的实验研究与临床资料显示，大青叶、板蓝根、黄芪、黄芩、黄连、葛根、柴胡、甘草等对某些病毒有一定的抑制或灭活作用，其作用机制尚在研究中。目前中药制剂的抗病毒作用已成为国内外医学研究的热点之一，中成药、单味药及复方制剂已广泛应用于临床。进一步研究中草药抗病毒机制，发掘有效抗病毒药物，对人类健康有十分重要的意义。

（2）抗病毒化学制剂　常用抗病毒化学药物主要有：①核苷类药物，如碘苷（疱疹净）、无环鸟苷（阿昔洛韦）、阿糖腺苷、3 - 氮唑核苷（病毒唑）、叠氮胸苷（齐多夫定）；②非核苷类反转录酶抑制剂，如奈韦拉平、吡啶酮等，用于治疗 HIV 感染；③蛋白酶抑制剂，如赛科纳瓦（Saquinavir）、英迪纳瓦（Indinavir）及瑞托纳瓦（Ritonavir）等，能抑制反转录酶的活性，影响病毒结构蛋白的合成。

（3）干扰素及诱生剂　干扰素（IFN）具有广谱抗病毒作用，没有明显的毒性和免疫原性，在临床已广泛应用。对某些病毒感染，已取得较好疗效，如 HBV、HCV、人类疱疹病毒、乳头瘤病毒等感染的治疗。干扰素诱生剂能够诱导、刺激细胞产生干扰素，促进机体增强抗病毒感染的能力，如多聚肌苷酸和多聚胞啶酸（Poly I：C）、甘草酸、云芝多糖等。Poly I：C 为目前最受重视的 IFN 诱生剂，制备较易，作用时间较长，但因对机体具有一定毒性，尚未达到普及阶段。甘草酸具有诱生 IFN 和促进 NK 细胞活性的作用，可大剂量静脉滴注治疗肝炎。

第二节　常见侵犯人类的病毒

PPT

一、呼吸道病毒

呼吸道病毒是指通过呼吸道侵入，在呼吸道黏膜上皮细胞中增殖，引起呼吸道局部感染或呼吸道以外组织器官病变的一类病毒。包括正黏病毒科（流感病毒）、副黏病毒科（如副流感病毒、呼吸道合胞病毒、麻疹病毒、腮腺炎病毒等）及其他病毒科（如风疹病毒、冠状病毒）等。

（一）流行性感冒病毒

流行性感冒病毒简称流感病毒，包括人流感病毒和动物流感病毒。人流感病毒是人流行性感冒（流感）的病原体，分为甲（A）、乙（B）、丙（C）三型，其中甲型流感病毒易发生抗原性变异，多次引起世界性大流行。

1. 生物学性状

（1）形态与结构　流感病毒多为球形，直径 80～120nm，初次从病人体内分离出的病毒也可呈丝状或杆状。病毒体结构包括病毒基因组与蛋白质组成的核衣壳和包膜（图 10 - 4）。①核心：含病毒核酸、核蛋白（NP）和 RNA 多聚酶。核酸分 7～8 个节段，每个节段为一个基因，此结构使病毒在复制中易出现基因重组，出现新的病毒株。核蛋白为可溶性抗原，免疫原性稳定，不容易变异，具有型特异性，不能中和病毒，但是可以刺激机体产生相应抗体。②包膜内层：由病毒基因编码的基质蛋白（M），位于核心和包膜之间，可以保护核心、维持病毒外形。免疫原性稳定，具有型特异性。③包膜外层：为来自宿主细胞的脂质双层膜，包膜上镶嵌有两种刺突，以疏水末端插入到脂质双层中，即血凝素（HA）和神经氨酸酶（NA）。HA 数量较 NA 多，约为 5∶1。HA 和 NA 的抗原结构不稳定，易发生变异，是划分流感病毒亚型的主要依据。

（2）分型与变异 根据核蛋白（NP）和基质蛋白（M）的抗原性不同，流感病毒被分为甲、乙、丙三型。根据病毒表面 HA 和 NA 抗原性的不同，甲型流感病毒又分为若干亚型，迄今发现 HA 有 16 种（1~16）抗原，NA 有 9 种（1~9）。目前，人类的甲型流感病毒亚型主要有 H1、H2、H3 和 N1、N2 抗原构成的亚型，1997 年以来发现 H5N1、H7N2、H7N7、

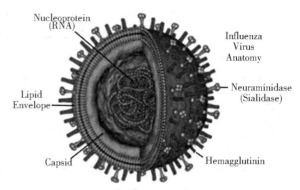

图 10-4 流感病毒形态结构

H9N2 等型禽流感病毒也可以感染人；乙型流感病毒间虽有变异大小之分，但未划分为亚型；丙型流感病毒未发现抗原变异与新亚型。

在感染人类的三种流感病毒中，甲型流感病毒变异性最强，已经历过多次重大变异（表 10-2），乙型次之，而丙型流感病毒的抗原性非常稳定。流感病毒的抗原性变异包括抗原转变和抗原漂移两种形式。抗原转变属于质变，可能由病毒基因重组引起，形成新亚型（如 H1N1 转变为 H2N2 等）。由于人群缺少对变异病毒株的免疫力，变异形成的新亚型可与旧亚型交替出现或共同存在，引起人类之间的流感大流行。抗原漂移属于量变，即亚型内变异，变异幅度小或连续变异，通常由病毒基因点突变和人群免疫力选择性降低引起，常引起小规模的流感流行。

表 10-2 甲型流感病毒亚型、流行年代及代表株

亚型名称	流行年代	病毒代表株
Hsw1N1	1918—1919	猪流感病毒相关
H1N1	1946—1957	A/FM/1/47（H1N1）
H2N2	1957—1968	A/Singapore/1/57（H2N2）
H3N2	1968—1977	A/HongKong/1/68（H3N2）
H3N2，H1N1	1977	A/USSR/90/77（H1N1）

（3）培养特性 流感病毒能在鸡胚羊膜腔和尿囊腔中增殖。增殖的病毒游离于羊水或尿囊液中，用细胞凝集试验和血凝抑制试验等免疫学方法可检出病毒。

（4）抵抗力 流感病毒抵抗力弱，不耐热，56℃30 分钟即可灭活；室温下病毒传染性很快消失，在 0~4℃能存活数周。对干燥、日光、紫外线、乙醚、甲醛等化学试剂敏感。

2. 致病性与免疫性

（1）致病性 流感病毒多呈季节性流行，北方多发生在冬季，南方四季都有发生，在夏季和冬季达到高峰。传染源主要是感染者，其次为隐性感染者，感染的动物亦可传染人。主要传染途径是飞沫、气溶胶。人群普遍易感，潜伏期一般为 1~4 天，长短取决于病毒侵入量和机体免疫状态。病毒感染呼吸道上皮细胞后，迅速产生子代病毒并扩散和感染邻近细胞，引起广泛的细胞空泡变性，病人可出现畏寒、头痛、发热、浑身酸痛、鼻塞、流涕、咳嗽等症状。流感发病率高，病死率低，死亡病例多为伴有细菌性感染等并发症的婴幼儿、老人等。1997 年以来，我国香港和多个国家的地区出现了高致病性的 H5N1 禽流感病毒。禽流感病毒不能在人与人之间直接传播，但重组形成的新病毒可能引起人类之间流行。

（2）免疫性 流感病毒感染或疫苗接种后，机体可产生特异性免疫应答。呼吸道黏膜局部分泌的 sIgA 抗体有阻断病毒感染的保护作用，但只能短暂存留几个月。血清中抗 HA 特异性抗体为中和抗体，

有抗病毒感染、减轻病情的作用,可持续存在数月至数年。

3. 微生物学检查 确诊流感或流行病监测须结合实验室检查,检查方法包括病毒分离培养、PCR或序列分析检测病毒核酸和分型。

4. 防治原则 流行期间避免人群聚集,必要的空气消毒等可以在一定程度上预防流感的发生。在流感流行高峰前 1~2 个月进行疫苗预防接种可有效发挥保护作用。但由于流感病毒的变异,疫苗须与当前流行病毒株的型别相同。目前使用的流感疫苗包括全病毒灭活疫苗、裂解疫苗和亚单位疫苗三种。

流感的治疗无特效疗法,以对症治疗和预防继发性细菌感染为主。金刚烷胺可抑制甲型流感病毒的穿入与脱壳过程。奥司他韦可以选择性抑制甲型流感病毒的 NA 活性。利巴韦林、干扰素具有广谱的抗病毒作用,中草药如板蓝根、大青叶等也有一定疗效。

(二)麻疹病毒

麻疹病毒属于副黏病毒科,是麻疹的病原体。麻疹是传染性很强的急性传染病,常见于儿童,以皮丘疹、发热及呼吸道症状为特征,无免疫力者接触后发病率高,常因并发症的发生导致死亡。如无并发症,预后良好。自广泛使用减毒活疫苗后发病率已明显降低。

1. 生物学性状 麻疹病毒为球形或丝形,直径约 120~250nm,有包膜,核衣壳呈螺旋对称,核心为不分节段的单负链 RNA。病毒表面有 HA 和溶血素两种糖蛋白刺突,但没有 NA。麻疹病毒免疫原性单一,只有一个血清型。麻疹病毒抵抗力较弱,56℃30 分钟或常用消毒剂均可灭活,对日光及紫外线敏感。

2. 致病性与免疫性

(1)致病性 人是麻疹病毒的唯一自然宿主。传染源是急性期麻疹患者,在病人出疹前 6 天至出疹 3 天内有传染性;病毒通过飞沫传播,也可通过病人用品或密切接触传播,传染性极强,易感者接触后几乎全部发病。潜伏期为 9~12 天。麻疹病毒经呼吸道进入机体后,首先在呼吸道上皮细胞和眼结膜上皮细胞内增殖,入血形成第一次病毒血症;同时病毒在全身淋巴组织中大量增殖后再次入血,形成第二次病毒血症。此时病人出现发热,以及病毒感染结膜、鼻咽黏膜和呼吸道黏膜等引起的上呼吸道卡他症状;病毒还可在真皮层内增殖,在口腔两颊内侧黏膜表面形成特征性的中心灰白、外周红晕的柯氏斑(Koplik's spots)。发病 3 天后,病人可出现特征性米糠样皮疹;麻疹患儿在皮疹出齐 24 小时后体温开始下降,一周左右呼吸道症状消退,皮疹变暗,有色素沉着。部分年幼体弱的患儿,易并发细菌性感染,如继发性细菌性肺炎、支气管炎和中耳炎等,严重者可死亡。免疫缺陷儿童感染麻疹病毒,常无皮疹,但可发生严重致死性麻疹巨细胞肺炎。

(2)免疫性 麻疹愈后可获得终生免疫力。6 个月内的婴儿可从母体获得 IgG 抗体,不易感染,但随着年龄增长,抗体逐渐消失,易感性也随之增加,故麻疹好发于 6 个月至 5 岁婴幼儿。

3. 微生物学检查 根据临床症状即可诊断典型麻疹,对轻症和不典型病例需要微生物学检查进行确诊。但病毒分离鉴定方法复杂、费时,因此常用血清学实验如 HI 试验、CF 试验等进行诊断。

4. 防治原则 麻疹特异性预防是接种减毒活疫苗。儿童在 8 月龄接种麻疹 – 风疹联合减毒活疫苗,在 18~24 月龄接种麻疹 – 腮腺炎 – 风疹三联疫苗。疫苗接种后抗体阳转率达 90% 以上,免疫力可持续 10~15 年。对于与麻疹患儿有密切接触的易感儿童,可在接触后 5 天内肌内注射丙种球蛋白或胎盘球蛋白进行被动免疫。

(三)冠状病毒

冠状病毒(coronavirus)属于冠状病毒科冠状病毒属。冠状病毒直径约 80~160nm,核衣壳呈螺旋对称,包膜表面呈多形性花冠状突起,故取名冠状病毒。冠状病毒是基因组最大的 RNA 病毒,裸露的 RNA 有感染性,可分为 α、β、γ、δ 四个属,其中 β 属冠状病毒又可分为 A、B、C、D 四个独立的亚群，冠状病毒可以感染动物和人。

冠状病毒对乙醚、三氯甲烷、酯类、紫外线以及理化因子较敏感，37℃数小时即丧失感染性。冠状病毒可在人胚肾、肠、肺的原代细胞中生长，感染初期细胞病变不明显，连续传代后细胞病变可明显加强。

常见的冠状病毒主要感染成人或较大儿童，引起普通感冒、咽喉炎或成人腹泻，病毒主要经飞沫传播，也可经粪-口途径传播；冬春季流行多，平均潜伏期3~7天。感染后免疫力不强，再次感染仍可发生。

结合临床症状及实验室检验可以做出临床初步诊断。通常采用细胞培养等方法对鼻分泌物、咽漱液等标本进行病毒分离。用双份血清做中和试验、ELISA等进行血清学诊断。用免疫荧光技术、酶免疫技术和RT-PCR技术检测病毒抗原或核酸等进行快速诊断。

1. SARS冠状病毒 2003年东南亚出现的严重急性呼吸综合征（severe acute respiratory syndrome，SARS），经证实是冠状病毒变异株，后命名为SARS冠状病毒。SARS的主要症状有发热、咳嗽、头痛、肌肉痛及呼吸道感染症状，病死率约14%，尤以40岁以上或有潜在疾病者（如糖尿病、冠心病、哮喘以及慢性肺病）病死率高。

2. 新型冠状病毒（2019 novel coronavirus，2019-nCoV） 2019年12月出现的新型冠状病毒性肺炎（英文名统一为COVID-19，简称新冠病毒肺炎），是冠状病毒新的变异株。病毒学研究发现蝙蝠可携带大量冠状病毒。中华菊头蝠中分离的一株冠状病毒在全基因水平上与新型冠状病毒同源性高达96.2%，提示蝙蝠可能是新型冠状病毒的自然储存宿主。

传染源（source of infection）是指体内有病原体生存、繁殖并且能排出病原体的人和动物。传染源包括患者、隐性感染者（无症状感染者）、病原携带者以及感染的动物。疫情主要是由人际传播扩散，患者、无症状感染者成为主要传染源。

传播途径是病原体从传染源排出体外，经过一定的传播方式，到达与侵入新的易感者的过程。新型冠状病毒性肺炎是呼吸系统传染病，呼吸道和眼结膜是病毒的主要入侵途径。目前确定新型冠状病毒的传播方式如下。

（1）飞沫传播 通过咳嗽、打喷嚏、说话等产生的飞沫进入易感者黏膜表面。

（2）接触传播 在接触病原体污染的物品后触碰自己的口、鼻或眼睛等部位导致病毒传播。

（3）气溶胶传播 在相对封闭的环境中长时间暴露于高浓度气溶胶情况下存在经气溶胶传播的可能，如医疗场所。

由于新型冠状病毒是新发现病原，人群普遍没有特异性免疫力，因而有极高的人群易感性。流行病学资料显示人群普遍易感，老年人及有基础疾病者感染后病情较重。

潜伏期是对密切接触者确定进行医学观察和隔离检疫时长的最重要依据。新型冠状病毒性肺炎的潜伏期为1~14天，多为3~7天。据此将新型冠状病毒性肺炎密切接触者医学观察期定为14天。新型冠状病毒无症状感染者（asymptomatic infection）指无临床症状，呼吸道等标本新型冠状病毒病原学检测阳性者，主要通过聚集性疫情调查和传染源追踪调查等途径发现。无症状感染者隐蔽性强，是重要的传染源之一，给疫情防控带来极大的困难。

新型冠状病毒抵抗力弱。对紫外线和热敏感，56℃30分钟可灭活病毒。乙醚、75%乙醇、含氯消毒剂、过氧乙酸和三氯甲烷等脂溶剂均可有效灭活新型冠状病毒，但氯己定不能有效灭活病毒。日常可用84消毒液、漂白粉和75%乙醇消毒。

新型冠状病毒致病力较强，尽管多数COVID-19患者呈轻症过程，表现为低热、轻度乏力等，无肺炎表现，但部分感染者会表现出重症，快速发展为急性呼吸窘迫综合征（acute respiratory distress syndrome，ARDS)、感染性休克、凝血功能障碍及多器官衰竭等，重症和死亡率低于SARS。值得注意的是重型、危重型患者病程中可为中低热，甚至无明显发热。老年人以及有糖尿病、高血压、心脏病等基础性疾病者感染后病情较重，死亡病例主要是这些高危人群。

从以下七个方面做好防护。

（1）戴口罩　外出前往公共场所（包括教室、会议室、办公室、健身房、食堂、图书馆等）、就医（除发热门诊）和乘坐公共交通工具时，应正确佩戴口罩。

（2）勤洗手　外出归来、饭前便后、咳嗽、打喷嚏时用手捂口鼻后、接触污物后等，都应及时洗手。应使用流动水和肥皂或洗手液，采用"七步洗手法"洗手。

（3）勤消毒、勤通风　使用卫生（疾控）部门认可有效的消毒剂进行合理的消毒。

（4）避免人群聚集　应尽量避免外出活动；避免去人流密集的场所；避免到封闭、空气不流通的公共场所和人多聚集的地方。

（5）生活规律　养成健康的生活方式，合理膳食，不暴饮暴食，不吸烟，少喝酒，不酗酒。劳逸结合，不熬夜，生活有规律。适当锻炼，保持休息与运动平衡。

（6）收取快递　尽量选择无接触配送，如必须与快递员接触，应佩戴好口罩，取件途中避免人员聚集及面对面。去除快递的外部包装后应该立即洗手，然后再去拿里面的包装。对快递的内部物品包装要用消毒湿巾、酒精棉等擦拭消毒，打开物品内部包装袋时也要注意手卫生；所有包装应按照生活垃圾分类要求妥善处理。

（7）及时报告　去疾病流行地区必须报告，批准后方可执行，接触确诊者或密切接触者必须报告。

（四）腮腺炎病毒

腮腺炎病毒（mumps virus）属于副黏病毒科，是流行性腮腺炎的病原体。腮腺炎病毒呈球形，直径为100~200nm，核衣壳呈螺旋对称。病毒包膜上有HA和NA糖蛋白刺突。核酸为非分节段的单负链RNA。腮腺炎病毒仅有一个血清型，其抵抗力较弱，56℃30分钟被灭活，对紫外线、脂溶剂敏感。

人是腮腺炎病毒唯一自然宿主，多见于儿童，主要通过飞沫传播，潜伏期为2~3周。病毒首先于鼻或呼吸道上皮细胞中增殖入血引起病毒血症，随后扩散至唾液腺及其他器官，如胰腺、睾丸、卵巢、中枢神经系统等。以腮腺肿胀、疼痛为主要症状，病人表现为软弱无力、食欲减退等前驱期症状，随即出现腮腺肿大、疼痛，并伴有低热。病程大约持续1~2周，病后可获持久免疫力。

腮腺炎的预防以隔离病人，减少传播机会和接种疫苗为主。我国目前采用麻疹-腮腺炎-风疹三联疫苗（MMR）进行接种，免疫保护效果较好。

（五）风疹病毒

风疹病毒（rubella virus）属于披膜病毒科，是风疹的病原体。病毒呈球形，直径约60nm，核衣壳呈二十面体对称，病毒包膜上有血凝素刺突。核酸为单股正链RNA。风疹病毒只一个血清型，对热、脂溶剂和紫外线敏感。

人是风疹病毒唯一的自然宿主，多见于儿童。风疹病毒经呼吸道传播，在呼吸道局部淋巴结增殖后，侵入血液播散全身。通常在2周左右的潜伏期后，出现发热和轻微的麻疹样出疹，伴耳后和枕下淋巴结肿大等。成人感染后症状较重，除出疹外，还可出现关节炎和关节疼痛、血小板减少、出疹后脑炎等。风疹病毒感染最严重的危害是通过垂直传播引起胎儿先天性感染，妊娠期妇女在妊娠20周内感染风疹病毒对胎儿危害最大，可导致流产或死胎，还可以引起先天性风疹综合征。病后可获持久免疫力。

风疹减毒活疫苗或MMR三联疫苗接种是预防风疹的有效措施，接种对象为学龄前儿童和风疹病毒抗体阴性的育龄妇女。接种后可获得高水平抗体，并保持数十年或终身免疫。

二、肠道病毒

肠道病毒（enterovirus）是指经消化道传播、在肠道中复制并引起人类相关疾病的胃肠道感染病毒。在分类上归属于小RNA病毒科，是一类生物学性状相似、病毒颗粒非常小的单正链RNA病毒。根据交叉中和试验至少分为72个血清型，共同特性如下：①肠道病毒为无包膜的小RNA病毒，直径24～30nm，衣壳为二十面体立体对称；②基因组为单正链RNA，与病毒RNA合成和基因组装配有关；③对理化因素的抵抗力较强，耐乙醚和酸，56℃30分钟可灭活病毒；④主要经粪－口途径传播，隐性感染多见。虽然肠道病毒在肠道中增殖，却引起多种肠道外感染性疾病，如脊髓灰质炎、无菌性脑膜炎、心肌炎等。

（一）脊髓灰质炎病毒

脊髓灰质炎病毒（poliovirus）是脊髓灰质炎的病原体。病毒具有典型的肠道病毒形态，病毒体呈球形，直径22～30nm，衣壳呈二十面体立体对称，无包膜。病毒衣壳由32个相同的壳粒组成，核心为单正链RNA。与其他肠道病毒一样，脊髓灰质炎病毒对理化因素的抵抗力较强，紫外线和55℃湿热条件可灭活病毒。

脊髓灰质炎病毒传染源是病人或无症状带毒者，主要通过粪－口途径传播，夏秋季是主要流行季节，潜伏期一般为7～14天。病毒通过呼吸道、口咽和肠道黏膜入血形成第一次病毒血症，扩散至带有受体的靶组织，在淋巴结、心、肝、肾等组织中再次增殖入血引起第二次病毒血症。少数感染者，病毒可以侵入中枢神经系统，感染脊髓前角运动神经元、脑干和脑膜组织等，导致肢体麻痹，包括暂时性肢体麻痹和永久性弛缓性肢体麻痹，其中以下肢麻痹多见，极少数病人可发展为延髓麻痹，导致呼吸功能、心脏功能衰竭而死亡。脊髓灰质炎多见于儿童，故亦称小儿麻痹症。人体感染脊髓灰质炎病毒后，可获得牢固的特异性免疫。血液中的IgG抗体可经胎盘由母亲传给胎儿，故出生6个月以内的婴儿较少发生脊髓灰质炎。

疫苗接种是预防脊髓灰质炎的有效措施，常用疫苗有灭活脊髓灰质炎疫苗（IPV）和脊髓灰质炎减毒活疫苗（OPV），免疫后都可获得针对三个血清型病毒的保护性抗体。我国实行的免疫程序是2月龄开始连服三次OPV，每次间隔一个月，4岁时加强一次，可形成持久免疫力。OPV因为热稳定性差，保存、运输、使用要求高，有病毒毒力返祖的可能，特别是近年部分国家发生了疫苗相关麻痹型脊髓灰质炎（VAPP）。因此，新的免疫程序建议首先使用IPV免疫两次，然后再口服OPV进行全程免疫，以减少VAPP发生的危险。对与脊髓灰质炎病人有过密切接触的易感者，注射丙种球蛋白被动免疫可以避免发病或减轻症状。

（二）柯萨奇病毒、埃可病毒

柯萨奇病毒（coxsackievirus）和埃可病毒（echovirus）的生物学性状以及感染过程、免疫特性等均与脊髓灰质炎病毒相似。其致病的显著特点是病毒主要在肠道中增殖，却很少引起肠道疾病，不同的肠道病毒可引起相同的临床疾病，同一种病毒也可引起几种不同的临床疾病。

柯萨奇病毒和埃可病毒主要通过粪－口途径传播，也可经呼吸道或眼部黏膜感染。以隐性感染多见，症状主要为轻微上呼吸道感染或腹泻。也可引起散发性脊髓灰质炎样麻痹症、无菌性脑膜炎、脑炎等。柯萨奇病毒主要引起疱疹性咽峡炎、手足口病、流行性胸痛、心肌炎、类脊髓灰质炎、普通感冒等；埃可病毒主要引起病毒性脑膜炎、婴幼儿腹泻、儿童皮疹等。

近年来，多种肠道病毒引起的手足口病呈蔓延趋势，具有流行强度大、传染性强等特点，世界大部分地区均出现此病流行。手足口病主要由柯萨奇病毒A16型（CVA16）和肠道病毒71型（EV71）引起。手足口病的流行季节以夏秋季多见，好发于6个月至3岁的儿童。患者、隐性感染者、无症状带毒者均为传染源，主要传播途径为消化道、呼吸道和密切接触。潜伏期一般 2 ~ 6 天，无明显前驱症状，多数患者急性起病。疾病的特点为手、足、臀部皮肤的皮疹和口舌黏膜水疱疹等，可伴有发热。少数患者可并发无菌性脑膜炎、脑炎、心肌炎等，个别重症患儿病情发展快，可致死。

目前尚无有效疫苗用于预防，也没有特效的治疗药物。做好儿童卫生防护是预防本病的关键。治疗原则是对症治疗、服用抗病毒药物及清热解毒中草药及维生素等，有合并症的患者可肌内注射丙种球蛋白。多数患者一周左右痊愈，无后遗症，重症患者需住院治疗。

（三）轮状病毒

轮状病毒（rotavirus）属于呼肠病毒科，因为病毒颗粒形态酷似"车轮状"而被命名。轮状病毒颗粒呈球形，直径 60 ~ 80nm。病毒衣壳呈二十面体立体对称，具有内外双层衣壳，无包膜。病毒核心含有病毒核酸和依赖 RNA 的 RNA 多聚酶，基因组为双链 RNA。依据病毒结构蛋白 VP6 的抗原性，将轮状病毒分为 A ~ G 七个组，其中 A 组轮状病毒是世界范围内婴幼儿重症腹泻最常见的病原体，也是婴幼儿死亡的主要原因之一；B 组轮状病毒引起成人腹泻，病死率低。轮状病毒对理化因素的抵抗力较强，耐酸、耐碱，能在 pH3.5 ~ 10 的环境中存活。耐乙醚、三氯甲烷和反复冻融。在粪便中可存活数天到数周，55℃ 30 分钟可被灭活。

轮状病毒是引起人类腹泻的重要病原体，经粪 - 口途径传播，传染源是病人和无症状感染者，好发于秋冬季。轮状病毒腹泻的典型症状是水样腹泻（每日可达 5 ~ 10 次以上）、发热、腹痛、呕吐，最终导致脱水。感染多为自限性，一般可完全恢复。病情严重者可出现脱水和酸中毒，若不及时治疗，可因严重脱水和电解质紊乱导致患儿死亡。机体被轮状病毒感染后可产生型特异性抗体，对同型病毒再感染有保护作用。由于诱生的抗体对其他型别的轮状病毒的保护作用弱，加上婴幼儿免疫系统发育尚不完善，sIgA 含量低，故婴幼儿病愈后可重复感染。

轮状病毒感染的预防以管理传染源和切断传播途径为主。治疗主要是及时输液，补充血容量，纠正电解质紊乱和酸中毒等支持疗法，以减少婴幼儿的病死率。

三、肝炎病毒

肝炎病毒是指侵犯肝脏引起病毒性肝炎的病毒。目前已证实的人类肝炎病毒主要有甲型肝炎病毒（HAV）、乙型肝炎病毒（HBV）、丙型肝炎病毒（HCV）、丁型肝炎病毒（HDV）和戊型肝炎病毒（HEV）。这些病毒分属于不同病毒科的不同病毒属，其中 HAV 与 HEV 经消化道途径传播，引起急性肝炎，不发展成慢性肝炎或慢性病毒携带者；HBV 与 HCV 主要经血液和体液等胃肠道外途径传播，除可引起急性肝炎外，也可引起慢性感染，并与肝硬化及原发性肝细胞癌的发生密切相关；HDV 是缺陷病毒，必须与 HBV 等嗜肝 DNA 病毒共生时才能复制。

近年来又发现一些可能与人类肝炎相关的病毒，如己型肝炎病毒（HFV）、庚型肝炎病毒（HGV）和 TT 型肝炎病毒（TTV）等。此外，还有一些病毒如巨细胞病毒、EB 病毒、单纯疱疹病毒等也可引起肝炎，但不列入肝炎病毒范畴。

练一练

具有高度传染性的 HBV 感染者血液中可检测到（　　）

A. HBsAg、HBcAg、HBeAg
B. HBsAg、抗 - HBe、抗 - HBc
C. HBsAg、抗 - HBs、HBeAg
D. 抗 - HBe、抗 - HBs、抗 - HBc
E. HBsAg、抗 - HBc、HBeAg

答案解析

（一）甲型肝炎病毒

甲型肝炎病毒（HAV）是甲型肝炎的病原体，属于小 RNA 病毒科嗜肝病毒属。

1. 生物学性状 HAV 颗粒呈球形，直径 27～32nm，核衣壳呈二十面体立体对称，无包膜。HAV 基因组为单正链 RNA，HAV 抗原性稳定，仅有一个血清型。

HAV 对理化因素的抵抗力较强，耐热、耐酸、耐碱、耐乙醚，在 pH 2～10 的环境中稳定。100℃ 5 分钟或 70% 乙醇可使之灭活，对紫外线、甲醛和氯敏感。

2. 致病性与免疫性

（1）传染源与传播途径 HAV 的传染源为患者和隐性感染者，主要由粪－口途径传播。甲型肝炎的潜伏期为 15～50 天，平均 30 天，在潜伏期末病毒就存在于患者的血液和粪便中，传染性强。发病 2 周以后，随着肠道中抗－HAV IgA 及血清中抗－HAV IgM 和 IgG 抗体的产生，粪便中不再排出病毒。HAV 感染后大多表现为隐性感染，不出现明显的症状和体征，但粪便中有病毒排出，是重要的传染源。1988 年，上海市曾发生因食用被 HAV 污染的未煮熟的毛蚶所致的甲型肝炎暴发流行，多达 30 余万人感染，死亡 47 人。

（2）致病机制与免疫 HAV 主要侵犯儿童和青少年，HAV 经口侵入人体后在肠黏膜及肠道局部淋巴结中增殖并侵入血流形成病毒血症，最终侵犯肝脏。甲型肝炎病人有明显的肝脏炎症，可出现肝细胞肿胀、核增大、气球样变性及炎症细胞浸润等病理改变，临床上表现为无黄疸型肝炎和黄疸型肝炎两种类型，前者以中等程度发热、乏力、食欲不振、恶心、呕吐、腹痛、肝脾大、肝功能损害等肝脏炎症的典型临床特征，后者除上述的临床表现外还可出现黄疸、黏土样粪便等。一般情况下，病程持续约 3～4 周，预后良好，不转为慢性或病毒携带者。

HAV 的显性感染或隐性感染均可诱导机体产生持久的免疫力。其中抗－HAV IgG 可维持多年，对 HAV 的再感染有免疫保护作用，是获得免疫力的标志。

3. 微生物学检查 HAV 的微生物学诊断以血清学检查为主。血清学检查包括用 ELISA 检测病人血清中的抗－HAV IgM 和 IgG。抗－HAV IgM 是甲型肝炎早期诊断可靠的血清学指标。抗－HAV IgG 主要用于了解既往感染史或流行病学调查。

4. 防治原则 甲型肝炎的预防措施是做好卫生宣传，加强食物、水源和粪便管理。疫苗接种是预防甲型肝炎的有效手段，包括减毒活疫苗和灭活疫苗。与患者有密切接触的易感者，可在 1～2 周内肌内注射丙种球蛋白作紧急预防。

甲型肝炎的治疗目前尚无有效的抗病毒药物，临床以对症及支持治疗为主。

（二）乙型肝炎病毒

乙型肝炎病毒（HBV）属于嗜肝 DNA 病毒科，是乙型肝炎的病原体。HBV 在全球范围内传播，据估计全球 HBV 携带者高达 3.7 亿人。我国是乙型肝炎的高流行区，人群 HBV 携带率约 7.18%。HBV 感染后临床表现呈多样性，可表现为重症肝炎、急性肝炎、慢性肝炎或无症状携带者，其中部分慢性肝炎可发展成肝硬化或肝细胞癌。

1. 生物学性状

（1）形态与结构 HBV 感染者的血清中可见三种病毒颗粒，分别为大球形颗粒、小球形颗粒和管形颗粒（图 10－5）。①大球形颗粒：又称 Dane 颗粒，是具有感染性的完整 HBV 颗粒，电镜下呈球形，直径约 42nm，具有双层结构，外衣壳相当于病毒的包膜，由脂质双层和病毒编码的包膜蛋白组成。内层为病毒的核心，相当于病毒的核衣壳，呈二十面体立体对称，直径约 27nm，核心表面的衣壳蛋白也称为 HBV 核心抗原（HBcAg）。病毒核心内部含病毒的双链 DNA 和 DNA 多聚酶。②小球形颗粒：为中空颗粒，直径 22nm，主要成分为 HBsAg，是由 HBV 在肝细胞内复制时产生过剩的 HBsAg 装配而成，不含病毒 DNA 及 DNA 多聚酶，无感染性。③管形颗粒：小球形颗粒串联而成，直径 22nm，长度约100~500nm，无感染性。

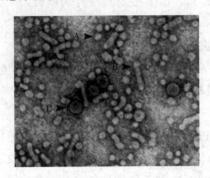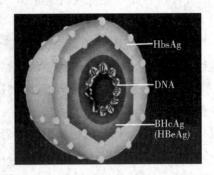

图 10-5　乙型肝炎病毒形态与结构

（2）基因结构　HBV 基因结构为不完全双链环状 DNA，两条 DNA 链的长度不一致，长链为负链，含完整的 HBV 基因组，短链为正链。HBV 负链 DNA 含有 4 个可读框（ORF），分别称为 S、C、P 和 X 区。各 ORF 相互重叠，使基因组的利用率大大提高。S 区由 S 基因、前 S1 基因和前 S2 基因组成，分别编码乙型肝炎表面抗原（HBsAg）、PreS$_1$抗原和 PreS$_2$抗原。C 区由 C 基因和前 C 基因组成，分别编码乙型肝炎核心抗原（HBcAg）和乙型肝炎 e 抗原（HBeAg）。P 区基因最长，编码 DNA 聚合酶。X 区编码蛋白，是一种多功能蛋白质，可反式激活细胞内的原癌基因、HBV 基因及多种信号通路，与 HBV 的复制以及肝癌的发生发展密切相关。正负链的末端两侧

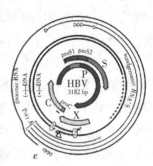

图 10-6　HBV 基因结构

各有一个由 11 个核苷酸组成的重复序列（DR），称为 DR$_1$和 DR$_2$区。DR 区是病毒 DNA 成环和复制的关键序列（图 10-6）。

（3）抗原组成　HBV 的外衣壳的主要有 HBsAg、PreS$_1$抗原和 PreS$_2$抗原，内衣壳主要有 HBcAg 和HBeAg。①HBsAg：HBsAg 是由 S 基因编码的糖基化蛋白，分子量 25kD，大量存在于感染者的血液中。HBsAg 含有 B 细胞表位和 T 细胞表位，可刺激机体产生保护性细胞免疫和体液免疫应答，是制备疫苗的主要成分。HBsAg 出现是 HBV 感染的主要标志，抗-HBs 出现是乙肝恢复、机体对乙肝病毒有免疫力的标志。②PreS$_1$和 PreS$_2$抗原：由前 S1 和前 S2 基因编码，免疫原性比 HBsAg 强，可刺激机体产生特异性抗体，可阻断 HBV 与肝细胞结合。乙型肝炎患者血清中出现此抗体提示病情好转。③HBcAg：由C 基因编码，分子量 22kD，HBcAg 除作为衣壳蛋白构成病毒的核衣壳外，还存在于感染细胞的胞核、胞质和胞膜上，一般不游离于血液循环中，故不易在外周血中检出。HBcAg 抗原性强，能刺激机体产生抗体及细胞免疫应答。抗-HBc IgM 阳性提示 HBV 正在肝脏复制。④HBeAg：由前 C 基因和 C 基因编码，整体转录及转译后成为 e 抗原。分子量 19kD，存在于 Dane 颗粒内衣壳上。HBeAg 为非结构蛋白，一般不出现在 HBV 颗粒中。多数情况下，HBeAg 仅见于 HBsAg 阳性的血清中，可作为 HBV 复制及具有强感染性的指标。HBeAg 可刺激机体产生抗-HBe，该抗体能与受染肝细胞表面的 HBeAg 结合，通过补体介导的杀伤作用破坏受染的肝细胞，从而有助于病毒的清除。故抗-HBe 对 HBV 感染有一定保护作用，被认为是疾病好转的征象。但在 PreC 基因发生变异时，由于变异株的免疫逃逸作用，即使抗-HBe 阳性，病毒仍大量增殖，因此，对抗-HBe 阳性的病人也应注意检测其血中的 HBV DNA，以全面了解病毒的复制情况。

（4）抵抗力　HBV 对外界环境的抵抗力较强，对低温、干燥、紫外线均有耐受性，不被 70% 乙醇灭活。高压蒸汽灭菌法、100℃加热 10 分钟可灭活 HBV，5% 过氧乙酸、5% 次氯酸钠和环氧乙烷等可用

于 HBV 的消毒，使其失去传染性。

2. 致病性与免疫性

（1）传染源 HBV 的主要传染源为乙型肝炎患者或无症状携带者，潜伏期 30～160 天。在感染者的血液、尿液、唾液等体液中均检测到 HBV，潜伏期、急性期或慢性活动期病人的血液和体液都有传染性。HBV 携带者无症状，不易被发现，是 HBV 的重要传染源。

（2）传播途径 ①血液、血制品及医源性传播：HBV 感染者血液循环中存在大量 HBV，微量地污染血进入人体即可导致感染。输血或血制品、手术、内镜等诊疗过程均可导致传播。此外，针刺（文身）、皮肤黏膜的微小损伤等亦可导致感染。②母婴传播：HBsAg 和 HBeAg 双阳性母亲的 HBV 传播率可高达 95%，传播方式包括宫内感染、围产期传播、哺乳或密切接触传播，其中围产期传播是母婴传播的主要传播途径。③性传播及密切接触传播：HBV 感染者的唾液、精液及阴道分泌物等体液中均含有病毒，因此 HBV 感染者的配偶比其他家庭成员更易受到感染。HBV 也可通过日常生活密切接触、共用剃刀或牙刷等传播。

（3）致病机制 乙型肝炎的临床表现呈多样性，可表现为无症状 HBV 携带者、急性肝炎、慢性肝炎及重症肝炎等。目前研究认为，肝细胞是 HBV 的靶细胞，但 HBV 感染通常不会对肝细胞造成直接损伤，免疫病理反应以及病毒与宿主细胞的相互作用是 HBV 主要的致病机制。①细胞介导的免疫病理反应：HBV 在肝细胞内增殖可使细胞表面存在 HBsAg、HBeAg 和 HBcAg。这些抗原致敏的 T 细胞可以攻击带有 HBV 抗原的肝细胞，既可清除病毒，也可造成肝细胞损伤。细胞免疫应答的强弱与临床症状轻重及转归有密切联系。当机体免疫功能正常时，感染后可获得特异性的免疫保护，将病毒局限化，受累的肝细胞不多，可彻底清除病毒而痊愈，临床上表现为急性肝炎。相反，如果被感染的肝细胞较多，机体出现强烈的免疫反应导致大量的肝细胞坏死，则表现为重型肝炎。当机体免疫功能低、免疫耐受或由于病毒变异而发生免疫逃逸时，机体免疫系统不能有效清除病毒，病毒持续存在并不断复制，表现为慢性肝炎。慢性肝炎造成的肝细胞慢性病变过程可促进成纤维细胞增生，引起肝硬化。②免疫复合物引起的病理损害：部分乙肝患者血液中 HBsAg 和抗 - HBs 可结合形成中等大小的免疫复合物。沉积于肝内的免疫复合物使毛细血管栓塞，诱导产生肿瘤坏死因子，导致急性重型肝炎，临床表现为重症肝炎。免疫复合物沉积于肾小球基底膜等部位可以激活补体，诱发超敏反应，导致肝外组织器官损害。③自身免疫反应引起的病理损害：HBV 感染肝细胞后，细胞膜上除出现病毒特异性抗原外，还会引起肝细胞表面自身抗原发生改变，暴露出肝特异性脂蛋白和肝细胞膜抗原。这些抗原可作为自身抗原诱导机体产生自身抗体，通过 ADCC 作用、CTL 的杀伤作用或释放细胞因子等直接或间接损伤肝细胞。④病毒致机体免疫应答低下：HBV 感染后，机体产生干扰素的能力下降，CTL 杀伤受染细胞的作用减弱。幼儿感染 HBV 时，因为免疫系统未发育成熟，可对病毒形成免疫耐受，不出现或仅出现微弱的抗病毒免疫。⑤病毒变异：HBV DNA 的 4 个 ORF 区均可发生变异，导致病毒的抗原性和机体的适应性免疫应答随之改变，从而影响疾病的发生、发展与转归。⑥HBV 与原发性肝癌：HBV 感染与原发性肝细胞癌有密切关系。部分乙肝患者由于 HBV DNA 整合到人体肝细胞 DNA 中，导致细胞转化发展成肝癌。

3. 微生物学检查

（1）HBV 抗原、抗体检测 目前常用 ELISA 检测血清中 HBV 抗原和抗体，包括 HBsAg、抗 - HBs、HBeAg、抗 - HBe 及抗 - HBc（俗称"两对半"），必要时也可检测 PreS1 抗原、PreS2 抗原和相应抗体。"两对半"的检查结果与临床关系复杂，需对几项指标同时分析，帮助临床诊断（表 10 - 3）。①HBsAg 和抗 - HBs：HBsAg 阳性见于急性肝炎、慢性肝炎或无症状携带者，是 HBV 感染的重要标志。急性肝炎恢复后，一般在 1～4 个月内 HBsAg 消失，若持续 6 个月以上则认为已向慢性肝炎转化。无症状 HBV 携带者的肝功能正常，但可长期 HBsAg 阳性。HBsAg 阴性并不能完全排除 HBV 感染，需注意因 S 基因突变或低水平表达导致的诊断逃逸。抗 – HBs 阳性见于乙型肝炎恢复期、既往 HBV 感染者或接种 HBV 疫苗后，其出现表示机体对乙型肝炎有免疫力。②抗 – HBc：抗 – HBc IgM 常出现在感染早期，效价高，阳性提示 HBV 处于复制状态，具有强的传染性。抗 – HBc IgG 在血中持续时间较长，是感染过 HBV 的标志，低滴度的抗 – HBc IgG 提示既往感染，高滴度提示急性感染。③HBeAg 和抗 – HBe：HBeAg 阳性提示 HBV 在体内复制活跃，有较强的传染性，如转为阴性，表示病毒复制减弱或停止。若持续阳性则提示有发展成慢性肝炎的可能。抗 – HBe 阳性表示机体已获得一定的免疫力，HBV 复制能力减弱，传染性降低。但 PreC 基因发生变异时，即使抗 – HBe 阳性，病毒也有可能大量增殖。

表 10 – 3　HBV 抗原抗体检测结果的临床意义

HBsAg	HBeAg	抗 – HBs	抗 – HBe	抗 – HBcIgM	抗 – HBcIgG	结果分析
+	+	–	–	+	–	急性乙肝（传染性强，"大三阳"）
+	–	–	+	–	+	急性感染趋向恢复（"小三阳"）
+	+	–	–	–	+	慢性乙肝或无症状携带者（有传染性）
+	+	–	+	+	–	急、慢性乙型肝炎或无症状携带者（有传染性）
+	–	–	–	–	–	HBV 感染者或无症状携带者
–	–	+	+	–	+	乙型肝炎恢复期（传染性低）
–	–	+	–	–	–	既往感染或接种过疫苗
–	–	–	–	–	+	既往感染或"窗口期"

（2）血清 HBV DNA 检测　目前一般采用 PCR 法检测 HBV DNA。感染者血清 HBV DNA 出现早，在慢性感染者中 HBV DNA 可持续阳性，检出 HBV DNA 是病毒复制和传染性的最可靠的指标。

4. 防治原则　HBV 感染的一般性预防包括加强对血液及血制品的管理、供血员的筛选，以降低输血后乙型肝炎的发生率；病人的血液、分泌物和排泄物，用过的生活用品、注射器和针头等均须严格消毒；加强婚前检查及性教育，防止性传播；防止医院内传播等。①主动免疫：接种疫苗是预防 HBV 感染的最有效方法，目前使用的乙型肝炎疫苗为基因工程疫苗，其优点是安全性高，全程免疫共接种 3 次，按 0、1、6 个月方案接种，可获良好的免疫保护作用。②被动免疫：含高效价抗 – HBs 的人血清免疫球蛋白（HBIg）可用于紧急预防。意外暴露者在 7 日内注射 HBIg 0.08mg/kg，一个月后重复注射一次，可获得免疫保护。母亲为 HBsAg 阳性的新生儿，出生后 24 小时内注射 HBIg 1ml，然后再全程接种 HBV 疫苗，可有效预防感染。③治疗：目前仍缺乏特效药物。可采用抗病毒药物如干扰素、核苷类似物等进行综合治疗。此外，清热解毒、活血化瘀的中草药等对 HBV 感染有一定的疗效。

（三）丙型肝炎病毒

丙型肝炎病毒（HCV）是引起丙型肝炎的病毒体，属于黄病毒科丙型肝炎病毒属。HCV 呈球形，直径约 55～65nm，有包膜，基因组为单正链 RNA。HCV 对理化因素抵抗力不强，对乙醚、三氯甲烷等有机溶剂敏感，100℃ 5 分钟、紫外线照射、甲醛、20% 次氯酸等均可使之灭活。

人类是 HCV 的天然宿主。传染源为急、慢性丙型肝炎病人和慢性 HCV 携带者。传播途径主要为输血或血制品传播。此外，亦可通过隐性微小创伤、性接触、家庭密切接触及母婴传播。HCV 感染的临床过程轻重不一，可表现为急性肝炎、慢性肝炎或无症状携带者。大多数急性 HCV 感染者临床表现不明显，40%～50% 的丙肝病人可转变成慢性肝炎，约 20% 的慢性丙型肝炎可发展成肝硬化，在此基础上又可发展成肝细胞癌。

核酸 HCV RNA 的检测是判断 HCV 感染及传染性的可靠指标。抗 – HCV 阳性者表示已被 HCV 感染。目前尚无有效疫苗用于丙型肝炎的特异性预防，严格筛选献血员、加强血制品管理是控制 HCV 感染最主要的预防手段。

（四）丁型肝炎病毒

1977 年，意大利学者 Rizzetto 在检测乙型肝炎病人的肝组织切片时，发现一种新的抗原病毒，其复制必须在 HBV 或其他嗜肝 DNA 病毒的辅助下才能进行，命名为丁型肝炎病毒（HDV）。

HDV 为球形，直径 35～37nm，有包膜，HDV RNA 为单负链环状 RNA，是目前已知的动物病毒中基因组最小的病毒。HDV 感染呈世界性分布，我国感染率北方偏低，南方较高。HDV 感染有联合感染和重叠感染两种类型。联合感染是指从未感染过 HBV 的人同时发生 HBV 和 HDV 的感染；重叠感染是指已受 HBV 感染的乙型肝炎病人或无症状的 HBsAg 携带者又继发 HDV 感染。重叠感染常可导致原有的乙型肝炎病情加重，发展成重型肝炎，故在发现重症肝炎时，应注意是否存在 HBV 与 HDV 的重叠感染。

HDV 的传播途径与 HBV 相似，HDV 是一种缺陷病毒，其复制必须在 HBV 的辅助下才能完成，因此丁型肝炎的预防原则与乙型肝炎相同。目前尚无特异性抗 HDV 药物。

（五）戊型肝炎病毒

戊型肝炎病毒（HEV）是引起戊型肝炎的病原体，过去曾被称为经消化道传播的非甲非乙型肝炎病毒。1989 年，美国学者 Reyes 等成功地克隆了 HEV 基因组，将其正式命名为 HEV。

HEV 病毒呈球状，无包膜，平均直径为 32～34nm，基因组为单正链 RNA。HEV 不稳定，对高盐、氯化铯、三氯甲烷等敏感，在液氮中保存稳定。

HEV 的传染源为戊型肝炎病人和亚临床感染者，主要经粪－口途径传播。随粪便排出的病毒污染水源、食物和周围环境而造成传播，其中水源污染传播较为多见。潜伏期为 10～60 天，平均为 40 天。临床表现与甲型肝炎相似，青壮年多见，多为急性感染，表现为急性黄疸型肝炎和急性无黄疸型肝炎，部分急性戊型肝炎可发展成胆汁淤积型肝炎或重症肝炎。孕妇感染 HEV 后病情常较重，尤以怀孕 6～9 个月最为严重，常发生流产或死胎，病死率达 10%～20%。戊型肝炎为自限性疾病，多数病人于发病后 6 周左右即好转并痊愈，不发展为慢性肝炎或病毒携带者。

目前常用的检测方法是用 ELISA 检查血清中的抗 HEV IgM 或 IgG，抗 HEV IgM 出现早，消失快，可作为早期诊断依据。HEV 的传播途径与 HAV 相似，主要经粪－口途径传播，因此其预防原则与甲型肝炎相同。

四、反转录病毒

反转录病毒是一组含逆转录酶的 RNA 病毒，病毒在反转录酶的作用下首先将 RNA 转变为 cDNA，新合成的 cDNA 插入机体细胞核 DNA 中，随机体 DNA 复制、转录、翻译进行扩增。根据其机体范围、病毒形态、遗传特性等分为三个亚科，分别为 RNA 肿瘤病毒亚科、慢病毒亚科、泡沫病毒亚科。

反转录病毒具有以下共同特性：①病毒呈球形，有包膜，表面有刺突，其直径约 80～120nm 左右；②病毒基因组由两条相同的正链 RNA 组成，在 5′端通过部分碱基互补配对形成二聚体；③病毒基因组均含有序列及功能相似的 gag、pol 和 env 等 3 个结构基因及多个调节基因；④病毒核心中除核酸外还含有反转录酶（依赖 RNA 的 DNA 聚合酶）、核酸内切酶、整合酶及 RNA 酶 H；⑤通过 DNA 中间体独特的复制方式，病毒基因整合于机体细胞的染色体上。我们主要介绍人类免疫缺陷病毒。

人类免疫缺陷病毒（Human immunodeficiency virus，HIV）归属于反转录病毒科慢病毒亚科，是获得性免疫缺陷综合征（Acquired immunodeficiency syndrome，AIDS）的病原体。艾滋病即是 AIDS 的音译。HIV 包括 HIV－1 和 HIV－2 两个型别。两型病毒的核苷酸序列相差超过 40%。世界上的 AIDS 大多由 HIV－1 所致，HIV－2 只在西非呈地方性流行。

（一）生物学性状

1. 形态与结构　HIV 病毒体呈球形，直径 100～120nm。电镜下病毒内部有一致密的圆锥状核心。病毒体外层为脂蛋白包膜，其中嵌有 gp120 和 gp41 两种病毒特异性糖蛋白。前者构成包膜表面的刺突，后者为跨膜蛋白。病毒内部为 20 面体对称的核衣壳，包涵核心的两条单股正链 RNA、反转录酶与核衣壳蛋白。

2. 培养特性　HIV 感染的机体范围比较窄，恒河猴及黑猩猩可作为 HIV 感染的动物模型，但其感染过程与产生的症状与人类不同。实验室中常用新分离的正常人 T 细胞或用病人自身分离的 T 细胞培养 HIV。HIV 亦可在某些 T 细胞株（如 H9、CEM）中增殖，细胞出现不同程度的病变，培养液中可测到反转录酶活性，且在培养细胞中可查到病毒的抗原。

3. 抵抗力　HIV 对理化因素的抵抗力较弱。56℃加热 30 分钟可被灭活。但病毒在室温（20～22℃）可保存活力达 7 天。0.2% 次氯酸钠、0.1% 漂白粉、70% 乙醇、50% 乙醚、0.3% H_2O_2 或 0.5% 煤酚皂溶液处理 5 分钟，均可灭活病毒。

（二）致病性与免疫性

1. 传染源与传播途径　艾滋病的传染源是 HIV 无症状携带者和艾滋病患者。从其血液、精液、阴道分泌物、乳汁、唾液、脑脊髓液、骨髓、皮肤及中枢神经组织等标本中，均可分离到 HIV。主要有三种传播方式。

（1）性传播　AIDS 是重要的性传播疾病之一，同性或异性间的性行为是 HIV 的主要传播方式。

（2）血液传播　通过输入带 HIV 的血液或血制品、接受器官或骨髓移植、人工授精、静脉药瘾者、共用污染的注射器及针头等均可造成 HIV 感染。

（3）垂直传播　包括经胎盘、产道或经哺乳等方式引起的传播。

2. 致病机制　HIV 感染和致病的主要特点是该病毒侵入人体后，能选择地侵犯、破坏表达 CD4 分子的细胞，主要是辅助性 T 细胞（CD4$^+$），导致以 CD4$^+$细胞缺损和功能障碍为中心的严重免疫缺陷。HIV 除侵犯辅助性 T 细胞外，还可侵犯 CD4$^+$分子低表达的细胞，如单核－巨噬细胞、皮肤朗格汉细胞、淋巴结的滤泡树突状细胞、神经胶质细胞、神经元细胞等。HIV 在细胞中呈低度增殖而不引起病变，但可损害细胞的免疫或其他功能。

3. 临床表现　HIV 感染后的临床表现包括原发感染急性期、无症状潜伏期、AIDS 相关综合征及典型 AIDS 四个阶段。

（1）原发感染　HIV 初次感染人体后，即开始在 CD4$^+$的 T 细胞和单核巨－噬细胞群中增殖，引起病毒血症。此时期从血流中、脑脊液及骨髓细胞可分离到病毒，从血清中可查到 HIV 抗原。临床上可出现发热、咽炎、淋巴结肿大、皮肤斑丘疹和黏膜溃疡等自限性症状。约持续 1～2 周后进入 HIV 感染无症状潜伏期。

（2）潜伏感染　此期持续时间较长，可持续长 5～15 年。临床无症状，有些患者出现无痛性淋巴结肿大。此时外周血中检测不到 HIV 抗原或很少检测到。组织中的 HIV 低水平复制，并不断小量释放入血循环中，形成慢性或持续性感染，随着感染时间的延长，当机体受到各种因素的激发使慢性感染的病毒大量增加，CD4$^+$T 细胞数不断减少，免疫系统的损害加重，慢性感染可迅速发展为艾滋病相关综合征（ARC）。

（3）AIDS 相关综合征　患者出现发热、盗汗、全身倦怠、慢性腹泻及持续性淋巴结肿大等症状，肿大的淋巴结直径在 1cm 以上，一般无压痛，无粘连，活动度好。还可出现毛状白斑等口腔疾病。

（4）典型的 AIDS 出现严重细胞免疫缺陷，主要表现为免疫缺陷合并感染和恶性肿瘤。由于机体免疫功能严重缺陷，艾滋病患者的抗感染能力显著下降，一些对正常机体无明显致病作用的病毒（如巨细胞病毒、人类疱疹病毒 8 型、EB 病毒）、细菌（如鸟型结核菌）、真菌（如白假丝酵母菌）和原虫（如卡氏肺孢菌）等，均可造成艾滋病患者的致死性感染。部分病人还可并发肿瘤，如 Kaposi 肉瘤和恶性淋巴瘤、肛门癌、宫颈癌等。也有许多患者出现神经系统疾病，如 AIDS 痴呆综合征等。感染病毒 10 年内发展为 AIDS 的占 50%，AIDS 患者于 5 年内死亡率 90%，死亡多发生于出现临床症状的 2 年之内。

4. 免疫性 HIV 感染后，机本可产生高滴度的抗 HIV 多种蛋白的抗体，包括抗 gp120 的中和抗体。这些抗体具有一定的保护作用，主要是能在急性感染期降低血清中的病毒抗原量，但不能清除体内的病毒。因此，HIV 一旦感染，便终生携带病毒。

（三）微生物学检查

1. 检测抗体 一般 HIV 感染 2～3 个月（或更长）后均可检出抗 - HIV。检测的主要的方法有 ELISA、IFA、RIA、免疫印迹试验等。

2. 检测病毒 取新鲜分离的正常人淋巴细胞或脐血淋巴细胞，用 PHA 刺激并培养 3～4 天后用于接种病人的血液单核细胞、骨髓细胞、血浆或脑脊液等标本。定期换液、补充 PHA 处理的正常人淋巴细胞，培养 2～4 周后，如有病毒增殖，则出现不同程度的细胞病变，最明显的是有融合的多核巨细胞。细胞病变出现后，可用免疫荧光法检测培养细胞中的病毒抗原，或用生化方法检测培养液中的反转录酶活性，也可用电镜检测 HIV 颗粒。

（四）防治原则

采取综合防治措施，包括：①开展广泛宣传教育，普及预防 AIDS 的相关知识，认识艾滋病的传播方式及其严重危害性，杜绝吸毒和性滥交；②建立 HIV 感染的监测系统，掌握 AIDS 流行动态；③加强国境检疫，严防由国外传入；④对供血者进行抗 - HIV 检查，确保输血和血液制品的安全性。

艾滋病的特异性预防尚缺乏理想的疫苗。由于难以保证疫苗的安全性，HIV 的减毒活疫苗、灭活疫苗均不宜给人体应用。基因工程亚单位疫苗、合成寡肽疫苗、重组病毒载体疫苗正在研制中。

临床上用于治疗艾滋病的抗病毒药物有三类：①核苷类反转录酶抑制剂，如叠氮胸苷（AZT）、双脱氧胸苷（DDC）、双脱氧肌苷（DDI）、拉米夫定（3TC）等；②非核苷类反转录酶抑制剂，如德拉维拉丁（Delavirdine）和耐维拉平（Nevirapine）；①和②的作用机理是干扰 HIV 的 DNA 合成；③蛋白酶抑制剂如赛科纳瓦（Saquinavir）、瑞托纳瓦（Ritonavir）、英迪纳瓦（Indinavir）和耐非纳瓦（Nelfinavir），其作用机理是抑制 HIV 蛋白水解酶，使病毒的大分子聚合蛋白不被裂解而影响病毒的成熟与装配。临床上使用有一定疗效。基因工程可溶性 CD4 受体可阻止病毒与易感细胞结合，有一定作用。

五、其他病毒

其他病毒的主要种类和特性见表 10 - 4。

表 10 - 4 其他病毒的主要种类和特性

病毒名称	生物学特性	传播方式	所致疾病	防治原则
流行性乙型脑炎病毒（epidemic type ben-cephalitis virus）	为球形 RNA 病毒有包膜，只有一个血清型	传染源是携带病毒的家畜及家禽，尤其是幼猪，由蚊虫叮咬传播，主要侵犯 10 岁以下儿童	引起流行性乙型脑炎，但多数表现为隐性感染，只有极少数出现中枢神经系统症状	目前尚无有效治疗方法。预防的关键措施是防蚊灭蚊、疫苗接种和有效管理动物宿主

续表

病毒名称	生物学特性	传播方式	所致疾病	防治原则
汉坦病毒 （hanta virus）	呈多形性，以球形和卵圆形多见，有包膜，有6个血清型，在中国流行的主要是Ⅰ型和Ⅱ型	传染源主要是黑线姬鼠和褐家鼠，人或动物通过呼吸道、消化道或直接接触方式感染	引起肾综合征出血热	防鼠灭鼠，做好个人防护，易感者可接种灭活疫苗。疑似病例的治疗要坚持"三早一就地"原则
狂犬病病毒 （rabies virus）	呈子弹头状的NA病毒，有包R膜，有刺突。在易感动物或人的中枢神经细胞中增殖时形成嗜酸性包涵体，称内基小体	传染源主要是病犬，其他还有猫、狼、狐狸、牛、马、猪。通过感染动物咬伤、抓伤或密切接触而感染	引起狂犬病，病死率近100%潜伏期一般为1~3个月，主要取决于咬伤部位距头部距离、伤势程度、患者年龄等	狂犬病治疗困难关键在预防。及时处理伤口，尽快注射狂犬病疫苗，酌情应用抗狂犬病病毒血清或狂犬病免疫球蛋白
单纯疱疹病毒1型 （HSV-1）	DNA病毒，有包膜，中等大小	潜伏在三叉神经节和颈上神经节，通过密切接触、飞沫传播	生殖器以外的皮肤、黏膜感染如唇疱疹、角膜结膜炎等	无特异性预防。阿昔洛韦是治疗的首选药物
单纯疱疹病毒2型 （HSV-2）	DNA病毒，有包膜，中等大小	潜伏在骶神经节，通过性接触传播	生殖器疱疹、新生儿疱疹、宫颈癌	无特异性预防。阿昔洛韦是治疗的首选药物
EB病毒 （Epstein-Barr virus，EBV）	嗜B淋巴细胞病毒，其他特性与疱疹病毒其他成员类似	潜伏于B淋巴细胞，通过唾液传播，也可经性接触或输血传播	传染性单核细胞增多症、Burkit淋巴瘤、鼻咽癌	无特异性预防，亚单位疫苗和基因工程疫苗正在试用观察过程中
水痘-带状疱疹病毒 （varicella-zoster virus，VZV）	DNA病毒，有包膜，中等大小，只有一个血清型	潜伏在脊髓后根神经节或颅神经的感觉神经节中，通过呼吸道飞沫传播或直接接触传播	原发：水痘（儿童）多分布于躯干，出现丘疹、水疱疹，可发展成脓疱疹。复发：带状疱疹（成人），沿神经走向分布，串联成带状的疱疹	减毒活疫苗预防治疗用阿昔洛韦干扰素
巨细胞病毒 （cytomegalo virus，CMV）	DNA病毒，有包膜，中等大小，与单纯疱疹病毒极为相似	潜伏在唾液腺、乳腺、肾、单核-吞噬细胞等，通过接触唾液性接触、输血母婴垂直传播	巨细胞病毒感染，输血后传染性单核细胞增多症和肝炎、先天畸形等	减毒活疫苗正在试用。亚单位疫苗、基因工程疫苗在研制中
登革病毒 （dengue virus）	为球形RNA病毒，有包膜	患者和隐性感染者是主要传染源，经伊蚊叮咬而传播	引起登革热和登革出血热	目前尚无特效的治疗方法和有效的疫苗。预防主要是防蚊灭蚊
森林脑炎病毒 （russian spring-summer encephalitis virus）	为球形RNA病毒，有包膜	蜱是主要传播媒介	引起森林脑炎，病死率较高	尚无特效治疗方法，预防主要是防蜱灭蜱，易感者接种疫苗
新疆出血热病毒 （Xinjiang hemorrhagic fever virus，XHFV）	RNA病毒，呈球形或椭圆形，有包膜	人被携带病毒的蜱叮咬或通过皮肤伤口而感染	引起新疆出血热	预防主要是切断传播途径，加强防护
人乳头瘤病毒 （human papillo-Ma，HPV）	呈球形，为DNA病毒，无包膜。现已发现130多个型	主要通过接触感染者病损部位或间接接触病毒污染的物品而感染	分为嗜皮肤性和嗜黏膜性两大类。前者主要是各种类型的皮肤疣；后者主要引起生殖道尖锐湿疣、喉乳头瘤等。其中高危型HPV（如HPV16、18、33、31型等）感染可诱发生殖道恶性肿瘤，最常见的是宫颈癌	预防主要是避免与感染组织直接接触，接种疫苗最有效，可选择二价、四价或九价疫苗。治疗寻常疣和尖锐湿疣主要采取局部治疗，如冷冻、激光、电灼等，药物治疗可用0.5%足叶草脂毒素酊、5%咪喹莫特等

续表

病毒名称	生物学特性	传播方式	所致疾病	防治原则
埃博拉病毒 （ebola hemorrhagic fever，EBHE）	为 RNA 病毒，呈丝状，有包膜	感染者为主要传染源，可通过与患者体液直接接触，或与患者皮肤、黏膜等接触而传染	引起埃博拉出血热	目前尚无特异性疫苗，加强对感染者的隔离治疗及对易感者的保护是主要的预防措施
寨卡病毒 （zika virus）	为 RNA 病毒，属黄病毒科	宿主不明确，主要在野生灵长类动物和栖息在树上的蚊子，如非洲伊蚊循环	引起寨卡病毒病，病情持续一周左右。孕妇感染者容易生出小头畸形儿，可能与寨卡病毒感染有关	目前没有特异性治疗方法，也尚无有效疫苗。控制感染来源及避免蚊虫叮咬可减少感染发生

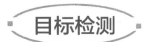

答案解析

一、A 型题（最佳选择题）

1. 以下对病毒基本性状的描述，错误的是（　　）

　　A. 只含有一种核酸　　　　　　B. 非细胞型结构

　　C. 专性细胞内寄生　　　　　　D. 形态微小，可通过滤菌器

　　E. 可在宿主细胞外复制病毒组装成分

2. 以下对抗生素不敏感的是（　　）

　　A. 支原体　　　　　　B. 衣原体　　　　　　C. 病毒

　　D. 立克次体　　　　　E. 细菌

3. 目前预防病毒感染最有效的方法是（　　）

　　A. 化学药物　　　　　B. 免疫血清　　　　　C. 主动免疫

　　D. 干扰素　　　　　　E. 抗生素

4. 病毒的复制周期不包括（　　）

　　A. 吸附　　　　　　　B. 穿入　　　　　　　C. 脱壳

　　D. 干扰　　　　　　　E. 生物合成

5. 引起小儿"秋季腹泻"最常见的病毒是（　　）

　　A. 腺病毒　　　　　　B. 轮状病毒　　　　　C. 冠状病毒

　　D. 柯萨奇病毒　　　　E. 流感病毒

6. 常引起输血后肝炎的是（　　）

　　A. HAV　　　　　　　B. HBV　　　　　　　C. HCV

　　D. HDV　　　　　　　E. HEV

7. 孕妇感染后病死率高的是（　　）

　　A. HAV　　　　　　　B. HBV　　　　　　　C. HCV

　　D. HDV　　　　　　　E. HEV

二、B 型题（配伍选择题）

　　A. 衣壳　　　　　　　B. 核酸　　　　　　　C. 包膜

　　D. 壳粒　　　　　　　E. 刺突

1. 保护核酸不受核酸酶破坏的是（　　）

2. 控制病毒遗传和变异的是（　　）

3. 病毒以出芽方式通过宿主细胞的核膜或胞质膜时获得的是（　　）

（崔素华）

书网融合⋯⋯

 重点回顾　　 微课　　 习题

PPT

第十一章　人体寄生虫学

学习目标

知识目标：
1. **掌握**　寄生虫、宿主的生活史等概念。
2. **熟悉**　寄生虫与宿主的相互关系，常见寄生虫的形态、生活史和致病性。
3. **了解**　常见寄生虫病的诊断与防治。

技能目标：
能明确常见寄生虫病的特点及防治原则。

素质目标：
提高公共卫生和保护环境的意识，增强民族自豪感。

导学情景

情景描述： 患者，男，36岁。因发热、腹痛、脓血便月余入院。2个月前曾多次下湖打捞湖草，当时手臂出现红色丘疹及皮肤瘙痒，被诊断为"水土不服"，服用地塞米松后消退。之后出现过低热、咳嗽、咳痰，被诊断为"感冒"，服感冒胶囊和银翘解毒片约1周后症状渐消退。1个月前又出现畏寒、发热、腹胀、腹痛、食欲缺乏、脓血便，按"痢疾"治疗无效而入院。体检：神志清楚，发育中等，体温39℃，心、肺未见异常，肝剑突下2.5cm，质软，轻度压痛，脾可触及。血常规白细胞1.89×10^9/L，中性粒细胞47%，淋巴细胞35%，嗜酸性粒细胞18%，大便常规发现血吸虫卵，遂诊断为急性血吸虫病。

讨论： 血吸虫病是由什么引起的？与细菌、病毒的感染有何不同？该如何进行防治？

学前导语： 血吸虫病是由血吸虫引起的，属于寄生虫病。那么寄生虫有何特点，还会引起哪些疾病呢？这就是我们要研究的内容：寄生虫学。寄生虫学有哪些内容呢？

第一节　寄生虫学概论 微课

人体寄生虫学（human parasitology）又称医学寄生虫学（medical parasitology），是研究与人体健康有关的寄生虫的形态结构、生长发育、繁殖规律，阐明寄生虫与人体和外界环境因素相互关系的一门科学。人体寄生虫学包括医学原虫学、医学蠕虫学和医学节肢动物学三部分内容。

一、寄生虫与宿主的概念

1. 寄生虫的概念　在生物进化过程中，生物与生物之间形成了各种复杂的关系。两种不同生物共同生活在一起的现象，称为共生。共生现象可分为共栖、互利共生和寄生。共栖是指两种不同的生物共同生活，一方受益，另一方既不受益也不受害的现象。互利共生指的是共同生活的两种生物彼此受益的现象。寄生是指两种生物共同生活，一方受益而另一方受害的关系。在寄生关系中，受益的一方称为寄生物，受害的一方称为宿主。一般把能长期或短暂地寄生于另一种生物体内或体表，获取营养并给对方造成损害的低等动物称为寄生虫。其中寄生于人体的寄生虫称为人体寄生虫或医学寄生虫。

2. 宿主的概念及类型　被寄生虫寄生的生物称为宿主。根据寄生虫不同发育阶段对宿主的需求，可将宿主分为以下几种类型。

（1）终宿主　指寄生虫成虫或有性生殖阶段所寄生的宿主。例如华支睾吸虫的成虫寄生在人体的肝胆管，所以人是华支睾吸虫的终宿主。

（2）中间宿主　指寄生虫幼虫或无性生殖阶段所寄生的宿主。有两个中间宿主的寄生虫，其中间宿主有第一和第二之分，按照幼虫发育早晚的顺序分别称为第一中间宿主、第二中间宿主。例如华支睾吸虫的第一中间宿主为淡水螺，第二中间宿主为淡水鱼。

（3）保虫宿主　能寄生于人和某些脊椎动物的蠕虫成虫或原虫的某一发育阶段，在一定条件下可从脊椎动物传播给人，在流行病学上将这些脊椎动物称为保虫宿主，又称储存宿主。在动物和人之间传播的寄生虫病称为人兽共患寄生虫病。例如华支睾吸虫的成虫既可寄生于人，又可寄生在猫身上，所以猫是该虫的保虫宿主。

（4）转续宿主　某些寄生虫的幼虫侵入非适宜宿主后不能发育为成虫，但能长期维持幼虫状态，当有机会侵入适宜宿主体内时能继续发育为成虫，这种非适宜宿主称为转续宿主。例如卫氏并殖吸虫的童虫侵入野猪体内不能发育为成虫而维持童虫状态，当人或犬生食或半生食含此童虫的野猪肉，则童虫可在人或犬体内发育为成虫，因此，野猪是该虫的转续宿主。

练一练

寄生虫幼虫或无性生殖阶段所寄生的宿主称为（　　）

A. 终宿主　　　　　　　　　B. 中间宿主　　　　　　　　　C. 保虫宿主

D. 储存宿主　　　　　　　　E. 转续宿主

答案解析

3. 寄生虫的生活史　寄生虫完成一代生长、发育和繁殖的完整过程称为寄生虫的生活史。完成生活史过程中不需要中间宿主的称为直接型的生活史。如蛔虫和钩虫的虫卵或幼虫在外界不需要中间宿主即可发育至感染期而感染人体，称为土源性蠕虫。完成生活史需要中间宿主或媒介昆虫的称为间接型的生活史。如丝虫和血吸虫等蠕虫需要在中间宿主体内发育至感染阶段后才能感染人体，称为生物源性蠕虫。

在寄生虫的生活史中，具有感染宿主能力的发育阶段称为感染阶段或感染期。例如钩虫必须在土壤中发育为丝状蚴才能侵入人体皮肤。

世代交替指某些寄生虫生活史中无性生殖和有性生殖有规律地交替出现的现象，如疟原虫的发育过程。

二、寄生虫与宿主的相互关系

寄生虫与宿主的相互关系包括寄生虫对宿主的损害和宿主对寄生虫的抵抗两个方面。

1. 寄生虫对宿主的损害

（1）掠夺营养　寄生虫在宿主体内存活，所需营养绝大部分来自宿主。寄生于小肠的蛔虫以宿主的食糜为营养，如虫体数目多时可造成宿主营养不良。

（2）机械性损伤　寄生虫在入侵、移行或定居过程中可对宿主的组织器官造成损伤。如钩虫的丝状蚴侵入皮肤可引起钩蚴性皮炎。

（3）毒性作用和免疫损伤　寄生虫的分泌物、排泄物和死亡虫体的分解物等对宿主具有毒性作用，或能引起免疫病理损害。如血吸虫抗原与宿主抗体结合形成抗原抗体复合物沉积于肾小球可引起肾小球基底膜损伤。

2. 宿主对寄生虫的免疫作用

（1）固有免疫　表现为皮肤黏膜和胎盘的屏障作用，吞噬细胞的吞噬作用和体液中的补体及溶酶体酶的溶细胞作用等。

（2）适应性免疫　寄生虫抗原刺激宿主的免疫系统诱导产生特异性体液免疫和细胞免疫应答。①消除性免疫：指宿主能清除体内寄生虫，并对再感染产生完全的抵抗力，如热带利什曼原虫引起皮肤利什曼病。这是极少见的一种免疫状态。②非消除性免疫：指寄生虫感染后虽可诱导宿主对再感染产生一定的免疫力，但对体内已有的寄生虫不能完全清除。非消除性免疫是寄生虫感染免疫的普遍现象，包括带虫免疫和伴随免疫等。如人体感染疟原虫后，可产生一定程度的抵抗同种疟原虫再感染的免疫力，但其血液内仍有低水平的原虫血症，当这些疟原虫被彻底清除后，这种保护性免疫力随之消失，称为带虫免疫。如血吸虫感染人体后能产生抵抗童虫再感染的免疫力，但这种免疫力不能杀灭体内存在的成虫，称为伴随免疫。

（3）超敏反应　超敏反应是宿主对寄生虫感染产生的免疫病理反应。例如疟疾和黑热病患者发生的溶血性贫血与Ⅱ型超敏反应有关，血吸虫卵在肝脏形成的肉芽肿则是Ⅳ型超敏反应引起的。

（4）免疫逃避　寄生虫逃避宿主免疫力攻击的现象称为免疫逃避。其作用机制较为复杂，主要表现如下。①解剖位置的隔离：如疟原虫寄生在红细胞内，与宿主免疫屏障相隔离。②抗原改变：包括抗原变异和抗原伪装。抗原变异是某些寄生虫的抗原可发生变化，从而逃避宿主的免疫攻击。抗原伪装是寄生虫将宿主的成分结合在体表，从而避免宿主的免疫攻击。③抑制宿主的免疫应答：有些寄生虫抗原可直接诱导宿主产生免疫抑制。如有些寄生虫的分泌物和排泄物中具有淋巴细胞毒性作用，可抑制淋巴细胞激活，从而抑制宿主的免疫应答。

三、寄生虫病的流行与防治

（一）寄生虫病流行的基本环节

寄生虫病在一个地区流行必须具备三个基本条件，即传染源、传播途径和易感人群。

1. 传染源　人体寄生虫病的传染源包括患者、带虫者和保虫宿主。

2. 传播途径

（1）经口感染　这是最常见的传播途径。寄生虫的感染阶段可污染食物、饮水、玩具等，被人吞食进入人体，如华支睾吸虫、蛔虫。

（2）经皮肤感染　寄生虫的感染阶段可直接侵入皮肤或黏膜引起感染，如钩虫的丝状蚴，血吸虫的尾蚴。

（3）经媒介昆虫感染　寄生虫通过吸血的节肢动物叮咬而侵入人体，如蚊子传播疟原虫。

（4）经接触感染　寄生虫通过直接或间接接触侵入人体，如阴道毛滴虫通过性接触或共用洗浴用具传播。

（5）经胎盘感染　孕妇妊娠阶段感染的寄生虫可经胎盘传给胎儿，导致胎儿发生先天性寄生虫感染，如刚地弓形虫。

（6）其他途径　疟原虫、美洲锥虫等可经输血途径传播；蛲虫卵可在空气中飘浮，随呼吸进入人体；蛲虫和微小膜壳绦虫等还能发生自体感染。

3. 易感人群　未经感染的人因缺乏特异性免疫力，通常为易感者。人体对寄生虫感染的免疫多属带虫免疫，即感染时具有特异性免疫力，当寄生虫被清除后该免疫力逐渐消失，重新处于易感状态。在流行区，儿童的免疫力一般低于成年人。

（二）影响寄生虫病流行的因素

1. 自然因素　包括地理因素和气候因素，如温度、湿度、雨量和阳光等。

2. 生物因素　有些寄生虫在完成生活史过程中需要中间宿主或节肢动物，因此中间宿主或节肢动物的存在决定了寄生虫病能否流行。

3. 社会因素　包括社会制度、经济状况、文化教育、科学水平、医疗卫生、防疫保健以及个人的生活习惯等。

（三）寄生虫病流行的特点

1. 地方性　因各地的气候条件、中间宿主或节肢动物的地理分布、人群的生活习惯不同，不同地方的寄生虫病流行情况不同。

2. 季节性　由于气候条件对寄生虫或其中间宿主的消长有明显的影响，因此寄生虫病的流行呈现明显的季节性。

3. 自然疫源性　在原始森林或荒漠中，一些人兽共患的寄生虫病在脊椎动物间传播。当人进入该地区后，这些寄生虫病可从脊椎动物传给人，这些地区称为自然疫源地。这种不需人的参与而存在于自然界的人兽共患寄生虫病称为自然疫源性寄生虫病。

（四）寄生虫病的诊断和防治原则

1. 寄生虫病的诊断　寄生虫感染的诊断包括临床诊断和实验室检查。

（1）临床诊断　主要包括询问病史，CT、MRI超声波或造影等影像学辅助诊断。

（2）实验室检查　病原学诊断是最可靠的诊断方法。根据寄生虫生活史特点，从患者的粪便、血液、痰液、阴道分泌物、尿液、活体组织等标本中查出寄生虫某一发育期即可确诊。此外，还可通过免疫学和分子生物学等方法辅助诊断寄生虫病。

2. 寄生虫病的防治原则

（1）控制传染源　在流行区，普查普治病人、带虫者和保虫宿主是控制传染源的重要措施。在非流行区需注意监控来自流行区的流动人口，避免传染源输入与扩散。

（2）切断传播途径　根据寄生虫病传播途径的不同采取相应的措施。如加强粪便和水源管理，注意环境和个人卫生，杀灭中间宿主或媒介节肢动物等。

（3）保护易感人群　加强健康教育，改善生产方式，改变不良饮食习惯，提高个人自我保护意识，必要时可提供预防性药物和皮肤涂抹趋避剂等。

？ 想一想

寄生虫病的防治原则与细菌、病毒感染性疾病的防治原则一样吗？

答案解析

第二节　常见致病的寄生虫

一、医学蠕虫

蠕虫是多细胞的无脊椎动物，由于它们依赖肌肉的收缩进行蠕动，通称为蠕虫。由蠕虫引起的疾病统称为蠕虫病。蠕虫主要包括线虫、吸虫和绦虫。

（一）似蚓蛔线虫

似蚓蛔线虫简称蛔虫，是最常见的人体消化道寄生虫之一，引起蛔虫病。蛔虫主要流行于温暖、潮湿和卫生条件较差的热带和亚热带地区。

1. 形态　成虫圆柱形，似蚯蚓，头尖细，尾钝圆。雌虫长 20～35cm，雄虫长 15～31cm，雄虫尾部向腹面弯曲，末端有镰刀状交合刺（图 11－1）。

受精卵宽椭圆形，卵壳较厚，外有蛋白质膜，卵内含一个受精卵细胞，两端有新月形空隙（图 11－2）受精卵不断发育为含幼虫的感染期虫卵。未受精卵长椭圆形，卵壳和蛋白质膜较薄（图 11－3）。

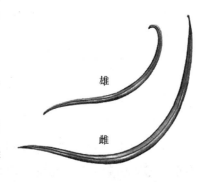

图 11－1　蛔虫成虫形态

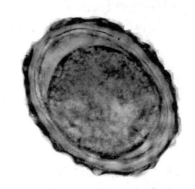

图 11－2　受精蛔虫卵

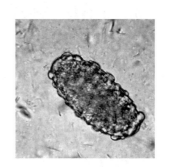

图 11－3　未受精蛔虫卵

2. 生活史　蛔虫属土源性线虫，不需要中间宿主完成生活史。成虫寄生于人小肠，虫卵随粪便排出，在泥土中发育为幼虫，幼虫蜕皮形成感染期幼虫。被人食入可进入小肠孵出幼虫，侵入肠黏膜，钻入静脉或淋巴管，经肝、右心、肺和肺泡，再沿支气管、气管逆行至咽部，随人吞咽进入消化道发育为童虫，数周后发育为成虫。

3. 致病性　幼虫主要导致蛔虫性哮喘和蛔虫性肺炎，表现为咳嗽、胸闷、干咳、哮喘或荨麻疹等。此外，幼虫还能引起异位寄生，侵入脑、肝、脾、肾、眼等器官。

成虫通过掠夺营养和损害肠黏膜造成宿主营养不良，导致发育障碍。病人常表现为恶心、呕吐、腹胀、间歇性腹痛等。此外，还会出现荨麻疹、皮肤瘙痒、结膜炎、中毒性脑病等。因蛔虫有钻孔特性，可钻入各种管道，引起胆道蛔虫病、蛔虫性肠梗阻、蛔虫性胰腺炎、阑尾炎或肝蛔虫病等。

4. 诊断与防治　粪便中查见虫卵或虫体即可确诊。

在预防疾病方面，应加强粪便管理，积极开展健康教育，尤其是儿童，要讲究个人卫生和饮食卫生。灭蝇和蟑螂可防止蛔虫卵污染食物和水源。常用驱虫药有阿苯达唑、甲苯达唑等。

（二）蠕形住肠线虫

蠕形住肠线虫简称蛲虫，引起蛲虫病。本病是儿童常见寄生虫病。

1. 形态　成虫细小，乳白色，有头翼和咽管球。雌虫较大，尾端长直尖细。雄虫较小，尾端向腹面卷曲（图 11－4）。

虫卵无色透明，长椭圆形，一侧扁平，另一侧稍凸，卵壳较厚（图 11－5）。

2. 生活史　成虫主要寄生于人体盲肠、结肠和回肠下段。雌雄交配后，雄虫很快死亡，雌虫在肠内一般不产卵。当宿主睡眠，肛门括约肌松弛时，雌虫移行至肛门外产卵，引起肛周瘙痒。经 6 小时即可发育为感染期卵。患儿用手搔痒后，感染期卵可经肛门－手－口方式形成自身感染。

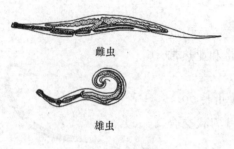

雌虫

雄虫

图 11 -4　蛲虫成虫

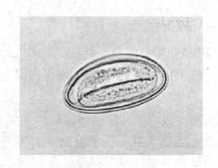

图 11 -5　蛲虫卵

3. 致病性　成虫寄生于肠道可造成肠黏膜受损。雌虫在肛周、会阴处移行、产卵，引起肛门瘙痒，皮肤搔破可引起炎症。患者表现为烦躁不安、失眠、食欲减退、夜间磨牙、消瘦。此外，成虫如钻入阑尾可引起蛲虫性阑尾炎；如雌虫经泌尿生殖道逆行可引起蛲虫性泌尿生殖系统炎症。

4. 诊断与防治　根据蛲虫在肛周产卵的特点，可用透明胶纸法或棉拭子法于清晨排便或洗澡前在肛周收集虫卵，进行检查确诊。

应加强儿童卫生教育，注意饭前便后洗手、不要吸吮指甲，托儿所、幼儿园注意做好消毒。常用治疗药物有阿苯达唑、甲苯达唑。局部外用药可用3%噻嘧啶软膏。

（三）十二指肠钩口线虫和美洲板口线虫

寄生于人体小肠的钩虫主要有十二指肠钩口线虫（简称十二指肠钩虫）和美洲板口线虫（简称美洲钩虫），引起钩虫病。以热带、亚热带较多，我国以黄河以南农村地区为主要流行区。

1. 形态　成虫细长约1cm，活时淡红色，死后灰白色。虫体前端较细，略向背侧弯曲，顶端有口囊，雄虫尾部呈交合伞，雌虫尾部呈圆锥状（图 11 -6）。十二指肠钩虫的口囊有两对钩齿，美洲钩虫的口囊有一对板齿（图 11 -7）。

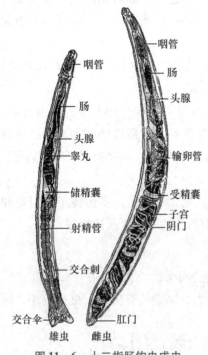

咽管

咽管

肠

肠

头腺

头腺

睾丸

输卵管

储精囊

受精囊

子宫

射精管

阴门

交合刺

交合伞

肛门

雄虫

雌虫

图 11 -6　十二指肠钩虫成虫

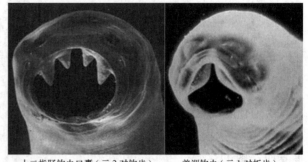

十二指肠钩虫口囊（示2对钩齿）　　美洲钩虫（示1对板齿）

图 11 -7　两种钩虫的口囊

虫卵椭圆形，两端钝圆，卵壳较薄，含2～4个卵细胞（图 11 -8）。

2. 生活史　成虫寄生于人的小肠，虫卵随粪便排出体外，在土壤中发育为杆状蚴自卵内孵出，逐渐发育为丝状蚴，为感染期幼虫。丝状蚴可主动侵入人的皮肤内，在皮下组织移行，进入小静脉或淋巴管，经右心、肺动脉、肺和肺泡，再沿支气管、气管上行至咽，部分随痰液排出，大部分随吞咽进入小肠，并在小肠发育为成虫。

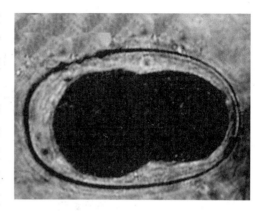

图 11－8　钩虫卵

3. 致病性　丝状蚴侵入皮肤可导致钩蚴性皮炎，有奇痒和灼烧感，出现丘疹或小疱疹，俗称"痒疙瘩"或"粪毒"。幼虫移行至肺可引起呼吸系统病变，表现为阵发性咳嗽、血痰及哮喘等。成虫寄生于小肠，可引起消化道症状和贫血。患者出现上腹部不适及隐痛，食欲减退、恶心、呕吐、腹痛、腹泻黏液性或水样便，严重者为柏油样黑便。少数患者表现出异嗜症。

4. 诊断与防治　粪便检出虫卵或经钩蚴培养检出幼虫可确诊。

预防钩虫感染应注意农村改水改厕，对粪便无害化处理，不赤足下地。左旋咪唑硼酸乙醇溶液涂于皮肤可预防感染。常用驱虫药有甲苯达唑、阿苯达唑、三苯双脒、噻嘧啶或伊维菌素等。

（四）华支睾吸虫

华支睾吸虫又称肝吸虫，成虫寄生于人体的肝胆管内，引起华支睾吸虫病，又称肝吸虫病。该病主要流行于亚洲，在我国大多数省份均有发现或流行。

1. 形态　成虫似葵花子，雌雄同体。有口、腹吸盘，肠支分两支，末端为盲端，无肛门，有排泄囊。生殖器官有睾丸 1 对、卵巢 1 个（图 11－9）。

虫卵形似芝麻，淡黄褐色，一端较窄有卵盖，卵盖周围是肩峰，另一端有小疣，是最小的蠕虫卵（图 11－10）。

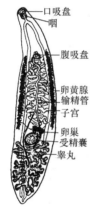

图 11－9　华支睾吸虫成虫

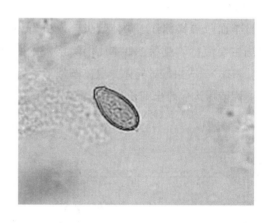

图 11－10　华支睾吸虫卵

2. 生活史　成虫寄生于人或哺乳动物的肝胆管。虫卵随粪便排出，被水中的第一中间宿主淡水螺（如豆螺、沼螺、涵螺等）吞食，在螺内逐渐发育为毛蚴、胞蚴、雷蚴和尾蚴，最后尾蚴从螺体逸出。尾蚴在水中侵入第二中间宿主淡水鱼虾，经 20～35 天发育为囊蚴。囊蚴被终宿主吞食，发育为幼虫和成虫（图 11－11）。

3. 致病性　轻度感染时一般无明显临床症状，重度感染时表现为过敏反应和消化道不适，如发热、胃痛、腹胀、肝区痛等。较多病例发展为慢性，表现为疲乏、上腹不适、消化不良、腹痛、腹泻、肝区隐痛等。此外，还会出现营养不良、贫血、肝大甚至肝硬化等。

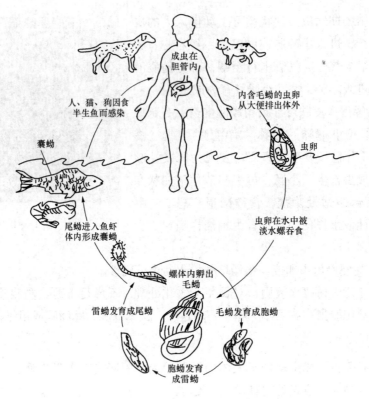

图 11 – 11　华支睾吸虫生活史

4. 诊断与防治　粪检查找虫卵是确诊依据。免疫学检测也可用于辅助诊断。应加强粪便管理，开展宣传教育，不生吃鱼虾，生熟食的厨具分开使用。治疗常用药有吡喹酮和阿苯达唑。

（五）日本血吸虫

日本血吸虫又称日本裂体吸虫，成虫寄生于人或哺乳动物的静脉内，引起日本血吸虫病。日本血吸虫病主要流行于亚洲，日本已消除该病，目前仅中国、菲律宾、印度尼西亚有该病流行。

1. 形态　成虫雌雄异体，虫体圆柱形，有口、腹吸盘。雄虫乳白色，背腹扁平，两侧向腹面卷曲形成沟槽称抱雌沟。雌虫细长，呈灰褐色，可进入抱雌沟内与雄虫呈合抱状（图 11 – 12）。

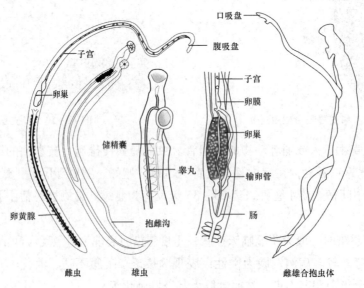

图 11 – 12　日本血吸虫成虫

成熟虫卵淡黄色，卵壳厚薄均匀，无卵盖，内含毛蚴（图 11 - 13）。

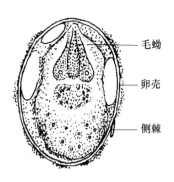

图 11 - 13　日本血吸虫卵

2. 生活史　成虫寄生于人或哺乳动物的门脉 - 肠系膜静脉系统，虫卵随静脉血流走沉积于肠或肝等组织，部分虫卵随粪便排出。入水后可孵出毛蚴，钻入中间宿主钉螺后经母胞蚴、子胞蚴后发育为尾蚴。尾蚴逸出螺体，在水中钻进宿主皮肤后，逐渐发育为童虫，进入血管，随血流经右心到肺，再进入左心到达肠系膜进入肝门静脉实现雌雄合抱，最后移行到肠系膜静脉及直肠静脉寄居，交配、产卵（图 11 - 14）。

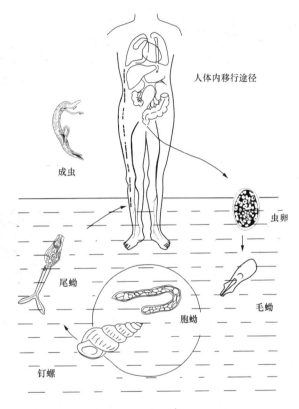

图 11 - 14　日本血吸虫生活史

3. 致病性　尾蚴侵入皮肤可导致尾蚴性皮炎。血吸虫病急性期病人表现为畏寒、发热、多汗、淋巴结和肝大，常伴有肝区压痛，恶心、呕吐、腹痛、腹泻等，还会出现干咳、气促、胸痛等。重症病人出现神智迟钝、黄疸、腹水、高度贫血、消瘦等。晚期可出现肝硬化后门脉高压综合征、结肠肉芽肿性增生或严重生长发育障碍等。

4. 诊断与防治　从粪便或组织中查找虫卵或毛蚴是确诊的依据。

预防疾病方面，通过灭螺、粪便管理及加强健康教育，避免接触疫水，使用防护药物如氯硝硫胺、苯二甲酸二丁酯油膏等。青蒿素衍生物蒿甲醚和青蒿琥酯对童虫有杀灭作用。吡唑酮是治疗的首选药物。

（六）链状带绦虫

链状带绦虫又称猪带绦虫、猪肉绦虫或有钩绦虫，寄生于人肠道，引起猪带绦虫病。幼虫寄生于人体皮下、肌肉或内脏，可引起囊尾蚴病。该虫主要流行于欧洲，我国流行地区集中在华北、东北、南方的云南和广西。

1. 形态 成虫带状，乳白色，长约 2～4m，节片较薄。头节球形，有 4 个吸盘和顶突，顶突有排成两圈的小钩，颈部纤细，链体有 700～1000 个节片，包括幼节、成节和孕节。每一成节有雌雄生殖器官各一套。每一孕节含虫卵 3 万～5 万个（图 11-15）。

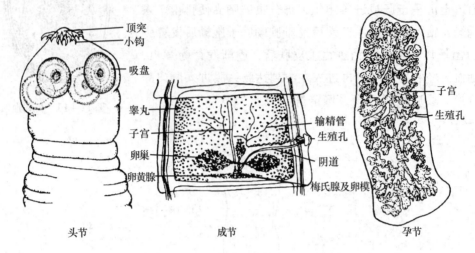

头节　　　　　　　　成节　　　　　　　　孕节

图 11-15　猪带绦虫

虫卵卵壳薄而脆，容易脱落。脱去卵壳的虫卵呈球形，有较厚胚膜，棕黄色，具有放射状条纹。胚膜内有六钩蚴，有 3 对小钩（图 11-16）。

2. 生活史 人是猪带绦虫的唯一终宿主，也可以是中间宿主。猪和野猪是主要的中间宿主。成虫寄生于人的小肠，孕节脱落后随粪便排出。孕节中的虫卵被中间宿主猪或人食入，虫卵经消化液作用胚膜破裂，六钩蚴逸出，逐渐长成囊尾蚴，此时不能发育为成虫。有囊尾蚴寄生的猪肉俗称"米猪肉"或"豆猪肉"。当人食入含囊尾蚴的猪肉后，囊尾蚴可附着于人的肠壁，发育为成虫，排出孕节和虫卵。

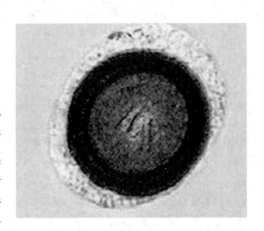

图 11-16　猪带绦虫卵

3. 致病性 猪带绦虫病的临床症状较轻，少数患者有腹部隐痛、消化不良、腹泻等症状。人食入虫卵引起的囊尾蚴病又称囊虫病，对人体危害更大，其危害程度与囊尾蚴寄生部位和数量不同而异。如脑囊尾蚴病可引起癫痫、颅内高压、脑炎脑膜炎、精神障碍或神经衰弱等；皮下或肌肉囊尾蚴病可形成结节；眼囊尾蚴病导致视力障碍甚至失明。

4. 诊断与防治 猪带绦虫病的诊断可通过粪便检查虫卵或孕节，观察头节的吸盘、顶突小钩或孕节一侧子宫分支情况和数目即可确诊。脑囊尾蚴病可采用 X 线、B 超或 CT 等影像诊断；皮下囊尾蚴结节可采用手术摘除活检；眼囊尾蚴病可采用眼镜检查。

要管好厕所和猪圈，防止人畜相互感染；检查肉类质量，避免"米猪肉"流入市场；加强卫生教育，不吃生肉等。槟榔-南瓜子法的驱虫效果较好且副作用小。常用驱虫药有吡喹酮、甲苯达唑等。

二、医学原虫

原虫是能独立完成生命活动全部生理功能的单细胞真核动物。原虫的结构与单个动物细胞一样，由胞膜、胞质和胞核组成。胞膜包裹虫体，参与原虫营养、排泄、运动、侵袭以及逃避宿主免疫效应等功能。胞质由基质、细胞器和内含物组成。胞核由核膜、核质、核仁和染色质组成。

医学原虫的生活史包括生长、发育和繁殖等不同发育阶段以及虫体从一个宿主传播到另一个宿主的全过程。滋养体是大多数原虫的活动、摄食和增殖阶段，在寄生原虫中通常是致病阶段。某些原虫的生活史中具有包囊阶段。当外界环境不利时，滋养体会分泌某些物质形成囊壁构成包囊。包囊不能运动和摄食，是原虫的感染阶段，在外界环境中能存活较长时间。医学原虫主要包括叶足虫、鞭毛虫、孢子虫和纤毛虫。

（一）溶组织内阿米巴

溶组织内阿米巴又称痢疾阿米巴，主要寄生于人体结肠，引起肠阿米巴病，也可随血流侵入肝、肺、脑等处引起肠外阿米巴病。溶组织内阿米巴在热带和亚热带地区感染率较高。我国主要分布在西北、西南和华北地区。

1. 形态

（1）滋养体 是阿米巴活动期，形态多变。虫体约 $12 \sim 60 \mu m$，有透明外质、富含颗粒的内质和 1 个泡状核，可借助叶状伪足做单一定向运动。从有症状的患者组织中分离到的滋养体常含被摄入的红细胞。

（2）包囊 滋养体在肠腔内逐渐缩小并停止活动，变成近似球形的包囊前期，然后变成一核包囊并完成两次核分裂，最终形成有四个核的成熟包囊。四核包囊是原虫的感染阶段。

2. 生活史 人常因食入被溶组织内阿米巴四核包囊污染的饮水或食物而感染。在回肠末端或结肠中，包囊中的虫体借助自身运动和肠道酶的作用脱囊而出转变为滋养体。滋养体侵入肠黏膜，吞噬红细胞，引起肠壁溃疡，并随血流进入其他组织器官引起肠外阿米巴病。滋养体如随粪便排出，因存活时间短、抵抗力弱，无传播能力。而四核包囊随粪便排出，可存活数日至 1 个月，具有感染性，但不耐干燥。

3. 致病性 肠阿米巴病多发生于盲肠、结肠和阑尾。典型的病理特点是口小底大的"烧瓶样"溃疡。典型的急性阿米巴痢疾常出现一日数次或数十次腹泻、黏液脓血便呈果酱色，有奇臭。大部分病人出现腹痛、胀气、恶心、呕吐等。慢性阿米巴病表现为间歇性腹泻、腹痛，可持续 $1 \sim 5$ 年不等。肠阿米巴病最严重的并发症是肠穿孔和继发性细菌性腹膜炎。

肠外阿米巴病是由溶组织内阿米巴侵入肠外组织器官引起的，以阿米巴性肝脓肿最常见，其脓液呈巧克力酱色。此外，也可见其他组织脓肿，如肺、脑、心包、腹腔、皮肤、生殖器官等。

4. 诊断与防治 采用生理盐水涂片法对粪便检查是诊断肠阿米巴病最有效的方法。对慢性腹泻患者及成形粪便可用碘液涂片法检查包囊进行鉴别诊断。

注意对粪便无害化处理，保护水源、食物免受污染，注意个人和饮食卫生，驱除有害昆虫等。目前治疗首选药物是甲硝唑，替硝唑、奥硝唑和塞克硝唑也有类似作用。中药大蒜素、白头翁有一定疗效，但难以根治。

（二）杜氏利什曼原虫

杜氏利什曼原虫可引起内脏利什曼病，又称黑热病。利什曼病在世界分布很广，我国集中在新疆、内蒙古、甘肃、四川、陕西和山西等省份。

1. 形态 杜氏利什曼原虫包括无鞭毛体和前鞭毛体两种形态。无鞭毛体虫体小，卵圆形，有圆形核，前端有动基体、基体、根基体结构。前鞭毛体成熟虫体呈梭形，前端有一根鞭毛，为运动器官。虫体中部有核，前端有动基体和基体结构。

2. 生活史 前鞭毛体寄生在白蛉胃内，是感染阶段。无鞭毛体寄生在人或哺乳动物的巨噬细胞内，是致病阶段。犬是重要保虫宿主。

当雌性白蛉钉刺病人或病畜时，无鞭毛体随巨噬细胞进入白蛉胃内，无鞭毛体逐渐发育为前鞭毛体，以纵二分裂法繁殖。在数量剧增后，具感染力的前鞭毛体集中到口腔及喙，可因白蛉钉刺健康人进入人体。当前鞭毛体进入人体被巨噬细胞吞噬后，逐渐变圆转化为无鞭毛体，并分裂繁殖，最终导致巨噬细胞破裂释放，进而感染更多的巨噬细胞（图11–17）。

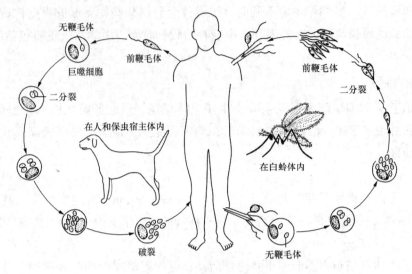

图 11 –17　杜氏利曼原虫生活史

3. 致病性　内脏利什曼病有三大典型症状：长期不规则发热，脾、肝、淋巴结肿大和全血细胞减少性贫血。病人不加以适当治疗，大多在发病后 1~2 年内病情恶化而死亡。此外，杜氏利什曼原虫还会引起淋巴结型内脏利什曼病、黑热病后皮肤利什曼病、皮肤利什曼病等。利什曼病愈后可获得稳固的获得性免疫，能抵抗同种利什曼原虫的感染。

4. 诊断与防治　骨髓穿刺涂片法检出病原体是最常用的诊断方法。亦可通过穿刺物培养法，皮肤活组织检查法进行染色镜检病原体。

在利什曼病流行区采用查治病人、杀灭病犬和消除白蛉等综合防治手段可取得较好的效果。药物治疗常用葡萄糖酸锑钠、斯锑黑可、喷他脒、二脒替和灭特复星等。

（三）阴道毛滴虫

阴道毛滴虫是寄生在人体阴道和泌尿生殖道的鞭毛虫，引起滴虫性阴道炎、尿道炎或前列腺炎，属于性传播疾病。该虫在我国各地感染率不一，以 16 ~ 35 岁女性感染率最高。

1. 形态　阴道毛滴虫活体无色透明，体态多变，活动性强。染色后呈梨形，体长 7 ~ 23μm，前端有泡状核，核上缘的毛基体发出四根前鞭毛和一根后鞭毛。一根轴柱贯穿虫体，自后端伸出体外（图 11 –18）。

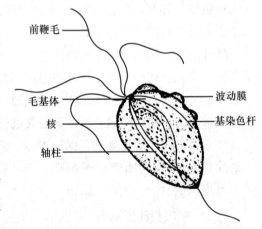

图 11 –18　阴道毛滴虫

2. 生活史　阴道毛滴虫生活史简单，仅有滋养体没有包囊。滋养体主要寄生于女性阴道，以后穹隆多见，偶可侵入尿道。男性则寄生在尿道、前列腺，也可侵犯睾丸、附睾及包皮下组织。虫体以纵二分裂法繁殖。滋养体既是繁殖阶段，又是感染和致病阶段。

3. 致病性　许多女性虽有阴道毛滴虫感染，但临床症状不明显。患者最常见表现为阴部瘙痒、白带增多，阴道内镜检查可见分泌物增多，呈灰黄色泡状，有臭味。侵入尿道时可引起尿频、尿急和尿痛等。男性感染还可引起前列腺炎及附睾炎等。

4. 诊断与防治　一般取阴道后穹隆分泌物、尿液沉淀物或前列腺分泌物，直接涂片或涂片染色镜检，查出滋养体即可确诊。

注意个人卫生，不共用泳衣裤和浴具以避免间接感染。夫妻或性伴侣需共同治疗，常用口服药为甲硝唑，局部可用乙酰胂胺或 1∶5000 高锰酸钾溶液冲洗。

（四）疟原虫

疟原虫种类繁多，寄生于人类的有间日疟原虫、恶性疟原虫、三日疟原虫、卵形疟原虫和诺氏疟原虫。在我国过去主要有间日疟原虫和恶性疟原虫。疟原虫引起疟疾，是严重危害人类健康的疾病之一。2019 年全球估计有 2.29 亿疟疾病例，导致约 40.9 万人死亡。

👁 看一看

2021 年 6 月 30 日，中国被世界卫生组织认证为无疟疾国家。中国疟疾感染病例由 20 世纪 40 年代的 3000 万减少至零。20 世纪 50 年代中国通过提供预防性抗疟疾药物以及为患者提供治疗来定位和阻止疟疾的传播。20 世纪 70 年代发现了青蒿素，是当今最有效的抗疟药物。20 世纪 80 年代，中国成为世界上最早广泛使用药浸蚊帐来预防疟疾的国家之一。到 1990 年底，中国的疟疾病例数骤降至 11.7 万例，死亡人数减少了 95%。从 2003 年开始，中国通过加强培训、增加设备、提供药品和灭蚊行动等措施，使病例数量逐渐下降到每年约 5000 例。在连续 4 年报告零本地病例后，中国于 2020 年向世界卫生组织提出消除疟疾的认证申请。

1. 形态 疟原虫的基本结构包括胞核、胞质和胞膜。血涂片经吉姆萨或瑞特染液染色后，胞质为蓝色，胞核为紫红色，疟色素为棕褐色。

（1）疟原虫在肝细胞内发育时期的形态 子孢子细长，弯曲成 C 或 S 形，有长形细胞核。侵入肝细胞内的子孢子可逐渐转变为圆形，发生核和胞质分裂形成裂殖体，裂殖子释放后入血。

（2）疟原虫在红细胞内发育各期的形态 滋养体是疟原虫在红细胞内摄食、生长和发育的阶段，分为早期和晚期。早期滋养体核小、胞质少，中间有空泡，虫体呈环形，称为环状体。晚期滋养体（又称大滋养体）核和胞质增大，胞质出现疟色素，间日疟原虫常有明显的红色薛氏点。晚期滋养体发育成熟后发生核分裂成为早期裂殖体。每个核被部分胞质包裹成为裂殖子。晚期裂殖体含有一定数量的裂殖子且出现成团集中的疟色素。部分裂殖子侵入红细胞中发育长大变成圆形或新月形，称为配子体，有雌雄之分。雌配子体大，疟色素多，雄配子体小，疟色素少。

2. 生活史

（1）在人体内发育 当雌性按蚊叮咬人时，其唾液中的成熟子孢子进入人体毛细血管，最后侵入肝细胞，逐渐发育为内含 1 万~3 万裂殖子的成熟裂殖体，以出芽方式释放出裂殖子。此为红细胞外期，简称红外期。裂殖子侵入红细胞首先形成环状体，经大滋养体、未成熟裂殖体，最后形成含裂殖子的成熟裂殖体。当红细胞破裂后裂殖子释放，侵入其他正常红细胞，重复红内期的裂体增殖。裂体增殖几代后，部分裂殖子发育为雌雄配子体。此为红细胞内期，简称红内期。

（2）在按蚊体内发育 当雌性按蚊吸病人血时，仅配子体可在蚊胃内继续发育，其中雄配子可钻入雌配子体内受精形成合子。合子变长且能运动成为动合子，穿过胃壁形成卵囊，囊内核和胞质反复分裂进行孢子增殖，形成数以万计的子孢子，经血淋巴集中于蚊的唾液腺，发育为成熟子孢子。当受染蚊吸人血时，子孢子可随唾液进入人体（图 11-19）。

3. 致病性 疟原虫的主要致病期是红内期的裂殖体增殖阶段。疟疾的典型发作表现为寒战、高热和出汗退热三个连续阶段。红内期裂殖子大量释放可引起发热，而后因被吞噬或降解而退烧。因此，疟疾发作周期与红内期裂体增殖周期一致。疟疾初发停止后，因体内残存红内期疟原虫引起再次发作，称为疟疾的再燃。如疟疾初发患者红内期疟原虫已全部消灭，未经按蚊传播，经数周或年余再次发作，

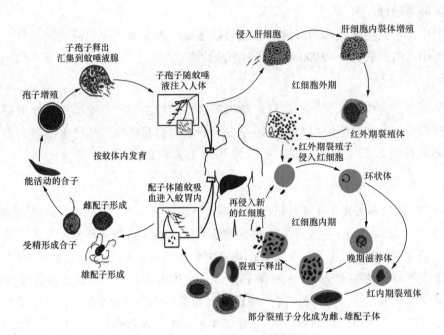

图 11 - 19 疟原虫生活史

称为复发，有人认为可能与肝细胞的休眠子孢子有关。疟疾发作多次后可导致贫血，严重贫血常导致流行区的死亡率偏高。恶性疟原虫常导致凶险性疟疾，致死率高。此外，还可引起胃肠型疟疾、孕妇疟疾等。

4. 诊断与防治 在服药前采外周血制成厚薄血膜染色镜检查找疟原虫仍是目前最常用的方法。

预防上通过防蚊杀蚊，预防性服药如伯胺喹、氯喹、甲氟喹等。治疗上使用抗疟药物如伯胺喹、氯喹、咯萘啶、青蒿素类等。

❤ **药爱生命**

为表彰我国科学家屠呦呦在青蒿素的发现及其应用于治疗疟疾方面所做出的杰出贡献，2015 年屠呦呦获得诺贝尔生理学或医学奖。目前，以青蒿素为基础的复方药物已成为疟疾的标准治疗方案，青蒿素和相关药剂被世界卫生组织列入其"基本药品"目录。

（五）刚地弓形虫

刚地弓形虫属于机会性致病原虫，可引起人兽共患的弓形虫病。

1. 形态 弓形虫发育过程有五种不同的形态。①滋养体：是中间宿主细胞内的速殖子和缓殖子。游离的速殖子呈半月形。寄生于细胞内的速殖子营芽殖繁殖，多个虫体被宿主细胞膜包绕，形成假包囊。②包囊：具有一层坚韧囊壁，囊内有数个至数百个滋养体称为缓殖子，虫体较速殖子小。③卵囊：具有两层光滑透明囊壁，内含两个孢子囊，分别有四个新月形子孢子。④裂殖体：长椭圆形，内含 4 ~ 29 个新月状裂殖子。⑤配子体：雌配子较雄配子大，受精结合为合子，发育为卵囊。

2. 生活史 在猫科动物内弓形虫既能完成有性生殖又能进行无性生殖，所以猫是弓形虫的终宿主和中间宿主。在人或其他动物体内只能完成无性生殖，为中间宿主。

在猫体内，弓形虫的 5 种形态均出现。人食入猫粪中的卵囊或动物组织中的包囊或假包囊后，其子孢子、缓殖子或速殖子侵入肠壁，经血或淋巴进入吞噬细胞内并扩散至全身，寄生于各组织的有核细胞中，发育为假包囊或包囊。

3. 致病性 弓形虫感染后通常情况下无症状，但先天性感染和免疫力低下者感染常引起严重的弓形虫病。先天性弓形虫病是由于孕妇感染的弓形虫经胎盘传给胎儿，可导致流产、早产、畸胎或死胎，存活者约90%有神经系统发育障碍，此外还会引起眼病或听力障碍。获得性弓形虫病常表现为低热、头痛和浅表淋巴结肿大，可引起弓形虫眼病或脑炎等。

4. 诊断与防治 由于涂片染色法镜检弓形虫滋养体的阳性率不高，目前常用动物接种分离法和细胞培养法进行病原检查。

应加强对可疑动物的监管，注意饮食卫生，孕妇应避免接触猫或猫粪。急性期治疗无特效药，乙胺嘧啶、磺胺类药物有一定作用。孕妇感染首选药为螺旋霉素。

三、医学节肢动物

医学节肢动物指的是可通过骚扰、螫刺、吸血、毒害、寄生和传播病原体等方式危害人畜健康的节肢动物。

1. 医学节肢动物的共同特征 躯体和附肢均分节，左右对称；体表由外骨骼组成；循环系统呈开放式，整个循环系统的主体称血腔，内含血淋巴；发育过程大多经历蜕皮和变态。

2. 医学节肢动物的主要类群 与医学有关的节肢动物分属5个纲，其中昆虫纲和蛛形纲最重要。

（1）昆虫纲 虫体分头、胸、腹三部分，头部有触角1对，胸部有足3对，如蚊、蝇、白蛉、蚤、虱、臭虫等。

（2）蛛形纲 虫体分头胸部和腹部，或头胸腹愈合成躯体，无触角，有足4对，如蜱、螨等。

（3）甲壳纲 虫体分头胸部和腹部，头胸部有触角2对，步足5对，如淡水蟹、淡水虾、蝲蛄等。

（4）唇足纲 虫体窄长，腹背扁平，由头和若干相似体节组成，除最后2节外，每节有1对步足，如蜈蚣。

（5）倍足纲 虫体长管形，由头和若干相似体节组成，头部有触角1对，除第一体节外，每节有足2对，如马陆。

3. 医学节肢动物的危害

（1）直接危害 指由节肢动物直接骚扰、螫刺、吸血、毒害、寄生或引起超敏反应等方式引起节肢动物源性疾病。例如，蚊、白蛉、臭虫、蚤、虱、蜱、螨等均可钉刺吸血，造成骚扰；粉螨可引起过敏性哮喘和过敏性鼻炎等。

（2）间接危害 指由节肢动物作为媒介传播病原体引起疾病，称为虫媒病。传播虫媒病的节肢动物称为媒介节肢动物，简称虫媒。某些节肢动物仅起到携带、输送病原体的作用，称为机械性传播，例如蝇传播痢疾、伤寒、霍乱等。如病原体必须在节肢动物体内发育或繁殖后才具有感染性，然后再传播给新宿主，称为生物性传播，例如疟原虫需在蚊体内发育和繁殖才能传播。我国常见的传播媒介与病原性疾病的关系见表11-1。

表 11-1 我国常见的传播媒介与虫媒病

传播媒介	常见虫媒病
蚊	流行性乙型脑炎、登革热、疟疾等
蝇	痢疾、伤寒、脊髓灰质炎、结核病、沙眼、炭疽、肠道原虫病、肠道蠕虫病等
白蛉	内脏利什曼病
蚤	鼠疫、地方性斑疹伤寒、微小膜壳绦虫病等
虱	流行性斑疹伤寒、流行性回归热等
蜱	森林脑炎、新疆出血热、莱姆病、Q热、地方性回归热等

续表

传播媒介	常见虫媒病
革螨	流行性出血热、疱疹性立克次体病等
恙螨	恙虫病等

4. 医学节肢动物的防制原则　医学节肢动物的预防控制是虫媒病防制的重要环节，其综合防治方法包括环境、化学、物理、生物、遗传和法规防制等。

（1）**环境防制**　通过合理的环境改造，减少或清除媒介节肢动物的滋生及栖息场所，同时保护益虫及天敌的生存环境，如改造排水沟渠、清除杂草、填堵洞穴等。

（2）**物理防制**　利用机械力、光、热、声、放射线等捕杀、隔离或驱走节肢动物，如挂蚊帐装纱窗等可防蚊防蝇。

（3）**化学防制**　通过使用化学试剂毒杀、驱避或诱杀医学节肢动物。常用的化学杀虫剂包括有机氯类、有机磷类、氨基甲酸酯类，拟除虫菊酯类等。

（4）**生物防制**　利用捕食性生物、寄生性生物和病原微生物等来控制或消灭医学节肢动物，如养鱼可捕食蚊幼虫。

（5）**遗传防制**　通过改变节肢动物的遗传物质，降低其繁殖或生存能力，从而控制或消灭该种群，如将大量转基因绝育雄虫释放到环境中与可育雄虫竞争雌虫，产生不能发育的受精卵，最终导致自然种群数量逐渐减少。

（6）**法规防制**　利用法律、法规或条例，以防媒介节肢动物传入本国或携带至其他国家或地区。例如我国通告要求加强对医学节肢动物的检验检疫，对防止虫媒病输入效果显著。

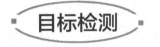

答案解析

一、A 型题（最佳选择题）

1. 终宿主的正确概念是（　　）

　　A. 寄生虫所寄生的动物　　　　　　　　　B. 被寄生虫寄生并遭受损害的生物

　　C. 易感人群　　　　　　　　　　　　　　D. 寄生虫成虫及有性繁殖阶段感染的宿主

　　E. 无免疫力的人群

2. 第一中间宿主的概念是（　　）

　　A. 寄生虫寄生的第一个宿主　　　　　　　B. 寄生虫无性生殖阶段寄生的宿主

　　C. 寄生虫幼虫按发育顺序寄生的第一个宿主　　D. 寄生虫有性生殖阶段寄生的第二个宿主

　　E. 寄生虫成虫按发育顺序寄生的第一个宿主

3. 寄生生活是（　　）

　　A. 双方均有利的生活　　　　B. 双方均有害的生活　　　　C. 一方得利一方受害的生活

　　D. 双方既有利又有害的生活　　E. 双方既无利又无害的生活

4. 寄生虫感染中最常见的途径是（　　）

　　A. 经口感染　　　　　　　　B. 经皮肤感染　　　　　　　C. 经接触感染

　　D. 经节肢动物媒介感染　　　E. 经呼吸道感染

5. 寄生虫的正确概念是（　　）

　　A. 营寄生生活的原核生物　　B. 营寄生生活的医学蠕虫　　C. 营寄生生活的医学原虫

D. 营寄生生活的低等动物　　　　E. 营寄生生活的节肢动物

6. 人体寄生虫最主要的特点是（　　）

  A. 种类多　　　　　　　　B. 分布广泛　　　　　　　C. 生殖器发达

  D. 营寄生生活　　　　　　E. 有免疫性

7. 影响寄生虫病流行的因素不包括（　　）

  A. 年龄因素　　　　　　　B. 生物因素　　　　　　　C. 社会因素

  D. 地理环境　　　　　　　E. 气候因素

8. 溶组织内阿米巴的感染方式为（　　）

  A. 经皮肤　　　　　　　　B. 经口　　　　　　　　　C. 经媒介昆虫

  D. 经接触　　　　　　　　E. 经胎盘

9. 疟原虫在人体的寄生部位为（　　）

  A. 仅在肝细胞　　　　　　B. 仅在红细胞　　　　　　C. 有核细胞

  D. 脾细胞　　　　　　　　E. 红细胞和肝细胞

10. 弓形虫的终宿主是（　　）

  A. 猫科动物　　　　　　　B. 食草动物　　　　　　　C. 啮齿类动物

  D. 人　　　　　　　　　　E. 爬行动物

11. 日本血吸虫的中间宿主是（　　）

  A. 豆螺　　　　　　　　　B. 扁卷螺　　　　　　　　C. 川卷螺

  D. 钉螺　　　　　　　　　E. 星螺

12. 钩虫的感染阶段是（　　）

  A. 虫卵　　　　　　　　　B. 幼虫　　　　　　　　　C. 感染期虫卵

  D. 丝状蚴　　　　　　　　E. 微丝蚴

二、B 型题（配伍选择题）

A. 杜氏利什曼原虫　　　　　　B. 溶组织内阿米巴　　　　　C. 阴道毛滴虫

D. 疟原虫　　　　　　　　　　E. 刚地弓形虫

1. 引起疟疾的是（　　）

2. 引起黑热病的是（　　）

3. 引起痢疾的是（　　）

4. 可造成孕妇流产的是（　　）

5. 经性传播的是（　　）

（许名颖）

书网融合……

📖 重点回顾

💻 微课

📝 习题

第十二章 微生物在药学中的应用

PPT

学习目标

知识目标：

1. 掌握 微生物发酵、药物无菌检查和药物微生物限度检查的概念、项目、方法、卫生评价标准、应用范围；药敏试验 K–B 法的原理、方法、结果判断。

2. 熟悉 微生物发酵制药常用方法、基本步骤；其他微生物学检查法。

3. 了解 药敏试验的方法。

技能目标：

1. 熟练掌握灭菌药品进行无菌检查和非灭菌药品进行微生物限度检查的操作技术。

2. 熟练掌握体外抗菌实验 K–B 法的基本操作技术。

素质目标：

养成严谨、求实的工作作风。

📖 导学情景

情景描述： 男性患儿，发热、咳嗽 3 天就诊入院，体格检查：T 39.5℃，P 100 次/分，R 24 次/分，Bp 110/80mmHg。患儿三天来出现寒战、咳嗽、咳铁锈色痰。心听诊，叩诊检查无明显异常改变，肺部可闻及湿罗音。胸部透视见肺部叶段分布的密度均匀的致密影内，其内可见支气管征象。临床诊断：大叶性肺炎。医生给予青霉素 800 万 U，静脉滴注，2 天后症状明显好转。

讨论： 青霉素是怎么生产的？

学前导语： 青霉素是微生物代谢产生的，对细菌等具有很强的抑制作用，本章我们就学习怎样利用微生物生产很多药物。

微生物与我们的生活密切相关，微生物及其代谢产物已经广泛用于药品、食品的生产，为人类谋利。微生物药物的发展始于预防天花。十一世纪中国人发明的接种人痘疫苗开始，到 18 世纪末，英国医生 Jenner 用牛痘材料接种于儿童；19 世纪，法国 Pasteur 相继研制出鸡霍乱、炭疽病等菌苗和狂犬病疫苗，以及白喉、破伤风抗毒素等治疗用品、结核菌素等诊断制品的研制开创了生物制品研制的先河。1929 年弗莱明发现青霉素，1944 年 Waksman 发现链霉素，一直到 20 世纪 50 年代抗生素生产进入高峰时期。20 世纪 60 年代发展半合成青霉素，20 世纪 70 年代进入发展高潮开创了抗生素治疗的新时代，同时极大地带动了发酵工业的发展。

第一节　发酵制药 e微课

一、发酵制药的概念与分类

（一）微生物发酵的概念

发酵原义来自拉丁语（fervere）"发泡、翻腾"，是酵母作用于果汁或麦芽浸出物时产生 CO_2 出现的现象。微生物之父巴斯德在研究乙醇发酵时提出了发酵（fermentation）的概念：发酵是指在厌氧条件下酵母菌分解碳水化合物并释放能量以及得到产物的过程，是生物氧化的一种方式。科学技术不断发展、进步，尤其是分子生物学的发展，发酵有了新的更广泛的内涵，发酵是在有氧或无氧环境中利用微生物制得产物的所有过程。

微生物发酵就是利用微生物代谢活动产生的酶对生产原料进行酶加工，以获得所需产物产品的过程。发酵已经成为一门独立的工程学科，利用经过人工改造的细胞通过控制培养条件，最大限度地生产目的产物的过程。

（二）微生物发酵的类型

微生物代谢类型多样化，利用不同微生物对同一物质进行发酵、用同一微生物在不同的条件下进行发酵可以获得不同的产物，所以发酵的类型也多种多样，工业生产中常将几种发酵类型结合使用，如液体深层发酵、需氧浅层发酵。

常见的微生物发酵类型见表 12 - 1。

表 12 - 1　常见的微生物发酵类型

分类依据	发酵类型	方法特点	用途
按发酵过程中氧的参与否	厌氧发酵 需氧发酵	不需要氧气 需要氧气（无菌供给空气）	乳酸发酵、丁酸发酵等 有机酸、抗生素的发酵等
按发酵培养基的性状	固体发酵	微生物在固体表面或内部生长；简便易行，但有费力、耗时、易污染的缺点	酒类、饮料、酱油、食醋等小型发酵，不宜纯种发酵
	液体发酵	微生物在液体培养基内生长	多数发酵产物的生产
按发酵工艺	浅层发酵	微生物在液、固体培养基表面上生长；不需通气、搅拌、节省动力	需氧发酵，如柠檬酸、醋酸的发酵
	深层发酵	微生物在液、固体培养基内部上生长	需氧还是厌氧发酵均可，适用大规模的生产
按发酵产品类型	微生物菌体发酵	获得具有特殊用途的微生物菌体细胞为目的	食用酵母发酵，如面包、啤酒的生产；菌体蛋白发酵，如金茸、藻类、虫草等食品、药物
	微生物酶的发酵	获取各种用途的酶为目的的发酵	糖酶、蛋白酶、脂肪酶、凝血酶、过氧化物酶等
	微生物代谢产物的发酵	获取微生物代谢产物（含初级和次级代谢产物）为目的	多种氨基酸、抗生素的发酵生产
按生产菌种的纯度划分	微生物转化发酵	利用微生物细胞的酶作用于某些化合物，使其发生生物转化而获得相应产物	多种甾体类化合物的制备
	纯种发酵	发酵过程中使用的菌种是单一的	葡萄酒的发酵等
	混种发酵	发酵过程中使用两种或多种微生物混合培养，利用它们的协同作用完成发酵	维生素 C 的二步发酵法等

二、微生物发酵制药的基本流程

微生物的发酵技术一般分为发酵和提取两个阶段。微生物在适宜条件下的生物合成过程为发酵阶段；从发酵培养液中分离、提取、精制加工有关产品的过程为提取阶段。

我们以抗生素的制备为例简述微生物发酵制药的一般流程为：菌种→孢子制备→种子制备→发酵→发酵液预处理压滤→提取及精制→成品检验→成品包装。

（一）发酵阶段

1. 抗生素发酵的特点

（1）需氧发酵 抗生素发酵多由需氧微生物进行，在发酵工程不断向培养液中提供氧并不断搅拌。

（2）深层发酵 在大型发酵罐内进行大规模生产，发酵罐配有微型计算机、温度、pH、溶氧、氧化还原电位、泡沫、液位等参数传感器，监测和自动控制发酵过程。

（3）纯种发酵 在发酵过程中防止杂菌和噬菌体污染

2. 发酵的生产过程 包括孢子制备、种子培养、发酵，是抗生素产生菌逐步扩增的过程。

（1）孢子制备 首先是菌种选育，筛选获得优良菌种的技术。优良的菌种对于抗生素产品的发酵生产至关重要，可以自然选育、诱变育种、杂交育种以及基因工程对菌种进行改造获得产量高、发酵工艺条件好的优良菌种有效提高产品的产量与质量。

菌种选育时期必须是对数生长期的细菌。目前，菌种选育的方法主要有两大类：一类是自然选育或自然分离；一类是人工选育。①自然选育：发酵工业使用的生产菌种，都是人工育种获得具有优良性状的突变株。这些菌种在生产的过程中，由于自发突变的缘故会逐渐产生某种程度衰退，使用过程中有必要对这些生产菌株定期进行自然选育，以防止菌种的衰退。常用的自然选育方法是单菌落分离法。②诱变育种：利用物理或化学等因素诱变对象细胞内的遗传物质发生变化引起突变的育种技术，具有速度快、收效大、方法简单等优点。诱变育种的基本过程大致如下：采集、选择原始菌株（出发菌株）→增殖、纯化（原种特性考察）→细胞或孢子悬液的制备→诱变处理→突变株分离→初筛（与出发菌株对照）→复筛（与出发菌株对照，反复进行）→生产性能试验（培养条件、稳定性考察）。③杂交育种：将两个性状不同的菌株通过自然接合使遗传物质重新组合，再分离和筛选出具有新性状的菌，真菌、放线菌和细菌均可进行杂交育种。④基因工程育种：又称遗传工程，利用分子生物学的理论、技术，自觉设计、操纵、改造和重建细胞的遗传物质使生物体的遗传性状发生定向变异的一种育种技术。基因工程技术的核心是 DNA 体外重组，该技术可达到超远缘杂交。⑤原生质体融合育种：首先通过一定方法去除亲本菌株的细胞壁以形成原生质体，再人为地将两个亲本的原生质体融合在一起。原生质体融合的育种技术在一定程度上可突破种属的限制，将不同种的细胞融合在一起，甚至能使不同属、不同科等亲缘关系更远的亲本细胞融合在一起，以期得到生产性状更为优良的新物种。

（2）种子培养 将固体培养基培养出的孢子或菌体转种到液体培养基大量繁殖的过程。包括孢子发芽和菌丝繁殖。一般在种子罐内进行，可分为一级种子、二级种子、三级种子：孢子接种到种子罐经培养形成大量的菌丝，为一级种子；一级接种到较大的种子罐经培养形成更多的菌丝，为二级种子；二级接种到更大的种子罐经培养形成更多的菌丝，为三级种子。抗生素多采用三级发酵生产。

（3）发酵 目的获得大量的抗生素发酵产物，可分为菌体生长、抗生素产物合成、菌体自溶三个阶段。

1）微生物发酵的基本流程 如图 12-1 所示。

获取菌种

菌种可以从科研单位、菌种保藏单位或其他工厂购买，也可以从自然界中分离、选育和纯化后得到，常用的有细菌、真菌和放线菌

制备孢子

将菌种接种于孢子培养基（一般用茄子瓶，且C、N源不宜太丰富）中，经培养得到大量孢子，供下一步制备种子用。这是发酵工程的一个重要环节

制备种子

将孢子接种于种子罐中再逐级进行扩大培养，从而获得足够数量的菌种细胞或菌丝体，用于发酵

发酵

将种子接种于发酵培养基，于适宜条件下培养，使微生物生长繁殖并产生大量代谢产物

图 12-1　微生物发酵基本流程示意图

2）发酵工艺控制　抗生素发酵生产的水平取决于生产菌种的性能，优良菌种还需要有最佳的环境条件，即发酵工艺加以配合，使其处于最佳的产物合成状态，才能取得优质高产的效果。①无菌操作：发酵过程中发生杂菌污染影响产品生成量，因此，在移种、取样等过程中应进行严格的无菌操作。②营养物质：发酵中微生物所需要的营养必须充足。③溶解氧：氧气的供给往往是需氧深层发酵能否成功的重要限制因素，生产中大多是往发酵罐内通入无菌空气并加以搅拌，来维持溶解氧水平。④通气：通气的目的是为微生物细胞提供所需要的氧。⑤搅拌：除有利于增加培养基中溶解氧的浓度，提高通气效果外，还有利于热交换使培养液的温度一致，有利于营养物质和代谢物的分散均匀。⑥酸碱度：各种微生物都有自己生长与生物合成的最适酸碱度，如链霉菌生长最适 pH 6.3~6.9，而链霉素形成的最适 pH 6.7~7.3。发酵过程中应定时测定，并以生理酸性物质（如硫酸铵等）或生理碱性物质（如氨水等）调节 pH，以适应微生物生长和产物合成的需要。⑦温度：发酵过程中的温度可影响微生物的生长、产物的形成、发酵液的物理性质、生物合成的方向等，在抗生素发酵中，选择最适发酵温度主要从微生物生长的最适温度和代谢产物合成的最适温度，因为这两个阶段所需温度往往不同，如青霉素产生菌生长的最适温度为 30℃，而产生青霉素的最适温度是 24.7℃，因此，实践中应结合考虑具体情况进行最适温度的选择控制。⑧杂菌污染：杂菌进入发酵系统会影响发酵的正常进行，在发酵的进程中，要及时发现和消除杂菌污染。监测方法是在发酵的各个阶段定期从取液孔取出一定量的发酵液进行检查，发现污染及时采取相应的处理措施。⑨泡沫：通气、搅拌、微生物代谢等多方面因素均可形成泡沫，这是正常现象，但过多的泡沫会影响生产，如会占据空间而使发酵液减少、会增加杂菌污染机会、影响微生物的呼吸而使其代谢异常等，生产中常通过机械的强烈振动或加入消沫剂来除去泡沫。⑩发酵终点的判断：发酵过程中通过定期取样，测定产物的含量、发酵液的酸碱度、含糖量和含氮量、菌体量及菌体形态的观察等，判断合适的放罐时机。一般放罐应在产物产量的高峰期，过早或过迟都会影响产物的产量。

（二）发酵液预处理和提取阶段

发酵结束后，发酵液中的组成非常复杂，其中微生物细胞碎片、杂蛋白质、无机离子、代谢产物等杂质含量很高，发酵目的产物所占比例极少，大多低于 10%，各种抗生素的浓度不足 1%。这个阶段

的主要任务就是采用适宜的方法技术从发酵液中分离得到符合要求的抗生素发酵产品。

由于发酵生产的产物不同（如有的需要菌体、有的需要初级代谢产物、有的需要次级代谢产物），对产品质量的要求也有所差异，因此获取产品的方法技术液不相同，通常按生产过程的顺序将提取阶段分为四个环节，即发酵液的预处理、提取、精制、成品加工等（图12-2）。

1. 发酵液预处理 发酵液预处理的目的：①改变流变性质，将发酵液的固相与液相分开；②尽可能地使抗生素发酵产物转入要处理的液相中；③去除发酵液中的重金属离子、蛋白质等大部分杂质。

发酵液预处理过程包含以下基本内容。

（1）菌体分离 发酵液中的菌体从液相中分离的方法常采用离心分离和过滤。发酵液中的细菌和酵母菌一般采用高速离心法进行分离，细胞体积较大的丝状菌如霉菌和放线菌则采用过滤方法分离。

（2）细胞碎片的分离 目的是得到目标产物，常用高压匀浆法和研磨法破碎细胞，细胞碎片分离常采用离心分离法。

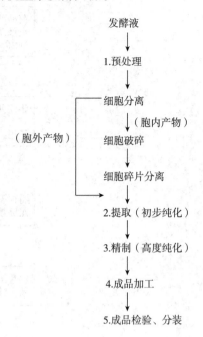

图12-2 微生物发酵提取阶段示意图

（3）去除杂蛋白质 去除发酵产品以外的可溶性蛋白质。常用方法有变性沉淀法、等电点沉淀法、加沉淀剂沉淀法、吸附法、加热法。

（4）发酵液的酸碱度和温度调整 通过调整发酵液的酸碱度和温度尽可能地使发酵产物转入便于处理的相中（多数是液相），也可以避免因温度及酸碱度过高或过低引起发酵产物的破坏或损失，保证发酵产物的质量。

（5）除去金属离子、热原质等有机杂质 发酵液中的重金属离子、色素、热原质和毒性物质，直接影响发酵产物的质量和收获率，影响发酵产物的提取和精制，必须去除。如黄血盐去除 Fe^{3+}、草酸钠和草酸去除 Ca^{2+}、草酸和磷酸盐沉淀去除 Mg^{2+}。

2. 发酵产物提取（初步纯化） 发酵产物的提取常用的方法有沉淀法、离子交换法、吸附法、溶剂萃取法、固-液萃取法等。

3. 精制（高度纯化） 采用色谱法来分离和精制浓度比较低的产物，进一步提纯并制成产品。常用的层析技术有反向色谱、疏水作用色谱、吸附色谱法、离子交换色谱法、凝胶过滤色谱法、亲和色谱法等。蒸馏分离（对液体混合物分离或从溶液中回收某些溶剂的方法）、膜分离法（物质透过或被截留于膜的"筛分离"方法），均可在提纯、精制过程中使用，实际工作中，常需根据目标产物的特性来选用不同的合适方法，也可以采取多次分离、提纯，最终达到精制目的，智能化应用也使产品精制达到很高水准。

4. 成品加工 利用浓缩、结晶、干燥等技术对已纯化的产物作最后加工处理，获得符合质量要求的产品。浓缩的是将低浓度的溶液除去一定量的溶剂变成高浓度的溶液；结晶可使溶质从溶液中析出呈晶体状态；干燥的目的是除去发酵产品中的水分。

加工完成后的产品，应进行有关产品的纯度、稳定性、活性等检测，以确保产品的质量。

抗生素发酵产物经过分离、提取和精制等过程，经检验达到规定标准进行分装。根据不同的发酵产物的性质、特点，采用不同的容器将产品分装成便于保藏和运输的形式。

三、微生物发酵制药举例

随着微生物学理论、方法、技术的发展，微生物在药学领域中的应用越来越广泛。医药生产广泛应用微生物发酵，并且形成了一门独立的微生物药物学科。

医药卫生常见的微生物发酵制品有抗生素、维生素、氨基酸、酶和酶抑制剂以及其他微生物制剂（如酵母片、乳酶生、肌苷、ATP、辅酶 A 等核酸类药、生物碱、右旋糖酐）等。

（一）抗生素

1. 抗生素的概念　抗生素是某些生物（包括微生物、植物和动物）在生命活动过程中产生的（或由其他方法获得的）在低微浓度下有选择性地抑制或影响其他生物机能的有机物质。临床治疗所用的抗生素主要是由微生物产生的对其他微生物、肿瘤细胞有选择性抑制作用的天然有机化合物。

2. 抗生素的种类　到目前从自然界中发现和分离的抗生素已超过 10000 多种，常用于生产和医疗的抗生素约一百多种，再加各种半合成衍生物及盐类共约三百余种。抗生素种类繁多，性质复杂，用途又是多方面的，目前尚无较完善的系统分类方法，我们习惯以抗生素产生来源、作用对象、作用机制、化学结构等进行分类（表 12 - 2）。

表 12 - 2　抗生素种类

分类方法	抗生素种类	产物举例
根据抗生素的生物来源分类	放线菌产生的抗生素	链霉素、红霉素、四环素
	真菌产生的抗生素	青霉素、头孢菌素
	细菌产生的抗生素	多黏菌素、杆菌肽
	植物或动物产生的抗生素	地衣酸、蒜素、鱼素等
根据抗生素的作用对象分类	广谱抗生素	氨苄青霉素等
	抗革兰阳性菌的抗生素	青霉素、新生霉素等
	抗革兰阴性菌的抗生素	链霉素、多黏菌素等
	抗真菌抗生素	制霉菌素、放线菌酮等
	抗病毒、噬菌体抗生素	青霉素、四环素类等
	抗肿瘤抗生素	放线菌素 D、阿霉素等
根据抗生素的化学结构分类	β - 内酰胺类抗生素	青霉素、头孢霉素类
	氨基糖苷类抗生素	链霉素、庆大霉素等
	大环内酯类抗生素	红霉素、麦迪霉素等
	四环类抗生素	四环素、土霉素等
	多肽类抗生素	多黏菌素、杆菌肽等
	多烯类抗生素	制霉菌素、两性霉素 B 等
根据抗生素的作用机制分类	抑制细胞壁合成的抗生素	青霉素类、头孢菌素类
	影响细胞膜功能的抗生素	多烯类、多肽类抗生素等
	抑制蛋白质合成抗生素	四环素、红霉素等
	抑制核酸合成的抗生素	丝裂霉素 C、博来霉素等
	抑制生物氧化作用的抗生素	抗霉素、寡霉素等

（二）维生素

维生素是人和动物维持生命活动所必需的物质，也是一类重要的药物，它不仅可以有效地应用于维生素缺乏症的治疗和预防，还可与许多药物联合使用，增强药物的治疗效果，防止或减轻药物的副作用。

采用微生物发酵法生产的维生素有：维生素 C、维生素 B_{12}、维生素 B_2、β - 胡萝卜素等，其中维生素 C 的生产规模最大。

1. 维生素 C 又称抗坏血酸，具有抗坏血病功能，参与人体内多种代谢过程，是人体内必需的营养成分，在医药、食品工业等方面获得广泛应用。

20 世纪 70 年代初，我国学者尹光琳等发明了维生素 C 二步发酵法新工艺，它是目前唯一成功应用于维生素 C 工业生产的微生物转化法：首先山梨醇在醋酸杆菌作用下转化为山梨糖，再用氧化葡萄糖酸杆菌与巨大芽孢杆菌自然组合进行第二步转化，将山梨糖转化为维生素 C 的前体 2 - 酮 - L - 古洛糖酸，再酸化生成维生素 C。

2. 维生素 B_2 又称核黄素，自然界中多数以与蛋白质相结合的形式存在，故又称为核黄素蛋白。维生素 B_2 是动物发育的必需因子，也是许多微生物生长的必需因子，临床上治疗眼角膜炎、白内障、结膜炎等眼部疾病的主要药物。

3. 维生素 B_{12} 又称为钴维生素或钴胺素，简称钴维素。维生素 B_{12} 及其类似物参与体内很多代谢反应，是维持机体正常生长的重要因子，临床上治疗恶性贫血的首选药物。

（三）氨基酸

氨基酸是构成蛋白质的基本单位，是人体及动物生长代谢所需要的营养物质，具有非常重要的生理作用，在食品、饲料、医药、化工等工农业生成中有广泛的用途。早期（1820 年）氨基酸的制造是用蛋白质酸水解获得，1850 年化学合成氨基酸成功，1956 年开始发酵生产谷氨酸，现在利用发酵法或酶法生产的氨基酸已有 20 多种，成为氨基酸生产的主要方法。在各种氨基酸的生产中，以谷氨酸的发酵规模量最大、产量最大，赖氨酸次之。

目前在医药方面使用量最大的是氨基酸输液，给手术后或烧伤病人补充大量蛋白质营养，在医疗保健事业上起着重要作用。

练一练

微生物发酵阶段的基本步骤不包括（　　）

A. 获得菌种　　　　　　　B. 孢子制备　　　　　　　C. 发酵

D. 种子提取　　　　　　　E. 种子制备

答案解析

第二节　药物制剂的微生物学检测

药物制剂的微生物学检测是药品质量保证的重要组成部分，药物制剂污染微生物不仅直接影响药物制剂的有效性，更可能危及用药患者的生命安全，防止药物制剂污染，保证药物制剂质量具有重要意义。根据给药途径及药物制剂使用要求，可将药物制剂分为规定灭菌制剂（无菌制剂）和非规定灭菌制剂（非无菌制剂）。灭菌制剂包括注射剂、输液剂以及用于严重烧伤、溃疡、出血及眼科用药等要求无菌的制剂，这些制剂直接进入血液、肌肉、皮下组织或接触创伤、溃疡等部位发挥作用，故必须保证严格无菌，否则将导致严重后果。非规定灭菌制剂包括口服制剂与一般外用制剂，对这一部分制剂通常不要求绝对无菌，允许一定限量微生物存在，但为保证质量和使用安全，对其染菌数量和种类也有限制。由于致病菌的范围很广，各国药典都规定了几个常见的致病菌或指示菌作为控制菌。

药物微生物检验项目主要包括灭菌制剂的无菌检查和非规定灭菌制剂的微生物限度检查。

一、灭菌制剂的无菌检查法

无菌检查是以无菌操作方法将供试品分别接种于适合微生物生长的液体培养基中，在适宜温度下培养一定时间，根据试验培养基中的有无微生物生长来判断供试品是否达到无菌要求，一般液体培养基浑浊表明供试品受微生物污染。若供试品符合无菌检查的规定，仅表明了供试品在该检验条件下未发现微生物污染。由于无菌检查样本数的局限性，从理论上来讲，污染的检出率要比实际产品的污染率低得多。目前，无菌检查主要包括需氧菌、厌氧菌及真菌的培养检查。

（一）无菌检查基本要求

1. 环境要求　《中国药典》2020 年版（四部 1101 通则），通过对实验环境的要求，单向流空气区域、工作台面及受控环境应定期按医药工业洁净室（区）悬浮粒子、浮游菌和沉降菌测试方法的现行国家标准进行洁净度确认。隔离系统应定期按相关的要求进行验证，其内部环境的洁净度必须符合无菌检查的要求。日常检验需对试验环境进行监测。

2. 样品采集要求　无菌检查是根据对部分样品的抽样检查结果，来推断整体的无菌或染菌情况。在对一批药品做无菌检查时，取样数量越少，检出染菌的概率越小；取样越多，检出染菌的概率越大，检验结果越能反应该批药物的真实情况。因此，抽样方法和检验数量将直接影响着无菌检查的结果。无菌检查时采样数量和比例必须按药典的规定进行。

3. 操作要求　除试验环境必须达到无菌检查的要求，检验全过程都应严格遵守无菌操作，防止微生物污染，防止污染的措施不得影响供试品中微生物的检出。

4. 对照要求　无菌实验时，应设立阳性对照组和阴性对照组。《中国药典》2020 年版规定：无抑菌作用及抗革兰阳性菌为主的供试品，以金黄色葡萄球菌为对照菌；抗革兰阴性菌为主的供试品以大肠埃希菌为对照菌；抗厌氧菌的供试品，以生孢梭菌为对照菌；抗真菌的供试菌，以白假丝酵母菌为对照菌。同时，取相应溶剂和稀释液、冲洗液同法操作，作为阴性对照。阴性对照应无菌生长，说明培养基本身是无菌的；阳性对照管生长良好，说明应用的对照菌在该试验条件下能正常生长，其试验结果是准确、可靠的。

（二）灭菌制剂的无菌检查法

1. 直接接种法　直接接种法适用于无法用薄膜过滤法进行无菌检查的供试品，即取规定量供试品分别等量接种至各含硫乙醇酸盐流体培养基和胰酪大豆胨液体培养基中。除生物制品外，一般样品无菌检查时两种培养基接种的支/瓶数相等，生物制品无菌检查时硫乙醇酸盐流体培养基和胰酪大豆胨液体培养基接种的支/瓶数为 2∶1。除另有规定外，每个容器中培养基的用量应符合接种的供试品体积不得大于培养基体积的 10%，同时，硫乙醇酸盐流体培养基每管装量不少于 15ml，胰酪大豆胨液体培养基每管装量不少于 10ml。

（1）混悬液等非澄清水溶液供试品　取规定量，直接接种至各管培养基中。

（2）固体制剂供试品　取规定量直接接种至各管培养基中，或加入适宜的溶剂溶解，或按标签说明复溶后，取规定量接种至各管培养基中。

（3）非水溶性制剂供试品　取规定量，混合，加入适量的聚山梨酯 80 或其他适宜的乳化剂及稀释剂使其乳化，接种至各管培养基中。或直接接种至含聚山梨酯 80 或其他适宜乳化剂的各管培养基中。

（4）有抑菌活性的供试品　取规定量，加入适量的无菌中和剂或灭活剂，然后接种至各管培养基中，或直接接入含适量中和剂或灭活剂的各管培养基中。

（5）敷料供试品　取规定数量，以无菌操作拆开每个包装，于不同部位剪取约 100mg 或 1cm×3cm 的供试品，接种于足以浸没供试品的适量培养基中。

（6）肠线、缝合线等供试品　肠线、缝合线及其他一次性使用的医用材料按规定量取最小包装，无菌拆开包装，接种于各管足以浸没供试品的适量培养基中。

（7）灭菌医用器具供试品　取规定量，必要时应将其拆散或切成小碎段，接种于足以浸没供试品的适量培养基中。

（8）放射性药品　取供试品1瓶（支），接种于装量为7.5ml的培养基中。每管接种量为0.2ml。

2. 薄膜过滤法　薄膜过滤法适用于含抑菌成分供试品的微生物检查及无菌检查。目前薄膜过滤法有两种类型，即封闭式薄膜过滤器和一般薄膜过滤器。供试品的无菌检查应优先选用封闭式滤膜过滤器，以减少操作中的微生物污染。无菌检查用的滤膜孔径应不大于0.45μm。直径约为50mm。选择滤膜材质时应保证供试品及其溶剂不影响微生物充分被截留。滤器及滤膜使用前应采用适宜的方法灭菌。使用后，应保证滤膜在过滤前后的完整性。

（1）水溶液供试品　取规定量，直接过滤，或混合至含适量稀释液的无菌容器内，混匀，立即过滤。如供试品具有抑菌作用或含防腐剂，须用冲洗液冲洗滤膜，冲洗次数一般不少于3次，所用的冲洗量、冲洗方法同方法验证试验。冲洗后，如用封闭式薄膜过滤器，取出滤膜，将其分成3份，分别置于含50ml硫乙醇酸盐流体培养基及胰酪大豆胨液体培养基容器内，其中1份做阳性对照用。

（2）可溶于水的固体制剂供试品　取规定量，加适宜的稀释液溶解或按标签说明复溶，然后照水溶液供试品项下的方法操作。

（3）非水溶性制剂供试品　取规定量，直接过滤；或混合溶于含聚山梨酯80或其他适宜乳化剂的稀释液中，充分混合，立即过滤。用含0.1~1%聚山梨酯80的冲洗液冲洗滤膜至少3次。滤膜于含或不含聚山梨酯80的培养基中培养。接种培养基照水溶液供试品项下的方法操作。

（4）β-内酰胺类抗生素供试品　取规定量，按水溶液或固体制剂供试品的处理方法处理，立即过滤，用适宜的冲洗液冲洗滤膜。再用含适量β-内酰胺酶的冲洗液清除残留在滤筒、滤膜上的抗生素后接种培养基，必要时培养基中可加少量的β-内酰胺酶；或将滤膜直接接种至含适量β-内酰胺酶的培养基中。接种培养基照水溶液供试品项下的方法操作。

（5）可溶于十四烷酸异丙酯的膏剂和黏性油剂供试品　取规定量，混合至适量的无菌十四烷酸异丙酯中，剧烈振摇，使供试品充分溶解，如果需要可适当加热，但温度不得超过44℃，趁热迅速过滤。对仍然无法过滤的供试品，于含有适量的无菌十四烷酸异丙酯中的供试液中加入不少于100ml的稀释液，充分振摇萃取，静置，取下层水相作为供试液过滤。过滤后滤膜冲洗及接种培养基照非水溶性制剂供试品项下的方法操作。

（6）无菌气（喷）雾剂供试品　取规定量，将各容器置至少-20℃的冰室冷冻约1小时。以无菌操作迅速在容器上端钻一小孔，释放抛射剂后再无菌开启容器，并将供试液转移至无菌容器中，然后照水溶液或非水溶性制剂供试品项下的方法操作。

（7）装有药物的注射器供试品　取规定量，排出注射器中的内容物，若需要可吸入稀释液或标签所示的溶剂溶解，直接过滤，或混合至含适量稀释液的无菌容器内，混匀，立即过滤。然后按水溶性供试品项下方法操作。

（8）具有导管的医疗器具（输血、输液袋等）供试品　取规定量，每个最小包装用50~100ml冲洗液分别冲洗内壁，收集冲洗液于无菌容器中，然后照水溶液供试品项下方法操作。同时应采用直接接种法进行包装中所配带的针头的无菌检查。

（三）无菌检查结果判定

当阳性对照管显浑浊并确有菌生长，阴性对照管均显澄清，或虽显浑浊但经确证无菌生长，判为供试品合格。

如供试品培养基管中任何1管显浑浊并确证有菌生长，应重新取2倍量供试品，分别依法复试，除阳性对照管外，其他各管均不得有菌生长，否则应判为待供试品不合格。

二、非灭菌制剂的微生物限度检查

非规定灭菌制剂一般不要求绝对无菌，允许一定限量的微生物存在，但同时规定不得有病原菌存在。在非规定灭菌制剂中，对每克或每毫升的药品按剂型或品种不同规定，包括微生物限度检查包括数量和种类的限度检查，其检查项目包括：①染菌量检查，包括需氧总数、霉菌数及酵母菌数的测定和耐胆盐的革兰阴性菌检查，反映药品的污染程度；②控制菌检查，包括大肠埃希菌、沙门菌、金黄色葡萄球菌、铜绿假单胞菌、厌氧梭菌检查和活螨的检验。不同的药物，其检查的控制菌种类有所不同。

1. 微生物限度检查的基本原则

（1）检验量　为使检验结果具有代表性，被检药物的采样达一定的检验量。检验量即一次实验所用的供试品量（g、ml、cm^2），一般只是抽样量各包装的混合样品的一部分，除另有规定外，一般供试品检验量为10g、10ml、膜剂为$100cm^2$；贵重或微量包装的检验量可酌减。要求沙门菌的供试品其检验量应增加20g或20ml（其中10g用于阳性对照）。

（2）抽样样品　药物在检验前，应保持原包装状态，不得开启，以免污染。药物应放置阴凉干燥处，防止微生物繁殖而影响检验结果。凡能从药品、瓶（外盖内侧及瓶口周围）外观看出发霉、生虫以及变质的药品不必再继续检验，应直接判为不合格。

（3）操作　检验的全部过程应严格无菌操作。被检药物一旦稀释后，必须在1~2小时内操作完毕，以防微生物继续繁殖或死亡。

（4）对照　为证实实验的可靠性，须同时设置阴性对照和阳性对照。阴性对照应无菌生长，同时利用已知阳性对照菌排除药物中所含防腐剂或抑菌成分对试验结果的干扰，阳性对照应生长良好，否则无效。

2. 染菌数量的检查　即分别测定单位重量或体积（克或毫升）的被检药物中所含活的细菌总数（实际是活的需氧菌数量）、霉菌和酵母菌总数。一般而言，染菌量越多，药物受致病菌污染的可能性越大。

（1）细菌、霉菌与酵母菌总数的测定方法　均采用倾注平皿培养计数法，即取一定量的被检药物，将其稀释成不同浓度的稀释液（如1∶10、1∶100、1∶1000……），吸取不同稀释度的药液各1ml，分别注入无菌平皿中（每一浓度的稀释液做2~3个平皿），然后倾注适量培养基，混匀凝固后，放适宜温度的培养箱中培养至规定时间（细菌总数测定放35℃培养48小时、霉菌与酵母菌总数测定放25~28℃培养72小时）。

检验所用培养基应适合待测微生物的生长繁殖。《中国药典》（2020年版）规定：营养琼脂培养基用于细菌计数，玫瑰红钠琼脂培养基用于霉菌计数，酵母浸出粉胨葡萄糖琼脂培养基用于酵母菌计数。合剂用玫瑰红钠琼脂培养基与酵母浸出粉胨葡萄糖琼脂培养基，分别测定霉菌、酵母菌菌落，合并计数。液体制剂用玫瑰红钠琼脂培养基，同时计霉菌菌落数及酵母菌落数。

（2）菌落总数测定结果及计数方法　经过适宜条件培养后统计培养基上生长的菌落数。一般选取菌落数在30~300之间（霉菌菌落计数一般选取菌落数在5~50之间）的平板进行计数，然后乘以稀释倍数即得每克或每毫升待检药物中的菌落总数，如超过规定的限量则认为不合格。

（3）药品中菌落总数的检查流程　见图12-3，为了确保药品在整个生产、保存和使用过程中的质量，制定一个合理的药品微生物限度标准是十分重要的，《中国药典》按不同剂型

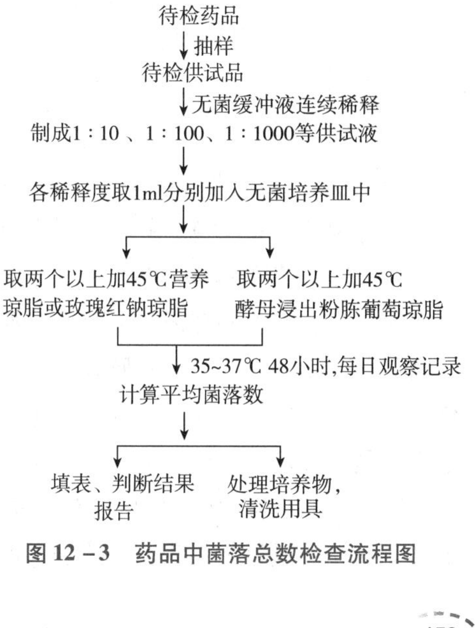

待检药品
↓抽样
待检供试品
↓无菌缓冲液连续稀释
制成1∶10、1∶100、1∶1000等供试液
↓
各稀释度取1ml分别加入无菌培养皿中
↓
取两个以上加45℃营养　　取两个以上加45℃
琼脂或玫瑰红钠琼脂　　酵母浸出粉胨葡萄糖
↓
35~37℃ 48小时,每日观察记录
计算平均菌落数
↓
填表、判断结果　　处理培养物,
报告　　清洗用具

图12-3　药品中菌落总数检查流程图

制定了药品的微生物限度标准。

3. 控制菌检查法 指在规定的试验条件下，检查供试品中是否存在特定的微生物，即控制菌。控制菌的形态和培养特征的观察是鉴别的基本要求，对生化反应、血清学反应、动物毒力试验等项目的要求因菌而异，各有其侧重点。试验阳性对照控制菌株的传代次数不得超过 5 代（从菌种保藏中心获得的干燥菌种为第 0 代），并采用适宜的菌种保藏技术进行保存，以保证试验菌株的生物学特性。常见控制菌包括：金黄色葡萄球菌（*Staphylococcus aureus*）［CMCC（B）26003］、铜绿假单胞菌（*Pseudomonas aeruginosa*）［CMCC（B）10104］、大肠埃希菌（*Escherichia coli*）［CMCC（B）44102］、乙型副伤寒沙门菌（*Salmonella para – typhi* B）［CMCC（B）50094］、白假丝酵母菌（*Canidia Albicans*）［CMCC（F）98001］、生孢梭菌（*Clostridium sporogenes*）［CMCC（B）64941］。

根据各种控制菌的生物学特性进行控制菌检验，遵循的基本程序为：药物的准备或预处理→增菌培养→分离培养→染色镜检→生化试验、血清学试验、动物实验等→控制菌鉴定→卫生评价。

（1）大肠埃希菌的检验 大肠埃希菌是口服药品的常规必检项目之一。药品中的大肠埃希菌来源于人和温血动物的粪便。凡由检品中检出大肠埃希菌时，表明该药品可能被粪便污染，患者服用后，有被粪便中可能存在的其他肠道致病菌和寄生虫卵等病原体感染的危险。因此，口服药品中不得检出大肠埃希菌。

1）增菌培养 为避免被检药物中的大肠埃希菌因量少而漏检，先取适量被检药液，接种于胆盐乳糖增菌液中培养以使其增殖，提高检验灵敏度和准确性。

2）分离培养 为从混有杂菌的增菌培养物中分离出大肠埃希菌，将增菌培养物接种于肠道选择性平板上，30～35℃培养后，对培养基上的菌落形态特征进行观察和初步判断，挑取可疑菌落镜检。

3）染色镜检 革兰阴性短小无杆菌。

4）生化反应 乳糖发酵实验；靛基质试验（I）；甲基红试验（M）；乙酰甲基甲醇生成试验（V – P）；枸橼酸盐利用试验（C）（表12 – 3）。

表12 – 3 大肠埃希菌 IMViC 试验结果判断

靛基质（I）	甲基红（M）	V – P（Vi）	枸橼酸盐利用试验（C）	结果判断
+	+	-	-	典型大肠埃希菌
-	+	-	-	非典型大肠埃希菌
+	+	-	+	典型中间型
-	+	-	+	非典型中间型
-	-	+	+	典型产气杆菌
+	-	+	+	非典型产气杆菌

5）结果判断 形态学观察：革兰阴性短小无杆菌；在麦康凯琼脂培养基上菌落为红色、在伊红美蓝琼脂上菌落为紫黑色，并有金属光泽。生化实验：分解乳糖产酸产气，IMViC 试验结果为 + + – –。

（2）沙门菌的检验 沙门菌可引起伤寒、副伤寒、急性肠胃炎及败血症等多种疾病。该群细菌主要寄生在人和动物肠道内，因此以动物脏器为原料制成的药物，被污染的概率较高。《中国药典》规定口服脏器药物除不得检出大肠埃希菌外，亦不得检出沙门菌。由于沙门菌血清型繁多，各血清型的生化及血清学特性虽密切相关却不尽相同。常用沙门菌 A – F 多价 O 血清进行沙门菌初筛实验。药品中的沙门菌是以鉴定沙门菌属为准，即对每10g（或10ml）药品中是否检出沙门菌做出检验报告。

1）增菌培养 由于药品在生产过程中，常受到加热、干燥等加工步骤的影响，药品中污染的沙门菌可受到损伤或呈休眠状态。故须在增菌培养前先用营养肉汤培养基预增菌，然后再采用四硫磺酸钠增菌液增菌。

2）分离培养　将增菌培养物接种于胆盐硫乳琼脂（DHL）或沙门菌志贺菌琼脂（SS）平板及曙红亚甲蓝（EMB）琼脂或麦康凯琼脂平板上，倒置培养24～48小时，必要时延长至40～48小时。沙门菌在上述平板上的菌落形态特征见表12－4。

表12－4　沙门菌的菌落特征

平板	菌落形态
胆盐硫乳琼脂（DHL）	无色至浅橙色，半透明，菌落中心带黑或全部黑色或无黑色
沙门菌志贺菌琼脂（SS）	无色至淡红色，半透明或不透明，菌落中心有时带黑褐色
曙红亚甲蓝琼脂（EMB）	无色至浅橙色，透明或半透明，光滑湿润的圆形菌落
麦康凯琼脂（MacC）	无色至浅橙色，透明或半透明，菌落中心有时为暗色

3）染色镜检　革兰阴性短小无杆菌。

4）生化反应　主要生化特性见表12－5。

表12－5　沙门菌属的主要生化反应

葡萄糖	乳糖	麦芽糖	甘露醇	蔗糖	吲哚	V－P	H_2S	尿素酶	氰化钾	赖氨酸脱羧酶	动力
+	－	+	+	－	－	－	+	－	－	+	+

5）血清学鉴定　取被检细菌与沙门菌A～F多价O诊断血清作玻片凝集试验，若发生凝集则可判为沙门菌。

6）结果判断　革兰阴性短小无杆菌；SS琼脂平板上的菌落为无色、透明或半透明，或中心呈黑褐色；生化反应结果应符合表12－5；可与沙门菌A～F多价O诊断血清发生凝集反应。

（3）铜绿假单胞菌的检验　铜绿假单胞菌俗称绿脓杆菌，属于条件致病菌，广泛分布在土壤、水及空气，人和动物的皮肤、肠道、呼吸道均有存在，特别在大面积烧伤、烫伤患者，眼科疾病和其他外伤后，常因感染铜绿假单胞菌后病情加重，造成患者伤处化脓，严重的可引起败血症，眼角膜溃疡甚至失明。由于本菌对许多抗菌药物具有天然的耐药性，增加了治疗的难度，国内外药典均将铜绿假单胞菌检查列为检查项目之一。

1）增菌培养　将待检药物接种于胆盐乳糖培养基中进行增菌培养。铜绿假单胞菌繁殖后，可在液体表面形成菌膜。

2）分离培养　取增菌培养液挑取1～2环培养液（如有菌膜应挑取之）接种于十六烷三甲基溴化铵琼脂平板上分离培养。

3）染色镜检　革兰阴性短小无杆菌。

4）生化反应　以氧化酶试验、绿脓菌素试验、硝酸盐还原试验、明胶液化试验、42℃生长试验等加以鉴定。

5）结果判断　革兰阴性短小无杆菌；十六烷三甲基溴化铵琼脂平板上铜绿假单胞菌呈扁平湿润、边缘不整齐、绿色带荧光的菌落。因产生水溶性绿色色素，故扩散至培养基中使之呈绿色；氧化酶试验、绿脓菌素试验、硝酸盐还原试验、明胶液化试验、42℃生长试验均呈阳性。

（4）金黄色葡萄球菌的检验　金黄色葡萄球菌是葡萄球菌属中致病力最强的一种菌，广泛分布于自然界中空气、土壤、水及物品上，人和动物皮肤及与外界相通的腔道中也经常有本菌存在。由于本菌可产生多种毒素和酶，这些毒性物质进入机体能引起局部及全身化脓性感染，严重者可导致败血症。目前规定，凡外用药和眼科制剂不得检出金黄色葡萄球菌。

1）增菌培养　采用亚碲酸钠肉汤培养基作增菌培养。

2）分离培养　取增菌培养物接种于卵黄高盐琼脂平板或甘露醇高盐琼脂平板或血液琼脂平板，置30～35℃培养24～72小时。

3）染色镜检　革兰阳性葡萄状排列球菌，无，一般不产生荚膜。

4）生化反应　病原性葡萄球菌产生血浆凝固酶，可使血清液化、凝固，主要用血浆凝固酶试验加以鉴定。

5）结果判断　革兰阳性葡萄球菌；在高盐培养基上能生长并形成金黄色菌落；血液琼脂平板上菌落呈金黄色，周围有透明溶血环；血浆凝固酶试验为阳性。

（5）破伤风梭菌的检验　破伤风梭菌广泛分布于自然界，特别是土壤中。若经伤口感染人体，可引起破伤风。以植物的根、茎为原料的药品，常可受到破伤风梭菌的污染。因此，用于深部组织、创伤和溃疡面的外用制剂不得检出破伤风梭菌。

1）增菌培养　破伤风梭菌是专性厌氧菌，增菌时，通常将被检药物加入葡萄糖疱肉培养基中，置于无氧环境中培养。

2）分离培养　将上述培养物接种到血液琼脂平板上，进行厌氧培养。

3）染色镜检　革兰阳性杆菌，菌体顶端有鼓槌状。

4）毒力试验　将分离出的可疑菌制成菌液，于小白鼠皮下注射0.3～0.5ml，6～48小时内观察动物反应。若小白鼠出现后腿强直疼挛或全身抽搐、尾部竖起并强直等症状，则毒力试验为阳性。为证实小白鼠的症状是由破伤风外毒素所致，应同时进行破伤风抗毒素保护试验。即取适当稀释的破伤风抗毒素和待检菌液各0.3～0.5ml注射另一小白鼠，若小白鼠未出现上述症状，则可确认被检药物中检出的是破伤风杆菌。

5）结果判断　革兰阳性细长杆菌，位于菌体顶端，形似鼓槌状；疱肉培养基中生长后，消化肉渣变黑；血液琼脂平板厌氧培养后形成菌落扁平、呈羽毛状，周围有透明溶血环；毒力试验为阳性。

4. 活螨的检验　螨是一种小形的节肢动物，可污染药物制剂，使之变质失效，若进入人体，可引起皮炎、消化道、泌尿道和呼吸道疾病。因此，口服药及外用药中均不得检出活螨。

活螨的检查方法一般有：①直检法，直接用肉眼、放大镜或显微镜观察被检药物上有无白点移动，观察时可将其置于甘油水（甘油：水为1:4）中使螨不易跑掉；②漂浮法，在被检药物中加入饱和盐水，搅匀后取液面物镜检；③分离法，将被检药物放入有筛网的漏斗中，利用螨避光怕热的习性，在漏斗上方6cm处放置60～100W灯泡，照射1～2小时，下方放一盛有甘油的容器（收集爬出的螨）、收集甘油镜检，根据螨的形态、足肢游动情况判定是否为活螨。

三、其他微生物学检查

（一）热原质测定

热原质是由微生物产生的、能引起人体和恒温动物体温异常升高的代谢产物。在注射剂的制造过程中，如果原料不洁、操作不慎，就可能导致出现热原污染。而热原物质耐高温，普通高温、高压灭菌法均不能彻底将其破坏，因此被污染的注射剂虽经灭菌，但注入体内仍可引起热原反应，约在半小时后，使人体产生发冷、寒战、体温升高，并有恶心呕吐等不良反应，严重的甚至昏迷、死亡。

《中国药典》2020年版规定的热原检查法有家兔试验法和鲎试验法。

1. 家兔试验法　将一定剂量的供试品，静脉注入家兔体内，在规定时间内观察家兔体温升高情况，以判定供试品所含热原质的限度是否符合规定的一种方法。该方法需要一定的试验条件，如动物房、合格的供试用家兔，操作时间较长，且诸多因素对家兔体温波动有影响。具体检查方法详见《中国药典》2020 年版。

2. 鲎试验法 鲎试验法是 20 世纪 70 年代创建的一项用于检测和量化细菌内毒素，以判断供试品中细菌内毒素的限量是否符合规定的技术方法。目前普遍认为革兰阴性菌细菌产生的内毒素是热原质的主要来源，故该技术可作为注射剂热原质检查的代替方法。与家兔试验法相比，鲎试验法具有快速、灵敏、重现性好、简便易操作等优点，更利于热原质检查标准化。

鲎试验法的原理是：鲎的血变形细胞中含有凝固酶原和凝固蛋白原两种物质，前者经内毒素激活可转化为具有活性的凝固酶；在凝固酶的作用下，凝固蛋白原转化成为凝固蛋白，凝固蛋白通过交联作用相互聚合形成牢固的凝胶。

鲎试验法的操作方法是：配置内毒素标准液，取 0.1ml 被检药液与 0.1ml 鲎试剂（含有凝固酶原和凝固蛋白原）混合于 10mm×75mm 试管中，置 37℃水浴 60 分钟。取出试管缓缓倒转 180°，管内凝胶不变形、不从管壁滑脱者为阳性；未形成凝胶或形成的凝胶不坚实、变形并从管壁滑脱者为阴性。

❓ 想一想

利用鲎试剂进行凝胶检测，实验现象为阳性，则意味着在待测样品中检测到什么成分？若检测结果为阴性是否视为待测对象不含热原？

答案解析

（二）抗生素效价的微生物学测定

1. 抗生素的效价与单位 效价是指某一物质引起生物反应的功效单位，在同一条件下抗生素检品的抗菌活性与标准品的抗菌活性之间的比值，常用百分数表示。单位（U）是衡量抗生素有效成分的具体尺度，是效价的表示方法。抗生素单位的表示方法有如下四种。

（1）重量单位 以抗生素的生物活性部分的重量作为单位，$1\mu g = 1U$，$1mg = 1000U$。对同一种抗生素的不同盐类而言，只要单位相同，即使盐类重量不同，它们的抗生素有效含量是相同的。

（2）类似重量单位 以抗生素盐类纯品的重量 $1\mu g$ 为 $1U$。如纯金霉素盐酸盐及四环素盐酸盐（包括无活性的盐酸根在内），$1\mu g$ 为 $1U$。

（3）重量折算单位 以与原始的活性单位相当的抗生素实际重量为 1 单位加以折算而得的单位。如青霉素的单位，最初是以在 50ml 肉汤培养基内能完全抑制金黄色葡萄球菌生长的最小青霉素量为 $1U$。青霉素纯化后，这一量相当于青霉素 G 钠盐纯品 $0.5988\mu g$，因而国际上一致将 $0.5988\mu g$ 定为 $1U$，则 $1mg = 1670U$。

（4）特定单位 以特定的抗生素样品的某一重量作为 $1U$。如特定的一批杆菌肽 $1mg = 55U$。

2. 抗生素的微生物检定 抗生素微生物检定是利用抗生素在低微浓度下选择性地抑制或杀死微生物的特点，以抗生素的抗菌活性为指标，来衡量抗生素中的有效成分效力的方法。由于微生物学方法是以抗生素的抑菌、杀菌能力来衡量其效价，且灵敏度较高、需用供试品量较小，因此被广泛应用于抗生素生产及药检部门。

测定方法有稀释法、比浊法、扩散法等，其中，扩散法又包括点滴法、纸片法、管碟法。纸片法主要用于药敏试验，药典中收载的抗生素效价测定方法主要是比浊法和管碟法，管碟法也是国际通用的方法。

管碟法：抗生素在固体培养基中具有平面扩散作用，对试验菌的抑菌或杀菌作用使其在菌落周围形成一定大小的抑菌圈。比较标准品和待检品的抑菌圈大小即可计算出被检抗生素溶液的效价。常用二剂量法和三剂量法对比出供试品的效价。先取试验菌培养物滴至碟中，35～37℃培养至所需时间进行观察，测量抑菌圈面积（或直径），计算结果。

目标检测

答案解析

一、A 型题（最佳选择题）

1. 标准化药敏试验方法是（　　）
   A. K-B 法
   B. 稀释法
   C. 棋盘格法
   D. 中和法
   E. 比浊法

2. 种子发酵中发生杂菌污染的原因是（　　）
   A. 设备灭菌不彻底
   B. 空气消毒净化不好
   C. 无菌操作不严
   D. 种子带菌
   E. 以上都是

3. 药物无菌检查的范围不包括（　　）
   A. 各种注射剂
   B. 眼用及外科用制剂
   C. 可吸收的止血剂
   D. 植入剂
   E. 外用药

4. 微生物限度检查的内容是（　　）
   A. 染菌量检查和控制菌检查
   B. 真菌检查
   C. 沙门菌检查
   D. 大肠埃希菌检查
   E. 金黄色葡萄球菌检查

5. 《中国药典》2020 年版规定用于霉菌计数的培养基是（　　）
   A. 营养琼脂培养基
   B. 玫瑰红钠琼脂培养基
   C. 肉汤培养基
   D. 选择性培养基
   E. 厌氧培养基

6. 药品无菌检查直接接种法的培养时间一般为（　　）
   A. 8 天
   B. 9 天
   C. 10 天
   D. 7 天
   E. 15 天

7. 热原质检查灵敏度最好的方法是（　　）
   A. 家兔试验法
   B. 鲎试验法
   C. 锡克试验
   D. 结核菌素试验
   E. 冷凝集试验

8. 法定抗生素效价的测定法是（　　）
   A. 滤纸片法
   B. 打洞法
   C. 挖沟法
   D. 管碟法
   E. K-B 法

二、思考题

药物无菌检查的内容有哪些，适用范围是什么？

（齐芬芳）

书网融合……

重点回顾　　　　微课　　　　习题

2 | 下篇
医学免疫学

第十三章 免疫学概述

⒠微课

PPT

导学情景

情景描述：患儿，男，7 天。黄疸 3 天就诊入院，体格检查：T 37.5℃，P 93 次/分，R 22 次/分，Bp 110/80mmHg。患儿全身皮肤黄染，肝、脾无肿大。心、肺听诊，叩诊检查无明显异常改变；实验室检查：患儿血型为 B 型、Rh 阳性；其母亲血型为 O 型、Rh 阴性；其父亲血型为 B 型、Rh 阳性。该患儿为第一胎，其母亲自述 2 年前曾因手术接受过输血。临床诊断：新生儿溶血症。

讨论：该患儿为第一胎为什么会出现溶血？如何进行防治？

学前导语：新生儿溶血症是母儿血型不合溶血症，那么是可能是哪种血型抗原不合引起的免疫应答？这就是我们要研究的内容——免疫学。那么免疫是什么，他们如何引起免疫应答的？

第一节 免疫的基本概念

免疫的英文"immunity"源于拉丁文"immunitas"，意为免除劳役和税赋，引入医学领域则寓意机体对感染性疾病具有的抵抗力。随着对免疫现象认识的深入，免疫的概念、内涵及范畴也发生了巨大的变革。

一、免疫的概念

早期"免疫"概念源自人类与疾病抗争的经验。早在 1000 多年前，人们就已观察到，曾在瘟疫流行中患过某种传染病的康复者不再患同样的传染病，即对该病产生了抵抗力，并启发古代医者开始探索以此进行防治疾病。在我国历史上曾有许多重大意义的尝试，开创了免疫接种的先河，如晋代葛洪所著《肘后方》中就记载了有关狂犬病防治的"杀犬取脑敷之则后不复发"，十一世纪就出现的种人痘预防天花开启了人类免疫预防传染病的先河。

中国自公元 11 世纪的宋代开始用接种人痘法预防天花，到 16 世纪的明代人痘接种已经得到广泛的应用，同时开启了免疫学的萌芽。痘苗亦从"时苗"（天花患者现取痂制备）发展到"种苗"（人工种出得痘痂），"熟苗""神苗"或"丹苗"（反复接种传代六七代后毒力大大减低），并提到痘苗应保存于阴凉、干净、密闭的环境中。而直到 18 世纪，人痘接种法才传到西方。因此，我国人痘接种法开创了人工主动免疫预防之先河，对种牛痘苗预防天花的发明有启迪作用，为全人类健康事业做出了杰出的贡献。

随着病原微生物的发现及其与疾病关系的确认，人们开始有意识地制作疫苗，使机体产生针对病原生物的抵御能力，这就是人们对免疫的传统认识。随着免疫病理损伤、机体对移植物（血型抗原和组织器官）的排斥反应和自身免疫耐受现象的发现，人们开始认识到免疫不仅是机体的抗感染作用，而且形成了免疫区分"自己"与"非己"，排斥"非己"（应答）和维护"自己"（耐受）的观念。其中，"非己"是指免疫识别并排斥的抗原性物质，"自己"是指免疫识别并耐受的抗原性物质。免疫的现代概念是生物在生存、发展过程中所形成的识别"自己"与"非己"，以及通过排斥"非己"而保护"自己"的过程。

二、免疫的功能

机体的免疫功能是识别和清除外来入侵抗原及体内突变或衰老细胞，并维持机体内环境自稳。根据作用对象及机制特点，免疫功能可以归纳为免疫防御（immunological defense）、免疫自稳（immunological homeostasis）和免疫监视（immunological surveillance）等三大功能。

（一）免疫防御

免疫防御是指机体防止外来病原体的入侵、清除已入侵病原体（如细菌、病毒等）及其他有害物质（如外毒素等）的能力。免疫防御功能不仅表现为抗感染作用，也表现为移植排斥反应。免疫防御功能过低，可发生免疫缺陷病；免疫防御应答过强或持续时间过长，可导致机体组织损伤或功能异常，如超敏反应。

（二）免疫自稳

免疫自稳既是机体识别和清除自身衰老、损伤的组织、细胞的能力，也是调节免疫应答过程中各效应作用适度与相互平衡的能力。此功能异常可导致自身免疫性疾病发生。

（三）免疫监视

免疫监视是指机体杀伤和清除体内异常突变细胞和病毒感染细胞的能力。机体借此发现和抑制体内肿瘤的生长与发展或清除病毒。此功能异常则机体易罹患肿瘤或病毒持续感染。

看一看

中医的正气简称"正"，是人体各种生理功能的总称，包括自我调节能力、适应环境能力、抗邪防病能力和康复自愈能力等。现代研究表明，中医的正气包括人体免疫系统的免疫防御、免疫自稳和免疫监视三大功能。中医的邪气简称"邪"，泛指各种致病因素（包括病原生物），有内邪与外邪之分。正气的抗邪防病能力与免疫防御功能类似；自我调节能力与免疫自稳功能类似；正气的协调脏腑经络气血能力则与免疫监视功能类似，可防止痰积血瘀，以免发生"积聚癥瘕"（肿瘤）等。

✎ **练一练**

超敏反应是（　　）

A. 正常免疫防御　　　　B. 正常免疫自稳　　　　C. 免疫监视功能失调

D. 免疫自稳功能失调　　E. 免疫防御异常，产生过强的免疫应答

答案解析

第二节　免疫学

一、免疫学的概念

医学免疫学主要研究人体免疫系统的结构和功能、免疫与健康和疾病的关系、免疫学理论和技术在疾病预防、诊断和治疗中的应用等。

免疫学（immunology）的发展是人们在生活和实践中不断探索、不断总结、不断创新的结果。免疫应答是机体对抗原刺激的反应，也是对抗原物质进行识别和排除的一种生物学过程，是机体识别"自己"与"非己"抗原，对自身抗原形成天然免疫耐受，排除"非己"抗原的一种生理功能。免疫学在20世纪后半叶确立，免疫学的飞速发展以及与细胞生物学、分子生物学和遗传学等学科的交叉渗透，已经成为生命科学的前沿学科和现代医学的支撑学科之一。医学免疫学主要研究机体免疫系统的组成、结构及功能，免疫应答发生机制以及在疾病诊断、预防和治疗中应用的一门学科。随着医学免疫学的迅猛发展，已经形成基础免疫学、临床免疫学、免疫病理学、免疫遗传学、移植免疫学、肿瘤免疫学和分子免疫学等分支学科。它既是一门医学基础学科，又是一门应用学科，是医药学工作者必修的重要学科。

二、免疫学的研究范围

（一）免疫系统的组成

免疫系统由免疫器官、免疫细胞和免疫分子组成。又可分为固有免疫系统和适应性免疫系统两部分。

1. 固有免疫系统　固有免疫系统包括屏障系统、固有免疫细胞和固有免疫分子。

（1）**屏障系统（barrier system）**　主要包括机体特定部位的组织结构及其特有的物理、化学、生物学因素构成的防御结构。人体重要的屏障系统有：①皮肤黏膜屏障，健康完整的皮肤和黏膜构成阻挡微生物的机械屏障；皮肤和黏膜的分泌物有多种杀菌或抑菌物质，如汗腺分泌的乳酸、皮脂腺分泌的不饱和脂肪酸、胃液中的胃酸以及呼吸道、消化道和泌尿生殖道所分泌黏液中的溶菌酶、抗菌肽等，形成化学屏障；定植在皮肤黏膜的正常微生物群可阻止某些致病菌的入侵和感染，形成微生物屏障；②血-脑屏障、胎盘屏障：阻止病原菌进入神经系统或胎儿体内。

（2）**固有免疫细胞**　涉及体内多种免疫细胞，如单核/巨噬细胞、树突状细胞、中性粒细胞、固有淋巴细胞（自然杀伤细胞、NKT细胞、γδT细胞、B1细胞）及粒细胞、肥大细胞等，它们都具有识别谱宽泛的PRR或类似功能的受体，识别和结合对应分子组分而活化，并通过吞噬、胞内杀菌机制以及细胞毒作用等方式清除病原体以及自身死亡细胞。

（3）**固有免疫分子**　包括表达于免疫细胞膜表面的膜分子和存在于体液中的可溶性分子。前者主要是表达于细胞膜上的受体分子，如补体受体、细胞因子受体等；后者主要是存在于体液中的分泌蛋

白，如补体系统（complement system）、细胞因子等，也包括具有溶解、杀伤及抑制病原体作用的溶菌酶、防御素、乙型溶素、凝集素、C反应蛋白等。

2. 适应性免疫系统　适应性免疫系统包括免疫器官、免疫细胞和免疫分子。

（1）免疫器官　免疫器官分为中枢免疫器官和外周免疫器官。中枢免疫器官包括骨髓、胸腺、腔上囊（禽类），是免疫细胞发生、分化、发育和成熟的场所；外周免疫器官和组织包括淋巴结、脾脏和黏膜或皮肤相关淋巴组织，是成熟免疫细胞定居的部位，也是适应性免疫应答发生的主要场所。

（2）免疫细胞　免疫细胞是免疫应答的主要执行者。适应性免疫细胞主体是在胸腺分化成熟的T淋巴细胞和在骨髓（或禽类腔上囊）分化成熟的B淋巴细胞。其发挥功能需抗原提呈细胞（树突状细胞、单核或巨噬细胞等）辅助才能启动，发挥效应也常依赖固有免疫细胞、分子的参与。

（3）免疫分子　免疫分子主要分为表达于免疫细胞膜表面的膜分子和存在于体液中的可溶性分子。前者包括T、B细胞膜表面的抗原受体（TCR、BCR）和主要组织相容性复合体编码分子；后者主要指抗体。

？ 想一想

在任何情况下，增强机体免疫功能都是有益的吗？

答案解析

（二）免疫应答的类型

免疫应答（immune response）是指免疫系统识别和清除"非己"物质的整个过程。根据应答效应的差异，免疫应答分为固有免疫（innate immunity）和适应性免疫（adaptive immunity）两大类型。

1. 固有免疫　固有免疫亦称先天性免疫（congenital immunity），是生物在长期进化中逐渐形成的抵御病原体入侵的第一道防御机制。固有免疫能迅即发挥防御作用，主要特点是：①防御谱宽，通过模式识别受体（pattern recognition receptor，PRR）或类似功能的受体结合结构保守的、特定的病原相关分子模式（pathogen associated molecular pattern，PAMP），对拥有相同PAMP的多种病原体发挥广泛的防御作用；②无记忆性，应答模式和强度不随接触病原体的次数而改变，例如，单核或巨噬细胞、树突状细胞表面的Toll样受体4可以识别许多革兰阴性菌共有的细胞壁成分——脂多糖。

2. 适应性免疫　适应性免疫亦称获得性免疫（acquired immunity），指体内T、B淋巴细胞受到"非己"抗原性物质刺激后，活化、增殖、分化为效应细胞，产生一系列生物学效应（如清除抗原）的全过程。适应性免疫需经复杂的应答过程才能发挥作用，主要特点是：①特异性，具体T/B淋巴细胞具有单一特异性的抗原识别受体（TCR/BCR），可对特定抗原表位进行精细的识别，激活增殖后形成的效应物也仅针对该抗原发挥免疫效应；②记忆性，T/B淋巴细胞在应答过程中产生记忆细胞，可在再次接触相同抗原时，产生比初次应答更快速、强烈的免疫效应。

根据应答效应产物与机制的差异，可分为T细胞介导的细胞免疫和B细胞介导的体液免疫。前者以T细胞分化形成的效应T细胞主导，特异性细胞毒作用是最具特征性的效应；后者为B细胞分化成浆细胞、分泌产生的特异性抗体主导，抗体通过特异性结合抗原，从而形成一系列生物学效应。

固有免疫和适应性免疫的效应机制不同，通常相辅相成、共同发挥作用，高效并特异性地处理各种"非己"抗原性异物。

三、免疫学的应用与展望

免疫学理论、技术以及方法在疾病诊断、预防、治疗等方面已得到了广泛应用，在保障人类健康工作中发挥着重要作用，如通过人群的广泛免疫成功预防多种传染病的流行，通过免疫干预治疗肿瘤、自身免疫病、移植排斥反应等多种临床疑难病症等。免疫学技术更是基础医学、临床医学各学科进行科学研究的重要方法和手段之一。未来，体内免疫应答将是免疫学研究的重点，体内免疫细胞在时间和空间的相互作用，细胞因子及其受休，以及信号转导的研究将更受重视。免疫诊断方法正向微量化、自动化、快速化的方向发展。随着人们的不懈努力，免疫学的发展必将为人类的健康做出更大的贡献。

目标检测

答案解析

一、A 型题（最佳选择题）

1. 免疫是指（　　）

    A. 机体识别"自己"　　　　　　　　B. 机体识别"非己"

    C. 机体清除"非己"　　　　　　　　D. 维持机体内环境自稳

    E. 机体对自身正常组织产生耐受对"非己"组织清除，以维持机体内环境自稳

2. 免疫防御的含义是（　　）

    A. 机体识别和清除病原微生物　　　B. 机体清除病原微生物

    C. 机体对衰老细胞识别及清除　　　D. 机体对突变细胞识别及清除

    E. 机体识别病原微生物

3. 免疫自稳的含义是（　　）

    A. 机体识别病原微生物　　　　　　B. 机体识别和清除突变细胞的功能

    C. 机体对传染病的抵抗力　　　　　D. 机体对衰老及异常细胞清除

    E. 机体清除病原微生物

4. 免疫监视功能低下时机体易发生（　　）

    A. 超敏反应　　　　　B. 肿瘤　　　　　　C. 免疫缺陷疾病

    D. 自身免疫病　　　　E. 移植排斥反应

5. 固有免疫发挥作用主要是在（　　）

    A. 感染早期　　　　　B. 感染晚期　　　　C. 感染的任何时期

    D. 感染中期　　　　　E. 以上都不是

6. 免疫的功能有（　　）

    A. 免疫自稳　　　　　B. 免疫防御　　　　C. 免疫耐受

    D. 免疫监视　　　　　E. A + B + D

7. 医学免疫学主要研究（　　）

    A. 人体免疫系统的结构和功能

    B. 免疫与健康和疾病的关系

    C. 免疫学理论在疾病预防、诊断和治疗中的应用

    D. 免疫学技术在疾病防治和诊断中的应用

    E. 以上都是

二、B 型题（配伍选择题）

    A. 正常免疫防御　　　　　　　　　B. 正常免疫自稳

    C. 免疫监视功能失调　　　　　　　D. 免疫自稳功能失调

E. 免疫防御异常，产生过强的免疫应答

1. 自身免疫疾病是（　　）

2. 识别并清除病原微生物是（　　）

3. 易患肿瘤是（　　）

（张丹丹）

书网融合……

 重点回顾　　 微课　　 习题

第十四章 抗 原

微课

PPT

导学情景

情景描述：小王到朋友家中做客，朋友热情招待，准备大量海鲜如螃蟹、海参、贝类等款待，小王食用后不久便可出现腹痛、腹泻等表现，去医院检查，诊断为海鲜过敏。

讨论：小王吃海鲜后出现腹痛、腹泻，这种现象称为过敏，海鲜是异种动物，含有丰富的蛋白质，是抗原物质。

学前导语：什么是抗原？这就是我们要探讨的内容。

人们在日常生活中，往往以多种方式（有些是主动的，也有被动的，有些是可知的，大多数却是隐性的）接触到各种各样的物质，宿主在接触有些物质时会发生免疫反应，其结果使机体产生免疫力，但也可能因为对该物质发生免疫反应而造成机体损伤。这些不同反应都与抗原物质的特性有关。

第一节 抗原的概念和特性

一、抗原的概念

人们将机体免疫系统识别并排除的"非己"物质界定为抗原（antigen，Ag），它揭示了免疫应答发生的原因。随着免疫学研究的深入，人类认识了获得性免疫应答发生的过程，为更好阐述获得性免疫应答发生机制，免疫学家对抗原重新做了定义：抗原是指能够被 T、B 淋巴细胞表面的 TCR 或 BCR 分子特异识别并结合，刺激 T、B 淋巴细胞活化、增殖、分化产生效应性 T 细胞或抗体并与之特异性结合，发挥免疫效应的物质。因此，抗原是一种物质，是引起机体发生免疫应答的起始物，是刺激免疫发生的必然条件。免疫是围绕抗原进行反应的。

二、抗原的特性

抗原物质一般具有两个特性：一是免疫原性（immunogenicity），即与 TCR 或 BCR 分子结合，刺激

T 或 B 淋巴细胞活化、增殖、分化，产生效应 T 细胞或抗体的性能；二是抗原性（antigenicity），即能与效应 T 细胞和抗体发生特异性结合的性能，又称为免疫反应性。免疫原性和抗原性是完全抗原的基本属性。

既具有免疫原性又抗原性的物质称为完全抗原（immunogen）。诱导机体发生免疫应答的抗原大多为完全抗原，如大多数的蛋白质都是完全抗原。

有些物质只有抗原性，无免疫原性，它们是半抗原（hapten），或称不完全抗原。一些小分子化学物质和药物多属于半抗原。

半抗原物质只能被识别，不能诱导机体发生免疫应答，如将半抗原分子与结构复杂的蛋白质等大分子结合，可转变为完全抗原，能刺激机体产生针对半抗原分子的体液免疫应答和细胞免疫应答。决定半抗原免疫原性的物质称为载体（carrier）。载体赋予半抗原免疫原性的作用称为半抗原－载体效应。半抗原－载体效应解释了一些低分子物质（如青霉素、阿司匹林等）与体内组织蛋白（相当于载体）结合后，成为完全抗原诱导机体发生超敏反应，造成组织器官损伤。

三、影响抗原免疫原性的因素

抗原被免疫系统识别诱导机体产生的免疫应答，影响的因素主要有抗原的性质、宿主因素及抗原进入机体的方式。

（一）抗原的性质

1. 异物性 抗原"非己"物质的性质即抗原的异物性。抗原异物性的强弱主要取决于抗原分子结构的复杂程度及其与机体结构的差异性大小。如细菌虽小，但结构较复杂，与人体细胞结构差异性显著，具有很强免疫原性。

2. 化学性质 天然抗原多为有机大分子，一般来说其蛋白质结构复杂、分子量大；糖蛋白、脂蛋白、多糖类、脂多糖都有免疫原性；脂类和哺乳动物的细胞核成分如 DNA 很难诱导免疫应答，但细胞在某些状态下发生变化如突变的肿瘤细胞，其 DNA 也具有免疫原性。

3. 分子量大小 抗原的分子量等于或大于 10kDa，分子量越大，免疫原性越强；大于 100kDa 分子的抗原性强，小于 10kDa 的抗原通常免疫原性弱。

4. 分子构象 抗原的分子构象在很大程度上也影响其免疫原性，抗原分子构象发生改变，它的免疫原性也会发生改变。

5. 易接近性 易接近性是指抗原决定基能被 TCR 或 BCR 分子识别结合的难易程度，越易被识别结合，免疫原性越强，反之越弱。

6. 物理状态 抗原分子的物理状态影响其免疫原性，一般情况下颗粒性抗原的免疫原性比可溶性抗原强。

（二）宿主因素

抗原诱导免疫应答也受机体因素的影响。

1. 遗传因素 不同个体遗传基因各异（主要是 MHC 的不同），使不同个体对同一抗原产生免疫应答的强度甚至类型存在差别。

2. 年龄、性别和健康状态 一般情况下，婴幼儿和老年人反应性差，对抗原的应答相对弱，而青壮年对抗原的应答相对强；雌性动物比雄性动物抗体合成的量高，但怀孕动物的应答能力受到显著抑制；感染或使用免疫抑制剂等都能干扰和抑制免疫系统对抗原的应答。

（三）抗原进入机体的方式

抗原进入机体的数量、途径、次数等均可影响机体的免疫应答。一般来说，适中剂量抗原易诱导机体产生免疫应答，过高或过低剂量抗原都不容易诱导机体产生免疫应答，容易诱导免疫耐受；抗原诱导免疫的途径以皮内效果最佳，然后依次为皮下、肌内注射，静脉或腹腔注射较差，口服抗原易诱导免疫耐受；免疫的次数要适当，过于频繁或间隔时间过长容易诱导免疫耐受。抗原不同，其诱发机体产生的免疫应答可存在差异。

四、抗原的分类

（一）根据抗原诱导抗体产生是否需要 Th 细胞的参与，分为胸腺依赖性抗原和胸腺非依赖性抗原

1. 胸腺依赖性抗原（thymus dependent antigen，TD－Ag） 这类抗原刺激 B 细胞产生抗体需要 T 细胞的帮助，又称为 T 细胞依赖抗原。绝大多数蛋白质抗原为 TD－Ag，如病原微生物、血清蛋白、血细胞等。具有 T 细胞决定基和 B 细胞决定基，可诱导机体产生体液免疫应答和细胞免疫应答。

TD－Ag 主要特点：①被机体免疫系统识别的多为完全抗原，多属于 TD－Ag；②TD－Ag 刺激 B 细胞产生抗体需 Th 细胞（helper T cell）帮助；③TD－Ag 具有 T 和 B 细胞决定基，可诱导机体产生细胞免疫应答和体液免疫应答并能形成记忆 T 细胞和记忆 B 细胞；④TD－Ag 刺激机体产生多样抗体，主要是高亲和力的 IgG。

2. 胸腺非依赖性抗原（thymus independent antigen，TI－Ag） 这类抗原刺激 B 细胞产生抗体无需 T 细胞的帮助，又称为 T 细胞非依赖性抗原。根据 Ag 结构特点不同 TI－Ag 可分为 TI－1 型抗原和 TI－2 型抗原，前者具有 B 细胞表位和 B 细胞丝裂原样结构，可分别与 BCR 和 B 细胞丝裂原受体结合，直接刺激 B 细胞产生抗体，如细菌脂多糖（LPS）等；后者具有多个重复 B 细胞表位，可与两个以上的 BCR 结合刺激 B 细胞产生抗体，如聚合鞭毛素和肺炎球菌荚膜多糖等。

TI－Ag 主要特点：①少数抗原为 TI－Ag，如细菌多糖、多聚蛋白质和脂多糖等；②TI－Ag 刺激 B 细胞产生抗体不需 Th 细胞帮助；③TI－Ag 只有 B 细胞决定基，只能诱导机体产生体液免疫应答，不能刺激机体产生免疫记忆；④TI－Ag 刺激机体产生的抗体类别较单一，主要为低亲和力 IgM。

（二）根据抗原的来源分类，分为外源性抗原和内源性抗原

1. 外源性抗原 是在 APC 外合成的抗原。如微生物及其代谢产物等，以吞噬、吞饮或以受体介导的内吞方式进入 APC，在溶酶体内被加工成小分子抗原肽与 MHC－Ⅱ分子结合，提呈给 CD4$^+$T 细胞。

2. 内源性抗原 是在 APC 内新合成的抗原，如病毒感染细胞中病毒基因编码的蛋白质、肿瘤细胞表达的肿瘤抗原等，在细胞质中被加工成小分子抗原肽与 MHC－Ⅰ分子结合，提呈给 CD8$^+$T 细胞。

（三）其他分类

（1）根据抗原化学性质不同可将其分为蛋白质抗原、多糖抗原和核酸抗原等。

（2）根据抗原物理状态可将其分为颗粒性抗原和可溶性抗原。

（3）根据免疫应答结果可将其分为免疫原和耐受原。

（4）根据抗原产生方式可将其分为天然抗原和人工抗原。

（5）根据抗原诱发病理性免疫应答的不同分为移植抗原、肿瘤抗原、变应原等。

练一练

（多项选择题）完全抗原的基本属性是（ ）

A. 抗原性 B. 免疫原性

C. 免疫性 D. 免疫反应性

答案解析

第二节 抗原的特异性和交叉反应

一、抗原特异性

抗原诱导机体发生免疫应答，产生相应产物的特性称为抗原的特异性，获得性免疫应答的特异性取决于抗原的特异性：接触什么样的抗原，机体就这一抗原发生免疫应答及产物；不接触的抗原，就不会发生免疫应答。

（一）抗原决定基的概念与特征

抗原分子中，具有一定化学组成和空间构型、决定抗原特异性的特殊化学结构（或基团）称为抗原决定基（antigenic determinant，AD），也称抗原决定簇或抗原表位（antigenic epitope）。

抗原决定基实质上是抗原分子中能被 TCR 或 BCR 分子识别结合的基本结构单位（即免疫细胞识别抗原和对抗原发挥作用的部位）。一个抗原物质可有 1 个或多个抗原决定基，有些决定基是该抗原物质所特有的，有些决定基是不同抗原物质间共有的。一种抗原决定基对应着一种特异性免疫应答，被 TCR 分子识别结合的抗原决定基产生细胞免疫应答；被 BCR 分子识别结合的抗原决定基产生体液免疫应答。

天然抗原分子的结构比较复杂，往往具有多种抗原决定基。天然抗原的特异性取决于所具有抗原决定基种类的综合，而不局限于其所具有的某种单一抗原决定基。

天然抗原分子一般具有数量较多的抗原决定基，其中能被 BCR 或抗体分子识别结合的抗原决定基数目称为抗原结合价。一定程度上，抗原结合价的大小反映着其诱导机体产生体液免疫应答的强弱程度。

（二）抗原决定基的类型

抗原决定基不同，发生的免疫应答也不同。

1. 构象决定基和顺序决定基 根据抗原决定基的结构不同，将其分为构象决定基和顺序决定基（图 14-1）。

构象决定基由不连续的短序列在空间上彼此接近而构成的特定空间构象，也称非线性决定基，可由相同或不同化学成分的短序列构成，位于抗原分子表面。构象决定基可被相应 BCR 分子识别结合，但不能被 TCR 分子识别结合。在体液免疫应答识别阶段，B 细胞的 BCR 分子可直接识别抗原分子表面相应抗原决定基；在细胞免疫应答识别阶段，抗原分子经抗原提呈细胞（APC）加工处理形成的抗原肽与 MHC 分子结合形成复合物，表达于 APC 表面，T 细胞膜上 TCR 分子识别 APC 表面的与 MHC 分子结合的抗原肽。

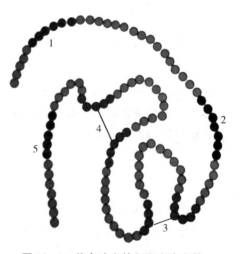

图 14-1 构象决定基和顺序决定基

1、2、5 为线性表位；3、4 为构象表位

顺序决定基由多个连续线性排列的氨基酸组成，又称线性决定基，存在于在抗原分子的任意部位，既可在抗原分子表面，也可在抗原分子内部。顺序决定基既可以被 BCR 分子识别，也可以被 TCR 分子识别。

2. T 细胞决定基和 B 细胞决定基 被 TCR 分子特异识别结合的抗原决定基称 T 细胞决定基；被 BCR 分子特异识别结合的抗原决定基称 B 细胞决定基。T 细胞决定基与 B 细胞决定基特性的比较见表 14-1。

表 14 –1　T 细胞决定基与 B 细胞决定基特性的比较

	T 细胞决定基	B 细胞决定基
识别表位受体	TCR	BCR
MHC 分子参与	必需	无需
表位性质	蛋白多肽	蛋白多肽、多糖、脂多糖、核酸等
表位大小	8 ~ 10 个氨基酸（CD8$^+$T 细胞）	5 ~ 15 个氨基酸
	13 ~ 17 个氨基酸（CD4$^+$T 细胞）	
表位类型	抗原肽 + MHC 复合物	构象表位或线性表位
	线性表位	
表位位置	抗原分子任意部位	通常位于抗原分子表面

二、共同抗原决定基和交叉反应

天然抗原分子结构较复杂，可具有多种抗原决定基。所以在不同抗原分子间，可存在结构相同或相似的抗原决定基。存在于不同抗原分子间的结构相同或相似的抗原决定基称为共同抗原决定基，简称为共同抗原。

由于共同抗原决定基的存在，其刺激机体产生的效应 T 细胞或抗体分子，可与具有共同抗原决定基的不同抗原发生结合反应，这种反应称为交叉反应。

第三节　医学上重要的抗原物质

医学上的抗原种类繁多，最常见的重要抗原主要有以下几种类型。

一、异种抗原

异种抗原是指来自不同种属的抗原。如病原微生物及其代谢产物：病毒、细菌、螺旋体、真菌等，虽然结构相对简单，但化学组成复杂，与人体结构差异较大，对人体均有较强免疫原性；细菌外毒素具有很强的抗原性，能刺激机体产生抗毒素；动物的免疫血清（如来自于马的破伤风抗毒素），具有双重特性，既是破伤风外毒素的抗毒素，也是人体的异种抗原；在某些个体反复应用如植物蛋白质、异种移植物、异种动物血清等，可诱发超敏反应，严重的会发生过敏性休克甚至死亡。

二、同种抗原

同种抗原是指同一物种不同个体间的抗原，又称同种异体抗原或同种异型抗原，重要的有红细胞血型抗原、人类主要组织相容性抗原等。现在发现有几十种红细胞血型抗原系统，重要的有 ABO 血型抗原、Rh 血型抗原等。人类主要组织相容性抗原为人类 MHC 编码分子，即人类白细胞抗原（HLA），是目前已知的人类最复杂同种抗原，具有多基因性和多态性，可提呈抗原还能广泛参与固有免疫应答。

◎ 看一看

根据红细胞表面有无特异性抗原（凝集原）A 和 B 来划分的血液类型系统。ABO 血型系统是 1900 年奥地利兰茨泰纳发现和确定的人类第一个血型系统。根据凝集原 A、B 的分布把血液分为 A、B、AB、O 四型。红细胞上只有凝集原 A 的为 A 型血，其血清中有抗 B 凝集素；红细胞上只有凝集原 B 的为 B 型血，其血清中有抗 A 的凝集素；红细胞上 A、B 两种凝集原都有的为 AB 型血，其血清中无抗 A、抗 B 凝集素；红细胞上 A、B 两种凝集原皆无者为 O 型，其血清中抗 A、抗 B 凝集素皆有。具有凝集原 A 的红细胞可被抗 A 凝集素凝集；抗 B 凝集素可使含凝集原 B 的红细胞发生凝集。

三、异嗜性抗原

异嗜性抗原是存在于不同物种的结构相同或相似的抗原，本质是共同抗原，因 Forssman 发现而命名为 Forssman 抗原。如在人体心脏、肾脏、关节等器官存在与 A 群链球菌细胞壁 M 蛋白结构相似的蛋白质，A 群链球菌感染诱发机体产生的免疫应答产物除了对 A 群链球菌有排除作用，也可作用于人体存在共同抗原的心脏、肾脏、关节等器官，与风湿性心脏病、链球菌感染后肾小球肾炎、风湿性关节炎的发生有关。

? 想一想

感染 A 群链球菌后为什么有的人会出现风湿性关节炎？

答案解析

四、自身抗原

自身抗原是指能诱导自身免疫应答的自身物质，主要是自身被修饰改变的成分。正常情况下，机体免疫系统对自身组织细胞成分不产生免疫应答，形成免疫耐受；但在以下情况下：①处于免疫豁免部位的隐蔽抗原，如脑组织中的蛋白质、晶状体蛋白、精子等，一旦与免疫系统接触，可诱发自身免疫导致自身免疫病；②在感染、创伤、药物等因素作用下，一些自身组织细胞成分、结构发生改变或被修饰变成自身抗原被排斥掉。

五、肿瘤抗原

机体某些细胞在恶变过程中出现的抗原或肿瘤细胞异常、过度表达的抗原，主要包括肿瘤特异性抗原（tumor specific antigen，TSA）和肿瘤相关抗原（tumor associated antigen，TAA）。TSA 为肿瘤细胞所特有的抗原；TAA 并非肿瘤细胞所特有，在正常细胞也可表达，但肿瘤细胞表达量大幅增加；目前发现的肿瘤抗原绝大多数为 TAA，只有极少数为 TSA。

♥ 药爱生命

超抗原

某些抗原物质极低的浓度（1～10ng/ml）可激活大量 T 细胞（2%～16%）克隆，产生极强的免疫应答，此类抗原被称之为超抗原（superantigen，SAg）。SAg 所诱导的 T 细胞免疫应答，其效应并非针对 SAg 本身而是通过分泌大量的细胞因子来参与某些病理生理过程的发生与发展，也不受 MHC 的限制。常见的超抗原如人类免疫缺陷病毒（human immunodeficiency virus，HIV）gp120 和金黄色葡萄球菌蛋白 A（Staphylococcus protein A，SPA）。

六、免疫佐剂

免疫佐剂（immunologic adjuvant）指一类与抗原同时注射或预先注入机体可增强机体对该抗原免疫应答或改变免疫应答类型的物质，为非特异性免疫增强剂。

免疫佐剂的种类很多，根据是否具有免疫原性分为免疫原性佐剂和非免疫原性佐剂。①免疫原性佐剂：自身具有免疫原性，如卡介苗、霍乱毒素 B 亚单位（CTB）和短小棒状杆菌等。②非免疫原性佐剂：自身不具有免疫原性，如某些无机化合物（氢氧化铝、明矾等）、低分子的有机物（矿物油、羊毛脂等）等。其中弗氏佐剂（Freund's adjuvant，FA）是目前动物实验中最常用的免疫佐剂，包括弗氏完全佐剂（complete Freund's adjuvant，CFA）和弗氏不完全佐剂（incomplete Freund's adjuvant，IFA）。

免疫佐剂用途主要包括：①非特异性免疫增强剂，用于抗感染和抗肿瘤的辅助治疗；②增强特异性免疫应答，用于预防接种和制备动物抗血清。目前，临床上常用的免疫佐剂有氢氧化铝、明矾、热休克蛋白、细胞因子、CTB 等。

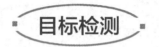

目标检测

答案解析

一、**A 型题**（最佳选择题）

1. 抗原物质的基本属性是（　）

    A. 免疫原性　　　　　　　B. 特异性　　　　　　　C. 免疫反应性

    D. 免疫原性及免疫反应性　E. 交叉反应性

2. 下列哪种物质没有免疫原性（　）

    A. 外毒素　　　　　　　　B. 类毒素　　　　　　　C. 异嗜性抗原

    D. 半抗原　　　　　　　　E. 异种动物血清

3. 引起移植排斥反应的抗原属于（　）

    A. 自身抗原　　　　　　　B. 同种异型抗原　　　　C. 异种抗原

    D. 同种抗原　　　　　　　E. 异嗜性抗原

4. 决定抗原特异性的物质基础是（　）

    A. 抗原的物理性状　　　　B. 抗原的电荷性质　　　C. 抗原决定基

    D. 抗原的大小　　　　　　E. 抗原的种类

5. 存在于不同种属生物之间的共同抗原称为（　）

    A. 类属抗原　　　　　　　B. 自身抗原　　　　　　C. 超抗原

    D. 异嗜性抗原　　　　　　E. 异种抗原

6. 动物来源的破伤风抗毒素对于人体是（　）

    A. 抗原　　　　　　　　　B. 半抗原　　　　　　　C. 抗体

    D. 超抗原　　　　　　　　E. 既是抗原又是抗体

7. 抗原的异物性是指（　）

    A. 抗原结构与宿主结构的差异性　　　　B. 抗原与抗体结合的差异性

    C. 抗原与淋巴细胞结合的差异性　　　　D. 抗原物质之间的差异性

    E. 以上都不是

8. 与抗原免疫原性强弱无关的因素是（　　）

　　A. 抗原分子量的大小　　　　　B. 抗原分子表面结构　　　　C. 抗原的异物性

　　D. 抗原的化学组成　　　　　　E. 抗原的可溶性

二、思考题

应用"抗原"有关知识，解释为什么人类不能随便相互输血？

（唐茂程）

书网融合……

　　重点回顾　　　　　　　微课　　　　　　　习题

第十五章 抗体与免疫球蛋白

PPT

📖 导学情景

情景描述: 3 岁男孩,近半年经常出现发烧、感冒症状,食欲差,不愿意运动,体质弱,查体未发现其他异常情况。医生诊断为免疫力降低,建议多做户外运动,给予免疫球蛋白注射。

讨论: 经常做户外运动,增加阳光照射,促进钙吸收,注射免疫球蛋白,补充抗体,增强免疫力。

学前导语: 免疫球蛋白和抗体是机体免疫的一部分,本章我们主要学习免疫球蛋白和抗体的知识。

第一节 抗体和免疫球蛋白的概念

一、抗体

抗体(antibody,Ab)是指机体受到抗原刺激后,相应 B 淋巴细胞活化、增殖、分化为浆细胞,由浆细胞合成并分泌的能与相应抗原特异性结合的、具有多种免疫功能的球蛋白。抗体主要分布在血清等体液中,是介导体液免疫应答的重要效应分子。

二、免疫球蛋白

1968 年和 1972 年世界卫生组织和国际免疫学会联合会的专门委员会先后决定,将具有抗体活性或化学结构与抗体相似的球蛋白统一命名为免疫球蛋白(immunoglobulin,Ig)。免疫球蛋白可分为两型:①分泌型 Ig(secreted Ig,SIg),存在于血液、组织液及外分泌液中;②膜型 Ig(membrane Ig,mIg),构成 B 细胞膜上的抗原受体。

三、抗体与免疫球蛋白的比较

免疫球蛋白是化学结构的概念,包括抗体以及某些未被证实有抗体活性但化学结构与抗体相似的球蛋白(如多发性骨髓瘤、巨球蛋白血症等病人血清中的异常球蛋白)。抗体是生物学功能上的概念。

所有抗体均是免疫球蛋白，而免疫球蛋白不一定是抗体。大多数情况下免疫球蛋白具有抗体活性，除非特殊说明，本教材所讲免疫球蛋白即指抗体。

第二节 免疫球蛋白的结构与功能

一、免疫球蛋白的基本结构

免疫球蛋白是由两条相同的重链（heavy chain，H 链）和两条相同的轻链（light chain，L 链）通过链间二硫键连接的呈 Y 形的单体（图 15 - 1）。

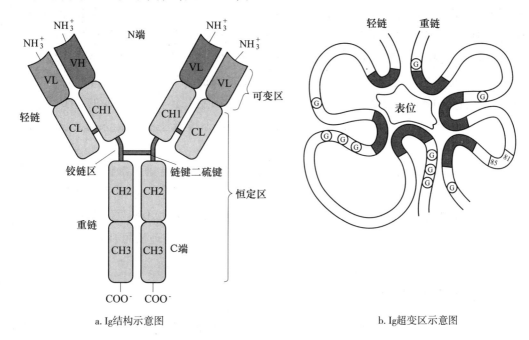

a. Ig结构示意图　　　　　　　　　　　　　　b. Ig超变区示意图

图 15 - 1　免疫球蛋白基本结构示意图

1. 重链和轻链　免疫球蛋白重链分子量约为 $50 \sim 75kD$，由 $450 \sim 550$ 个氨基酸残基组成。根据免疫球蛋白重链结构组成和抗原性的不同，可将免疫球蛋白的重链分为五类，即 μ、γ、α、δ 和 ε 链；与此对应的免疫球蛋白分别称为 IgM、IgG、IgA、IgD 和 IgE。

免疫球蛋白轻链分子量约 25kD，由 214 个氨基酸残基组成。根据免疫球蛋白轻链结构组成和抗原性的不同，可将免疫球蛋白的轻链分为 κ（kappa）链和 λ（lambda）链，据此可将免疫球蛋白分为 κ 和 λ 两型。

2. 可变区和恒定区　免疫球蛋白重链近氨基端（N 端）1/4 或 1/5 区段内和轻链近 N 端 1/2 区段内，约 110 个氨基酸残基的组成和排列顺序多变，称为可变区（variable region，V 区）；其余近羧基端（C 端）的氨基酸残基组成和排列顺序相对稳定，称为恒定区（constant region，C 区）。

重链和轻链可变区肽链通过链内二硫键连接折叠，各形成一个球形结构域（功能区），分别以 VH 和 VL 表示；重链和轻链恒定区肽链通过链内二硫键连接折叠，可形成以下几个球形结构域（功能区）：①γ、α 和 δ（IgG、IgA、IgD）重链恒定区内形成三个功能区，分别用 CH1、CH2 和 CH3 表示；②μ 和 ε（IgM、IgE）重链恒定区内除有上述三个功能区外，还有一个 CH4 功能区；③轻链恒定区内只有一个功能区，用 CL 表示。

3. 超变区和骨架区　重链和轻链可变区结构域中，三个特定区段内的氨基酸组成和排列顺序有更大的变异性，称为超变区（hypervariable region，HVR），分别以 HVR1、HVR2 和 HVR3 表示。上述超变区分别位于重链可变区内第 30~36、49~65、95~103 位氨基酸，和轻链可变区内第 28~35、49~59、92~103 位氨基酸区域内。

重链和轻链可变区内三个 HVR 共同组成抗体分子的抗原结合部位；该部位能与相应抗原表位互补结合，又称互补决定区（complementarity - determining region，CDR），分别用 CDR1、CDR2 和 CDR3 表示，其中 CDR3 变化程度更高。不同抗体的 CDR 序列不同，因此决定了抗体与相应抗原表位结合的高度特异性。

抗体可变区中 HVR 之外的氨基酸组成和排列顺序相对不易变化，称为骨架区（framework region，FR）。VH 和 VL 内各有四个骨架区，分别用 FR1、FR2、FR3 和 FR4 表示。

4. 免疫球蛋白的功能区　免疫球蛋白轻链有 VL 和 CL 两个功能区；IgG、IgA 和 IgD 的重链有 VH、CH1、CH2 和 CH3 四个功能区；IgM 和 IgE 的重链有五个功能区，即比 IgG、IgA 和 IgD 多一个 CH4 功能区。各功能区的主要作用如下：①VH 和 VL 中的 HVR（CDR）是与抗原表位特异性结合的区域；②CH 和 CL 具有抗体同种异型遗传标志；③IgG 的 CH2 和 IgM 的 CH3 具有补体 C1q 结合位点，可参与补体经典途径的激活；④IgG 的 CH2 可介导 IgG 通过胎盘进入胎儿体内；⑤IgG 的 CH3 和 IgE 的 CH2、CH3 能与具有相应 Fc 受体的吞噬细胞、NK 细胞、肥大细胞和嗜碱性粒细胞等结合，介导产生各种不同的生物学效应。

5. 铰链区（hinge region）　位于 CH1 与 CH2 功能区之间，富含脯氨酸使之有较好的柔韧性，可调节抗体与抗原分子表面不同间距抗原表位的结合；也有利于抗体分子补体结合位点的暴露。五类免疫球蛋白中，IgG、IgA 和 IgD 重链 CH1 与 CH2 之间有铰链区，IgM 和 IgE 重链无铰链区。此外，铰链区对木瓜蛋白酶和胃蛋白酶敏感，免疫球蛋白经上述蛋白酶水解处理后可从该区断裂为几个不同的片段。

二、免疫球蛋白的其他结构

1. J 链（joining chain）　是由浆细胞合成的一条富含半胱氨酸的多肽链，其主要功能是将单体免疫球蛋白分子连接成为二聚体或多聚体（图 15-2）。血液中 IgM 是由单体 IgM 通过二硫键和 J 链连接组成的五聚体；分泌型 IgA（secretory IgA，SIgA）是由两个单体 IgA 通过 J 链相连，并与分泌片非共价结合组成。IgG、IgD、IgE 和血清型 IgA 为单体分子，不含 J 链。

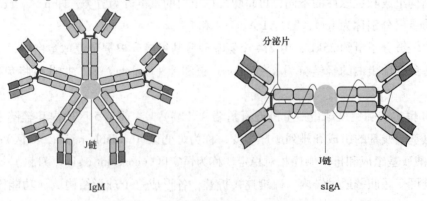

图 15-2　免疫球蛋白的 J 链和分泌片

2. 分泌片（secretory piece，SP）　是由黏膜上皮细胞合成分泌的一种糖肽链，又称分泌成分。分泌片是分泌型 IgA（SIgA）的一个重要组成部分，可介导 IgA 二聚体从黏膜下转运至黏膜表面，并保护 SIgA 不被黏膜表面的蛋白酶水解。

三、免疫球蛋白的水解片段

免疫球蛋白的肽链某些部分易被蛋白酶水解，木瓜蛋白酶和胃蛋白酶是最常用的蛋白水解酶（图15－3）。

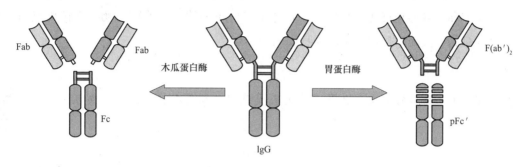

图15－3　免疫球蛋白分子水解片段示意图

木瓜蛋白酶可将 IgG 分子从铰链区的近 N 切断，使免疫球蛋白分子被水解为三个片段，即两个完全相同的抗原结合片段（fragment of antigen binding，Fab）和一个可结晶片段（fragment crystallizable，Fc），每一 Fab 段含有一条完整的 L 链和 H 链的 VH、CH1，能与一个抗原决定基结合，为单价。Fc 段含有二条重链的剩余部分，不能结合抗原，但具有活化补体等其他生物学活性。

用胃蛋白酶水解 IgG 分子，在铰链区的近 C 切断，得到一个具有双价抗体活性的 F（ab′）₂和被继续水解为若干无生物学活性的 pFc′小片段。

用酶水解免疫球蛋白分子，不仅是研究免疫球蛋白结构与功能的重要方法之一，也在制备免疫制剂和医疗实践中具有很重要的实际意义。如取材于马血清的白喉抗毒素或破伤风抗毒素经胃蛋白酶消化后精制提纯的制剂，因去掉了具有免疫原性的部分重链的 Fc 段，使其免疫原性降低，减少超敏反应的发生。

四、免疫球蛋白的功能

免疫球蛋白的功能与其分子结构密切相关，是由免疫球蛋白的各功能区的特点所决定的。与抗原特异性结合主要由可变区完成，与抗原结合后激发的效应功能及其他一些功能则由恒定区完成（图15－4）。

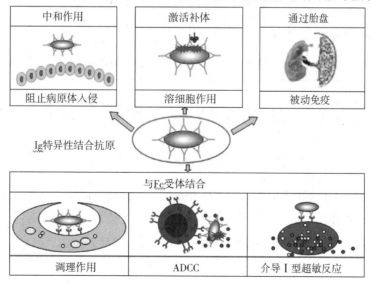

图15－4　免疫球蛋白的主要生物学功能

1. 特异性结合抗原　特异性识别和结合抗原是抗体的主要功能，并由此发挥免疫反应。特异性主要由抗原决定基和抗体的抗原结合部位（V区）的互补结构决定，互补程度越高，所具有的特异性越强。

抗体与抗原特异性结合在体内导致生理或病理效应，如可结合病原微生物及其产物，具有阻断病原入侵、扩散及中和毒素等免疫防御功能，但抗体本身并不能清除病原微生物。在体外进行各种抗原抗体结合反应，有利于抗原或抗体的检测和功能判断。

❓ 想一想

为什么被狂犬咬伤后要彻底清创并及时注射狂犬疫苗，还要在伤口周围浸润注射抗狂犬病毒的高价血清？

答案解析

2. 激活补体　当抗体与相应抗原结合成免疫复合物后，抗体发生变构，使原来被掩盖的 CH_2 或 CH_3 上补体结合位点暴露，从而通过经典途径激活补体，发挥补体各种生物学作用。

3. 与细胞表面 Fc 受体结合　不同类别的抗体可通过其 Fc 段与多种的细胞表面的 Fc 受体结合，从而产生不同的免疫效应。如 IgE 的 Fc 段与肥大细胞或嗜碱性粒细胞表面的 IgE Fc 受体结合，可介导产生 I 型超敏反应；IgG 的 Fc 段与中性粒细胞、吞噬细胞、NK 细胞表面的 IgG Fc 受体结合后可分别产生调理作用、ADCC 作用等（图 15 – 5）。

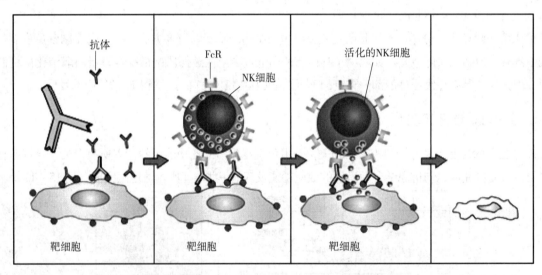

| 抗体与靶细胞表面相应的抗原决定簇发生特异性结合 | NK细胞通过其表面FcR和与靶细胞连接在一起的抗体Fc段结合 | 活化的NK细胞可以释放穿孔素、颗粒酶等细胞毒性物质，来杀伤靶细胞 | 靶细胞凋亡 |

图 15 – 5　NK 细胞介导的 ADCC 作用

4. 穿过胎盘和黏膜　IgG 能借助 Fc 段主动通过胎盘进入胎儿血循环，形成新生儿的天然被动免疫，对新生儿抗感染起着重要作用。SIgA 可通过泪液、乳汁、消化道和呼吸道黏膜上皮细胞向外分泌，分布于黏膜表面，对防止体表微生物感染和发挥局部免疫具有重要意义。

第三节　各类免疫球蛋白的特性

一、IgG

IgG 是血清中抗体的主要成分，占血清抗体总量的 75%。有四个亚类，即 IgG1、IgG2、IgG3、IgG4。IgG 于出生后 3 个月开始合成，5 岁时达成人水平。IgG 在血清中分解缓慢，半衰期约为 20～23 天。IgG 是唯一能通过胎盘的抗体，对防止新生儿感染起重要作用。

IgG 是抗感染的主要抗体，大多数抗菌抗体、抗毒素和抗病毒抗体属于 IgG 类抗体。某些自身抗体如抗甲状腺球蛋白抗体、抗核抗体，以及引起 II、III 型超敏反应的抗体也多为 IgG。IgG 还可固定和激活补体，发挥免疫效应，IgG Fc 段与具有 IgG Fc 受体的细胞结合可产生各种生物学作用，如促进吞噬细胞的吞噬作用、促进 NK 细胞等对靶细胞的杀伤作用。

二、IgM

在细胞膜上以单体形式存在，在血清中为五聚体形式，是分子量最大的一类免疫球蛋白，又称巨球蛋白。由于不易通过血管壁，故主要存在于血液中，占血清抗体总量的 5%～10% 左右，半衰期短，约为 5 天。

IgM 是个体发育中最早合成和分泌的抗体，在胚胎后期已能合成，由于其不能通过胎盘，故临床上常把脐血中 IgM 水平升高作为宫内感染的诊断依据。免疫应答过程中最早产生的抗体也是 IgM，而且其半衰期短，故检查特异性 IgM 抗体水平可用于传染病的早期诊断，因此血清中若出现特异性 IgM，则表示有近期感染的可能。

天然血型抗体、类风湿因子等均为 IgM，还可参与 II、III 型超敏反应。

三、IgA

IgA 分为血清型和分泌型两种。①血清型 IgA 主要存在于血清中，为单体分子，占血清抗体总量的 10%～15%，在血清中起一定的免疫作用。②分泌型 IgA（SIgA）主要存在于外分泌液（如初乳、唾液、汗液、泪液、胃肠液、支气管分泌液等）中，为二聚体。

SIgA 是人体外分泌液中的主要抗体，是呼吸道、胃肠道、泌尿生殖道、乳汁以及泪液等分泌液中最丰富的抗体，通过阻抑黏附、裂解细菌、免疫排除作用对机体防止局部微生物感染具有十分重要的意义，在黏膜表面也有中和毒素的作用。新生儿可从母亲分泌的初乳中获得 SIgA，对其抵御呼吸道和消化道感染起到了很重要的作用。出生 4～6 个月后，开始合成 IgA，至 12 岁左右达成人水平。

四、IgD

正常血清中 IgD 含量极低，约为抗体总量的 1%。以单体形式存在，有一个相对较长的铰链区，对蛋白水解酶十分敏感，故其半衰期很短，仅为 3 天，在个体发育的任何时间均可产生。血清中 IgD 的功能尚不明确，但 B 细胞膜上的 IgD 是 B 细胞成熟的重要表面标志，成熟的 B 细胞膜上同时表达 mIgD 和 mIgM，未成熟的 B 细胞膜上仅表达 mIgM。

五、IgE

IgE 是正常人血清中含量最少的一种抗体，仅占血清抗体总量的 0.002%。IgE 是由呼吸道和消化道黏膜固有层的浆细胞产生的，这些部位也正是变应原入侵和发生过敏反应的场所。IgE 是亲细胞抗体，IgE 的 Fc 段易与组织中肥大细胞和血液中嗜碱性粒细胞上的 IgE Fc 受体结合，参与 I 型超敏反应。此外，IgE 可能与宿主抗寄生虫的感染有关。

第四节　人工制备抗体的类型

抗体是一类非常重要的生物活性物质，在疾病的诊断、治疗和预防过程中以及在科研工作、临床试验中发挥着重要的作用，故人们对抗体的需求非常大，需要利用各种方法制备、获得抗体。人工制备的抗体，因制备的方法不同可分为多克隆抗体、单克隆抗体及基因工程抗体。

一、多克隆抗体

多克隆抗体（polyclonal antibody，PcAb 或 pAb）通常是由抗原性物质免疫动物后所获得的动物免疫血清。由于天然抗原物质往往含有多种抗原分子或多种抗原决定基，因此用该抗原免疫动物后，可刺激多种具有相应抗原识别受体的 B 细胞克隆增殖。由这些 B 细胞克隆产生多种抗体释放于血清中，即多克隆抗体。

多克隆抗体优点是：来源广泛、制备容易，由于是混合血清，其免疫作用全面。其缺点是：特异性差，易出现交叉反应。

二、单克隆抗体

单克隆抗体（monoclonal antibody，McAb）是由单一克隆 B 细胞杂交瘤细胞产生的，只识别一种抗原表位的具有高度特异性的抗体。1975 年 Kohler 和 Milstein 建立了体外细胞融合技术，即用抗原免疫小鼠的脾细胞（富含 B 细胞）与小鼠的骨髓瘤细胞融合而形成杂交瘤细胞。这种杂交瘤细胞继承了两个亲代细胞的特点，既保存了骨髓瘤细胞大量扩增和永生的特性，又具有免疫 B 细胞合成和分泌特异性抗体的能力。每个杂交瘤细胞由一个 B 细胞与一个骨髓瘤细胞融合而成，而每个 B 细胞克隆仅识别一种抗原表位，故经筛选和克隆化的杂交瘤细胞仅能合成和分泌单一的特异性抗体。单克隆抗体的优点是：结构均一、高度特异、纯度高、产量高、交叉反应少、可长期保存。

💗 药爱生命

利妥昔单抗（Rituximab）商品名为美罗华，是第一个由美国 FAD 批准用于治疗非霍奇金淋巴瘤的单克隆抗体。利妥昔单抗是基因工程人-鼠嵌合型单克隆抗体，是由鼠 Fab 段和人 Fc 段构成，分子质量约 145kD。CD20 抗原位于前 B 和成熟 B 淋巴细胞的表面，而造血干细胞、原 B 细胞、正常浆细胞或其他正常组织不表达 CD20。95% 以上的 B 细胞性非霍奇金淋巴瘤细胞表达 CD20。

利妥昔单抗可特异地与 B 淋巴细胞表面的 CD20 抗原结合，并引发一系列作用，启动介导 B 细胞溶解的免疫反应，导致 B 淋巴细胞的死亡。B 细胞溶解的可能机制包括补体依赖的细胞毒作用或者抗体依赖细胞的细胞毒作用。体外实验显示，利妥昔单抗可以使耐药的人 B 淋巴瘤细胞株对某些化疗药物细胞毒作用的敏感性增强。

三、基因工程抗体

原理是借助 DNA 重组和蛋白质工程技术，在基因水平上对编码抗体分子的基因进行切割、拼接或修饰，表达新型的抗体分子。基因工程抗体保留了天然抗体的特异性和主要生物学活性，去除或减少了无关结构，去除了鼠源抗体对人的刺激，并赋予抗体分子以新的生物学活性，具有更广泛的应用前景。目前，已获表达产物的基因工程抗体有嵌合抗体、单链抗体、双特异性抗体等。

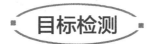

答案解析

一、A 型题（最佳选择题）

1. 抗体特异性结合抗原的部位是（ ）
   A. 恒定区　　　　　　B. 铰链区　　　　　　C. 骨架区
   D. 可变区　　　　　　E. Fc 片段区

2. 木瓜蛋白酶水解 IgG 形成的分子片段是（ ）
   A. 一个 Fab 段，二个 Fc 段　　B. 一个 Fab 段，一个 Fc 段
   C. 二个 Fab 段，一个 Fc 段　　D. 一个 F（ab′）₂ 段，一个 pFc′段
   E. 一个 F（ab′）₂ 段，一个 Fc 段

3. 血清中含量最高的免疫球蛋白是（ ）
   A. IgD　　　　　　　B. IgM　　　　　　　C. IgG
   D. IgE　　　　　　　E. IgA

4. 细菌感染后在人体内最早出现的抗体是（ ）
   A. IgG　　　　　　　B. IgD　　　　　　　C. IgA
   D. IgE　　　　　　　E. IgM

5. 新生儿从母体获得的免疫球蛋白是（ ）
   A. IgG 和 IgM　　　　B. IgG 和 SIgA　　　C. IgG 和 IgA
   C. IgG 和 IgD　　　　C. IgG 和 IgE

6. 在局部黏膜发挥抗感染作用的免疫球蛋白是（ ）
   A. IgM　　　　　　　B. IgG　　　　　　　C. IgD
   D. SIgA　　　　　　　E. IgE

7. 能够通过胎盘的免疫球蛋白是（ ）
   A. IgM　　　　　　　B. IgE　　　　　　　C. IgA
   D. SIgA　　　　　　　E. IgG

二、问答题

怎样理解抗体与免疫球蛋白的概念？

（李 睿）

书网融合……

📋 重点回顾　　　📱 微课　　　📝 习题

第十六章　免疫系统

导学情景

情景描述：患儿，女，7 个月。1 月前出现咳嗽症状，近日加重，5 天前无明显诱因头面部、躯干出现许多鲜红色丘疹，皮疹很快波及全身，并形成水泡，当地卫生所输注青霉素无效，病情进行性加重，遂入院诊治。胸片示支气管肺炎；胸部 CT 示两肺斑片状阴影，胸腺缺如，诊断为先天性胸腺发育不良（Digeorge 综合征）。入院后给予头孢类抗生素、干扰素等药物治疗，同时给予胸腺肽、丙种球蛋白等增强免疫力及对症支持治疗，患儿病情稍有好转。

讨论：胸腺在免疫器官中的地位和作用是什么？除胸腺外，请说出其他免疫器官的功能。

学前导语：胸腺缺如可导致感染，为什么会引起感染呢？胸腺的功能如何呢？给予胸腺肽、丙种球蛋白等支持治疗，患儿病情稍有好转，那丙种球蛋白是什么？它有什么生物学功能？

免疫系统是机体执行免疫应答及免疫功能的物质基础，具有识别和排除抗原异物、维持机体生理平衡和内环境稳定的功能，由免疫器官、免疫细胞和免疫分子组成（表 16-1）。

表 16-1　免疫系统的组成

名称	组成成分
免疫器官	中枢免疫器官：骨髓、胸腺
	外周免疫器官：淋巴结、脾、黏膜相关的淋巴组织、皮肤相关的淋巴组织
免疫细胞	造血干细胞、T 淋巴细胞、B 淋巴细胞、单核巨噬细胞、树突状细胞、粒细胞、自然杀伤细胞等
免疫分子	分泌型：抗体、补体、细胞因子等
	膜型：TCR、BCR、CD 分子、黏附分子、细胞因子受体等

第一节　免疫器官

免疫器官按其功能不同可分为中枢免疫器官和外周免疫器官两大类，两者通过血液循环及淋巴循环互相联系，构成免疫系统的完整网络，执行着机体的免疫功能。

一、中枢免疫器官

中枢免疫器官是各类免疫细胞发生、分化、发育和成熟的场所。人类和其他哺乳动物的中枢免疫器官包括骨髓（bone marrow）与胸腺（thymus）。人类的 B 淋巴细胞在骨髓中发育成熟，T 淋巴细胞在胸腺中发育成熟。

1. 骨髓　位于骨髓腔内，分为红骨髓和黄骨髓。红骨髓造血功能活跃，由脂肪细胞、基质细胞、造血细胞和血窦组成。基质细胞及其分泌的多种细胞因子共同构成骨髓中的造血诱导微环境。骨髓中的多能造血干细胞（HSC）在骨髓微环境中首先分化成髓样干细胞和淋巴样干细胞。髓样干细胞再分化成熟为粒细胞、单核细胞、红细胞、血小板。一部分淋巴样干细胞在骨髓中继续分化为 B 淋巴细胞和自然杀伤细胞（NK 细胞）；另一部分则经血流进入胸腺，发育成熟为 T 淋巴细胞（图 16 - 1）。

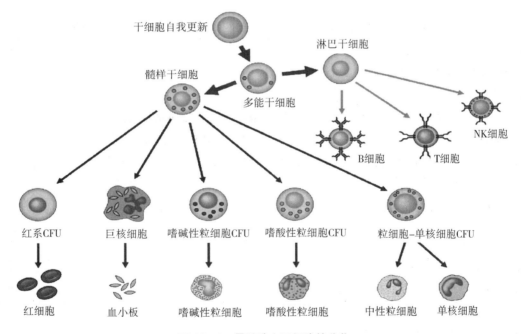

图 16 - 1　骨髓造血干细胞的分化

骨髓的功能主要有：①各类血细胞和免疫细胞发生的场所；②B 细胞和 NK 细胞分化成熟的场所；③发生再次免疫应答和产生抗体的主要部位。骨髓功能缺陷时，将严重损害机体的造血功能和免疫功能。

2. 胸腺　位于胸骨柄后方、上纵隔前部、心包前上方，青春期后随年龄的增长而逐渐萎缩退化。构成胸腺的细胞包括胸腺细胞和胸腺基质细胞两类，前者绝大多数为处于不同发育阶段的未成熟 T 细胞，后者则包括胸腺上皮细胞、巨噬细胞、树突状细胞及成纤维细胞等。胸腺基质细胞、细胞外基质及局部活性因子是构成胸腺微环境的主要成分。来自骨髓的始祖 T 淋巴细胞在胸腺微环境诱导下分化，90% 以上胸腺细胞未到成熟阶段即死亡，仅少部分（5% 左右）胸腺细胞最终能分化发育为成熟的 T 淋巴细胞，并获得自身免疫耐受性和 T 细胞识别抗原的 MHC 限制性，成熟 T 淋巴细胞离开胸腺到外周免疫器官定居并产生免疫效应。

胸腺的功能主要有：①是 T 细胞分化、发育和成熟的主要场所；②诱导并维持自身免疫耐受；③介导免疫调节。胸腺发育不全或功能减退，均可导致机体的免疫功能尤其是细胞免疫功能障碍，易发生严重感染和肿瘤。

二、外周免疫器官

外周免疫器官是免疫细胞定居和发生免疫应答的场所，包括淋巴结、脾脏及黏膜相关淋巴组织。

1. 淋巴结 淋巴结由纤维被膜包裹，分为皮质和髓质。皮质分为靠近被膜的浅皮质区和靠近髓质的深皮质区。浅皮质区是 B 细胞主要存在的部位，深皮质区是 T 细胞主要存在的部位。淋巴结是 T 细胞、B 细胞定居和接受抗原刺激后产生特异性免疫应答的重要场所。其中 T 细胞约占淋巴结淋巴细胞数量的 75%，B 细胞约占 25%。淋巴结具有过滤淋巴液中的病原微生物、毒素或其他有害物质，达到净化淋巴液防止病原体扩散的作用。此外，淋巴结是进行淋巴细胞再循环的场所，为淋巴细胞捕获更多的抗原提供了机会，扩大了免疫效应。

2. 脾脏 位于腹腔左上方，于左季肋区胃底与膈之间，是人体最大的外周免疫器官。由被膜和实质组成，实质分红髓和白髓。脾是成熟淋巴细胞定居的场所，其中 B 细胞约占脾脏中淋巴细胞总数的 60%，T 细胞约占 40%。

脾脏除具有造血、储血、过滤血液的作用外，也是淋巴细胞接受抗原刺激并发生免疫应答的重要部位。脾与淋巴结同为外周免疫器官，差别在于：脾是对血源性抗原产生应答的主要场所，而淋巴结主要对由淋巴液引流而来的抗原产生应答的主要场所。脾是体内产生抗体的主要器官，在机体的防御、免疫应答中具有重要地位。

3. 黏膜相关淋巴组织（mucosal – associated lymphoid tissue，MALT） 亦称黏膜免疫系统（mucosal immune system，MIS），主要指呼吸道、消化道及泌尿生殖道黏膜固有层和上皮细胞下散在的淋巴组织，以及带有生发中心的淋巴组织，如扁桃体、小肠派氏集合淋巴结及阑尾等。黏膜相关淋巴组织是人体重要的一道防御屏障，是机体发生黏膜局部适应性免疫应答的主要部位。分泌型 IgA（secretory IgA，SIgA）在抵御病原体侵袭消化道、呼吸道和泌尿生殖道中发挥重要作用。

练一练16-1

关于外周免疫器官，错误的叙述是（　）

A. 包括淋巴结、脾脏和黏膜相关淋巴组织

B. 是 T、B 淋巴细胞移居的部位

C. 是 T、B 淋巴细胞分化成熟的场所

D. 是 T、B 淋巴细胞增殖分化的部位

E. 是免疫应答发生的部位

答案解析

第二节　免疫细胞

PPT

免疫细胞泛指所有参与免疫应答或与免疫应答有关的细胞及其前体细胞，主要包括造血干细胞、淋巴细胞、抗原提呈细胞、粒细胞、肥大细胞和红细胞等。其中 T、B 淋巴细胞可接受抗原刺激而活化、增殖和分化，发生适应性免疫应答，又称为免疫活性细胞，亦称抗原特异性淋巴细胞。

CD 分子即白细胞分化抗原，是不同谱系白细胞在正常分化成熟的不同阶段及活化过程中出现或消

失的表面分子，以分化群（cluster of differentiation，CD）统一命名。淋巴细胞表面有许多重要的 CD 分子，如 CD4、CD8 等。

一、淋巴细胞

（一）T 淋巴细胞

来自骨髓的始祖 T 细胞，在胸腺微环境中通过阳性选择和阴性选择，完成 T 细胞的发育，成为表达 CD4 或 CD8 的成熟 T 细胞，故 T 细胞又称胸腺依赖性淋巴细胞（thymus - dependent lymphocyte）。成熟 T 淋巴细胞通过血循环输送到外周免疫器官的胸腺依赖区定居，并通过淋巴细胞再循环游走于全身。T 细胞在外周血中占淋巴细胞总数的 65% ~ 80%，T 细胞在介导适应性免疫应答的同时也参与免疫调节。

1. T 细胞的表面分子及其功能　T 细胞表面存在多种膜蛋白分子（图 16 – 2A），主要包括表面抗原、表面受体和黏附分子等。这些分子是 T 细胞实现功能的物质基础，也是鉴别和分离 T 细胞的重要依据。

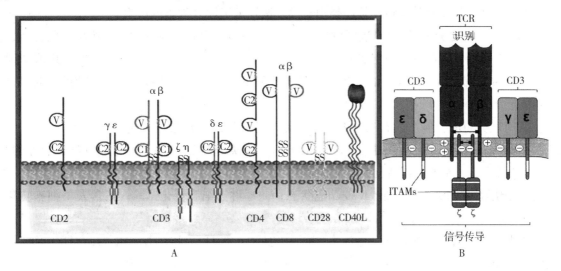

图 16 – 2　T 细胞的表面分子
A. T 细胞的主要膜蛋白分子；B. TCR – CD3 复合物

（1）TCR – CD3 复合物　T 细胞（抗原）受体（T cell recepter，TCR）是所有 T 细胞表面的特征性标志，也是特异性识别、结合抗原的受体。不过 TCR 并不能直接识别抗原表面的抗原决定簇（又称表位），只能特异性识别抗原提呈细胞（antigen presenting cell，APC）或靶细胞表面提呈的抗原肽 – MHC 分子复合物，不同于 B 细胞直接识别抗原的作用。CD3 与 TCR 以非共价键结合为 TCR – CD3 复合物（图 16 – 2B），当 TCR 识别、结合抗原肽后所产生的活化信号由 CD3 转导至 T 细胞内，促进 T 细胞活化。

👁 **看一看**

器官移植时，会发生移植排斥反应。能够引起迅速而强烈移植排斥反应的抗原系统，称为主要组织相容性抗原（MHA）。编码 MHA 的基因是一组呈高度多态性的紧密连锁的基因群，称为主要组织相容性复合体（MHC）。MHC 编码的蛋白质即 MHA，又称为 MHC 分子。人的 MHC 分子因最先在外周血白细胞表面发现，且在白细胞表面含量最高，故称为人类白细胞抗原（HLA）。HLA I 类分子广泛分布于人体所有有核细胞表面；HLA II 类分子的分布比较局限，仅表达于淋巴组织中一些特定的细胞表面，如专职抗原提呈细胞、胸腺上皮细胞和某些活化的 T 细胞等。

（2）CD4 和 CD8 分子　CD4、CD8 膜分子对成熟 T 细胞来说只表达其中之一，即 CD4$^+$T 细胞或 CD8$^+$T 细胞。CD4 和 CD8 的主要功能是辅助 TCR 识别与 MHC 分子结合的抗原肽及参与 T 细胞活化信号的转导，因此又称为 TCR 的共同体。其中，CD4 分子与 MHC Ⅱ类分子结合，CD8 分子与 MHC Ⅰ类分子结合，即 CD4$^+$T 细胞只能识别结合与 MHC Ⅱ类分子结合的抗原肽，而 CD8$^+$T 细胞只能识别结合与 MHC Ⅰ类分子结合的抗原肽，这就是 MHC 的限制性。

CD4 分子还是人类免疫缺陷病毒（HIV）包膜糖蛋白 gp120 的受体，HIV 的 gp120 结合 CD4 是 HIV 侵入并感染 CD4$^+$T 细胞或 CD4$^+$巨噬细胞的重要机制。

（3）协同刺激分子　T 细胞表面的协同刺激分子（共刺激分子）主要包括 CD2、CD28、CD40 配体等。①CD28：表达于 T 细胞表面的黏附分子，也是最重要的共刺激分子，与 APC 表面的相应配体 B7 -1（CD80）或 B7 -2（CD86）结合，为 T 细胞活化提供所必需的协同刺激信号（T 细胞活化第二信号）；②CD40L：即 CD40 配体，是表达于活化 CD4$^+$T 细胞和部分 CD8$^+$T 细胞表面的协同刺激分子。活化 T 细胞表面的 CD40L 与 B 细胞表面的 CD40 分子结合（B 细胞活化的第二信号），可促进 B 细胞的活化、增殖和分化，以及抗体生成和抗体类别转换，诱导记忆性 B 细胞的产生。

（4）CD2 分子　也称为绵羊红细胞受体。在人类 T 细胞表面有能与绵羊红细胞结合的受体，简称 E 受体（即 CD2 分子）。在体外一定实验条件下，T 细胞能与多个绵羊红细胞结合形成玫瑰花样的花环，该实验称为 E 花环形成试验。临床上曾用于检测人外周血中的 T 细胞数量，以辅助判断机体的细胞免疫功能。

（5）促有丝分裂原受体　促有丝分裂原是指能非特异性地激活淋巴细胞发生有丝分裂的物质。T 细胞表面有植物血凝素（PHA）、刀豆蛋白 A（ConA）及美洲商陆（PWM）等促有丝分裂原的受体。受这些物质刺激后，T 细胞可以活化、增殖、分化为淋巴母细胞。在体外用 PHA 刺激人外周血 T 细胞，观察其增殖分化程度可检测机体细胞免疫功能状态，此即淋巴细胞转化试验，正常人 T 细胞转化率为 60% ~80%。

（6）细胞因子受体　T 细胞表面有多种细胞因子受体，如 1L -1R、1L -2R、IL -4R、1L -6R 等。这些受体与相应细胞因子结合，可促进或诱导 T 细胞活化、增殖、分化与成熟。

（7）主要组织相容复合体抗原（MHC 分子）　所有 T 细胞均表达 HLA -Ⅰ类分子，人类 T 细胞被激活后还可表达 HLA -Ⅱ类分子。

2. T 细胞亚群及其功能　依据表面分子和功能的不同可将 T 细胞分为若干亚群。根据所处活化阶段不同，可分为初始 T 细胞、效应 T 细胞和记忆 T 细胞；根据 TCR 类型，T 细胞分为 TCR αβT 细胞和 TCR γδT 细胞，分别简称 αβT 细胞和 γδT 细胞；根据是否表达 CD4 或 CD8 分子，T 细胞可分为 CD4$^+$T 细胞和 CD8$^+$T 细胞。

（1）αβT 细胞和 γδT 细胞　αβT 细胞即通常所称的 T 细胞，占脾脏、淋巴结和循环 T 细胞的 95% 以上，其中约 65% 为 CD4$^+$T 细胞，30% 为 CD8$^+$T 细胞。αβT 细胞识别抗原提呈细胞以 MHC 分子提呈的抗原肽，识别抗原的过程受 MHC 限制，介导适应性免疫应答。而 γδT 细胞主要分布于皮肤和黏膜组织，其抗原受体缺乏多样性，识别抗原无 MHC 限制性，主要参与非特异性免疫应答。

（2）CD4$^+$T 细胞和 CD8$^+$T 细胞　CD4$^+$T 细胞：是 MHC Ⅱ类分子限制性 T 细胞，主要为辅助性 T 细胞（Th）。Th 细胞受不同性质的抗原刺激和不同的细胞因子诱导等因素的调控，可分化为 Th1 细胞或 Th2 细胞。①Th1 细胞的主要效应是增强吞噬细胞的功能，介导细胞免疫应答，特别是抗胞内病原体的感染，这些免疫效应功能与 Th1 分泌的 IL -2、IFN -γ、TNF 和 LTa 等细胞因子有关。另外，Th1 细胞也是迟发超敏反应性 T 细胞（T$_{DTH}$细胞）。②Th2 细胞分泌的细胞因子（IL -4、IL -5、IL -6、IL -10 及 IL -13）可促进 B 细胞的增殖、分化和抗体生成，故其主要作用是诱导和促进 B 细胞介导的体液免疫应答。Th2 细胞在变态反应及抗寄生虫感染中也发挥重要的作用，因为 Th2 细胞分泌的 IL－4 和 IL－5可诱导 IgE 的生成和嗜酸性粒细胞的活化。

CD8$^+$T 细胞：是 MHC Ⅰ类分子限制性 T 细胞，通常所称的 CD8$^+$T 细胞即指细胞毒性 T 细胞（Tc 或 CTL）。Tc 细胞的主要功能是特异性直接杀伤靶细胞，尤其是病毒感染细胞和肿瘤细胞。Tc 细胞首先通过其表面的 TCR－CD3 复合物特异性识别靶细胞表面的抗原肽－MHC Ⅰ类分子复合物，使 Tc 细胞与靶细胞紧密接触而杀伤靶细胞，而且在杀伤过程中自身不受伤害，可连续杀伤多个靶细胞。

✎ 练一练16-2

T 细胞特有的表面标志是（ ）

A. TCR
B. CD4
C. CD8
D. CD40L
E. CD28

答案解析

（二）B 淋巴细胞

B 淋巴细胞是由骨髓中始祖 B 细胞分化发育成熟的细胞，称为骨髓依赖性淋巴细胞（bone marrow dependent lymphocyte），简称 B 细胞。B 细胞的主要功能是产生抗体、介导体液免疫应答、提呈抗原等。B 细胞在外周血中占淋巴细胞总数的 8% ~15% 。

1. B 细胞的表面分子及其功能 B 细胞表面有众多的膜蛋白分子（图 16－3），它们在 B 细胞识别抗原、活化、增殖以及抗体产生等过程中发挥着重要作用。

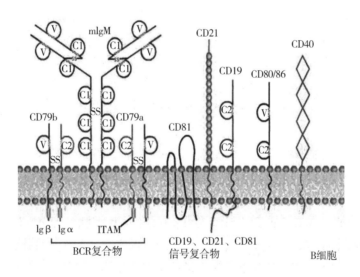

图 16－3 B 细胞的主要膜蛋白分

（1）BCR 复合物 是 B 细胞表面最重要的表面分子。B 细胞（抗原）受体（B cell recepter，BCR）是镶嵌于细胞膜类脂质分子中的免疫球蛋白，称为膜型免疫球蛋白（membrane immunoglobulin，mIg）。mIg 是 B 细胞的特征性表面标志。B 细胞抗原受体（BCR）复合物由识别、结合抗原的 mIg 和传递抗原刺激信号的 Igα/Igβ 异二聚体通过非共价键结合组成（图 16－4）。BCR 的功能是特异性识别不同的抗原分子，使 B 细胞活化并增殖分化为浆细胞，产生抗体，发挥体液免疫功能。不同 B 细胞的 mIg 与抗原结合的特异性是不同的，因而决定了免疫应答的特异性。

（2）CD40 分子 是 B 细胞表面最重要的共刺激分子。CD40 与 CD40L（表达于活化的 Th 细胞表面）结合是 B 细胞活化的第二信号，对 B 细胞分化成熟和抗体产生起重要的作用。

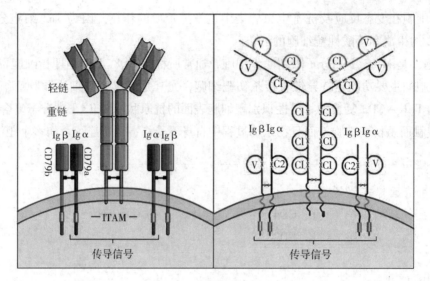

mIgM结构示意图

图16－4　B细胞表面BCR—Igα/Igβ分子复合物

（3）IgG Fc受体　B细胞表面存在着IgG Fc段受体，能与免疫复合物中IgG的Fc段结合，有助于B细胞捕捉和结合抗原，促进B细胞活化、增殖、分化和抗体的产生。该受体不是B细胞特有的标志，其他免疫细胞如中性粒细胞、NK细胞、巨噬细胞和其他抗原提呈细胞表面也可表达。在不同细胞上表达的FcγR具有不同作用。

（4）丝裂原受体　B细胞表面具有脂多糖受体（LPS－R）、葡萄球菌A蛋白受体（SPA－R）和美洲商陆受体（PWM－R）。B细胞接受相应丝裂原刺激后可发生非特异性有丝分裂，转化为淋巴母细胞。

（5）细胞因子受体　活化的B细胞表面可表达多种细胞因子受体，如IL－1、IL－2、IL－4、IL－5、L－6及IFN－γ等受体。细胞因子受体与相应的配体结合对B细胞活化、增殖和分化具有重要的调节作用。

（6）其他表面分子　B细胞表面还可表达补体受体、MHC Ⅰ类分子和MHC Ⅱ类分子等。B细胞表面有多种CD分子，如CD19、CD20、CD21、CD22、B7等，其中CD19、CD22是B细胞表面特异性标志。

2. B细胞亚群及功能　根据是否表达CD5分子，可将人B细胞分为B1（CD5+）和B2（CD5-）细胞。B1细胞主要分布于腹腔、胸腔及肠壁固有层，产生低亲和力IgM类抗体，无需Th协助，参与黏膜免疫应答（固有免疫效应）。B2细胞即通常所指的B细胞，抗原刺激后产生高亲和力的各类抗体，具有免疫记忆能力，是参与体液免疫的重要细胞（适应性免疫效应）。并具有抗原提呈和免疫调节功能。

（三）自然杀伤细胞

自然杀伤细胞（natural killer cell，NK细胞）来源于骨髓的造血干细胞，占外周血淋巴细胞总数的5%～10%。其细胞表面不表达TCR或BCR，CD56是NK细胞表面特有的标志，其他表面标志主要有IgG Fc受体和CD2分子。NK细胞表面没有特异性抗原识别受体，杀伤靶细胞无需抗原预先致敏，也不受MHC限制，故称自然杀伤细胞。属非特异性免疫细胞。NK细胞的免疫学功能如下。

1. 杀伤肿瘤细胞和被病毒感染细胞　NK细胞无须抗原预先致敏，可直接杀伤肿瘤细胞和被病毒感染的靶细胞，故在肿瘤免疫和抗病毒感染免疫中起重要作用。

2. 抗体依赖性细胞介导的细胞毒作用（antibody dependent cell－mediated cytoxicity，ADCC）　NK细

胞可通过其表面表达 IgG Fc 受体，识别与 IgG 抗体特异性结合的肿瘤或病毒感染的靶细胞，发挥 ADCC 效应。

3. 免疫调节作用 活化的 NK 细胞分泌 IFN－γ、IL－2、TNF 等细胞因子，发挥相应的免疫调节作用。

此外，NK 细胞还参与移植排斥反应、自身免疫病和超敏反应的发生。

◉看一看

外周血淋巴细胞在体外用较高浓度的 IL－2 培养刺激后，可使其非特异性杀伤肿瘤细胞的活性大大增强，这种具有杀伤活性的淋巴细胞称为淋巴因子激活的杀伤细胞（lymphokine activated killer cells，LAK cells），简称 LAK 细胞。与 NK 细胞相比，LAK 细胞的细胞毒活性高，杀伤肿瘤细胞的范围广。由于 LAK 细胞的前体细胞与 NK 细胞不能区别，目前多认为体内 LAK 细胞是由 NK 细胞受 IL－2 刺激活化所形成的。也有学者认为 LAK 还包括部分活化的 Tc 细胞等其他有杀伤活性的免疫细胞。

二、单核－巨噬细胞

单核细胞（monocyte，MC）来源于骨髓，从血液移行到全身组织器官，成为巨噬细胞（macrophage，Mφ）。单核－巨噬细胞是一类重要的抗原提呈细胞（APC）。APC 指能够摄取、加工、处理抗原并以抗原肽 MHC 分子复合物的形式将抗原肽提呈给 T 细胞的一类免疫细胞。单核细胞占血液中白细胞总数的 3%～8%，胞质富含溶酶体颗粒。

◉看一看

通常所说的 APC 主要是树突状细胞、单核－巨噬细胞、B 淋巴细胞等能表达 MHC Ⅱ类分子的细胞，称为专职 APC，主要提呈外源性抗原。而非专职 APC 通常情况下不或低表达 MHC Ⅱ类分子，亦无抗原提呈能力，但在炎症过程中或 IFN－γ 等细胞因子作用下，也可表达 MHC Ⅱ类分子并具有一定的抗原处理和提呈能力，包括内皮细胞、上皮细胞、成纤维细胞、间质细胞、嗜酸性粒细胞、活化的 T 细胞等。此外，表达 MHC Ⅰ类分子的靶细胞属于一类特殊的非专职 APC，此类细胞均能将内源性蛋白抗原（如肿瘤抗原、病毒抗原等）降解、处理为多肽，并以抗原肽 MHC Ⅰ类分子复合物的形式表达于细胞表面，提呈给 CD8+T 细胞而被识别和杀伤。

1. 表面标志 ①表面受体：单核－巨噬细胞表面含有多种受体，多为非特异性，发挥多种免疫功能。如 IgG 的 Fc 受体可介导调理吞噬作用，补体 C3b 受体可介导免疫调理及免疫黏附作用等。②表面抗原：单核－巨噬细胞能表达 MHC Ⅰ类分子、MHC Ⅱ类分子、协同刺激分子等表面抗原，在介导免疫应答及抗原提呈方面具有重要作用。

2. 功能 单核－巨噬细胞不仅参与非特异性免疫防御，而且是特异性免疫应答中的一类关键细胞，广泛参与免疫应答和免疫调节，主要功能有：①吞噬杀伤作用，可吞噬与杀灭病原微生物及衰老、损伤和癌变的细胞，并且这种作用通过 Mφ 的表面受体而增强；②提呈抗原作用，单核－巨噬细胞是重要的抗原提呈细胞，可以向 T 细胞提呈抗原和提供协同刺激；③抗肿瘤作用，本身杀伤肿瘤作用甚微，但被 IFN－γ 等细胞因子活化后能有效杀伤肿瘤细胞；④可分泌多种细胞因子，参与免疫调节。

三、其他免疫细胞

（一）树突状细胞

树突状细胞（dendritic cell，DC）是体内功能最强的抗原提呈细胞。广泛分布于脑以外的全身组织和脏器，但数量较少，仅占人外周血单个核细胞的1%，因其成熟时伸出许多树突状或伪足样突起而得名。

成熟的DC其吞噬或吞饮能力很弱，但高表达的MHC Ⅰ、Ⅱ类分子及协同刺激分子，使其抗原提呈能力远强于巨噬细胞、B细胞等其他APC，可将其在外周捕获的抗原带入淋巴器官中并提呈给T淋巴细胞。DC还参与T、B细胞的发育、分化和激活过程，另外，DC可分泌多种细胞因子调节免疫功能。

（二）其他细胞

除前面所述的淋巴细胞、抗原提呈细胞外，免疫细胞还包括造血干细胞、中性粒细胞、嗜酸性粒细胞、嗜碱性粒细胞、肥大细胞、红细胞和血小板等，直接或间接参与免疫应答。

第三节 免疫分子

PPT

免疫分子是指参与免疫反应的一些小分子物质，如补体、抗体、各种细胞因子等。

一、补体系统 🅔微课

19世纪末，Bordet发现在新鲜免疫血清内存在一种对热不稳定的物质，具有辅助和补充特异性抗体介导的溶菌作用，故称之为补体（complement，C）。目前已知补体是由30余种可溶性蛋白、膜结合蛋白和补体受体组成的多分子系统，称为补体系统。补体广泛存在于正常人和动物的新鲜血清、组织液和细胞膜表面，是一个具有精密调控机制的蛋白质反应系统。在体内，补体系统各成分以酶原形式存在于血清中，只有被激活后才具有溶菌、溶细胞的免疫活性。

（一）概述

1. 补体系统的组成 构成补体系统的30余种组分按其生物学功能可以分为三类。

（1）补体固有成分 指存在于体液中，参与补体激活过程的补体成分，包括：①经典激活途径的C1、C4、C2；②甘露聚糖结合凝集素（mannan‑binding lectin，MBL）激活途径的MBL和MBL相关的丝氨酸蛋白酶（MBL‑associated serine protease，MASP）；③旁路激活途径的B因子、D因子、P因子；④补体活化的共同组分C3、C5~C9（图16‑5）。

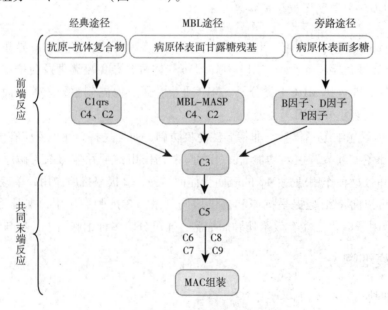

图16‑5 补体固有成分

（2）补体调节蛋白　指以可溶性或膜结合形式存在，参与调节补体活化或效应的发挥的补体成分。前者包括 C1 抑制物（C1INH）、C4 结合蛋白（C4bp）、I 因子、H 因子、S 蛋白等，后者包括促衰变因子（DAF）、膜辅助蛋白等。

（3）补体受体（complement receptor，CR）　指存在于细胞膜表面，通过与补体活性片段结合而介导生物学效应的补体成分，如 CR1 ~ CR5、C3aR、C5aR 等。

1968 年 WHO 命名委员会对补体系统进行了统一命名。参与经典激活途径的固有成分按其被发现的先后分别命名为 C1、C2…C9；参与旁路激活途径的成分以英文大写字母表示，如 B 因子、D 因子等；补体调节蛋白多以其功能进行命名，如 C1 抑制物、C4 结合蛋白、促衰变因子等；补体活化后的裂解片段在该成分符号后面附加小写英文字母表示，如 C3a、C3b 等；通常 a 为小片段，b 为大片段；具有酶活性的成分或复合物在其符号序数上画一横线表示，如 $\overline{C}$；灭活的补体成分，在其符号前面加英文字母 i 表示，如 iC3b。

2. 补体的理化性质　补体主要由肝细胞、巨噬细胞、肠黏膜上皮细胞和脾脏细胞产生，约占血清蛋白总量的 10%。补体成分大多是 β 球蛋白，分子量在 25 ~ 390 kD 之间。补体性质不稳定，易受各种理化因素影响，如紫外线照射、机械振荡等均可破坏补体活性。补体对热敏感，加热至 56℃ 温育 30 分钟即被灭活，室温下很快失活，0 ~ 10℃ 下活性能保持 3 ~ 4 天，故补体活性检测标本应尽快测定或于 −20℃ 以下保存。

（二）补体的激活

补体系统各成分通常多以非活化状态存在于体液中，可通过级联酶促反应激活，产生具有生物学活性的产物，表现出各种生物学功能。目前已发现三条激活途径，即经典途径、MBL 途径和旁路途径。

1. 经典激活途径　IgG（IgG1 ~ IgG3）或 IgM 类抗体与相应抗原结合形成的免疫复合物（immune complex，IC），是经典途径的主要激活物。其激活过程可分为识别、活化和膜攻击三个阶段。

（1）识别阶段　是 C1 识别 IC 中抗体的补体结合点后被激活形成 C1 酯酶的阶段。C1 是由 1 个 C1q 分子、2 个 C1r 分子和 2 个 C1s 分子组成的大分子复合物（图 16 - 6）。当 C1q 分子中 2 个以上的球形结构与抗体同时结合后，即可引起 C1q 构形改变，从而导致与之相连的 C1r 和 C1s 相继活化，活化的 C1s（$\overline{C1s}$）即为 C1 酯酶，可依次裂解 C4 和 C2。1 个 IgM 分子与抗原结合后即可激活 C1；而 IgG 则至少需要 2 个以上紧密相邻的 IgG 分子与抗原结合后才可激活 C1。

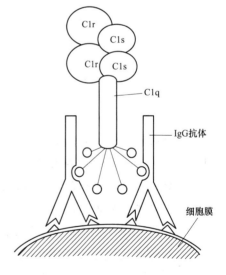

图 16 - 6　C1 分子结构示意图

（2）活化阶段　首先是 $\overline{C1s}$ 将 C4 裂解成 C4a 和 C4b。大片段 C4b 与靶细胞膜或 IC 结合。在 Mg^{2+} 存在的情况下，C2 与细胞膜上的 C4b 结合，继而被 $\overline{C1s}$ 裂解为 C2a 和 C2b，C2b 与 C4b 结合于靶细胞表面，形成 $\overline{C4b2b}$，即经典途径的 C3 转化酶。C3 转化酶裂解 C3 成为 C3a 和 C3b。C3b 与细胞膜上的 $\overline{C4b2b}$ 结合形成 $\overline{C4b2b3b}$，即经典途径的 C5 转化酶（图 16 - 7）。补体裂解过程中生成的其他片段 C4a、C2a 和 C3a 均释放到液相环境中，发挥各自的生物学活性。

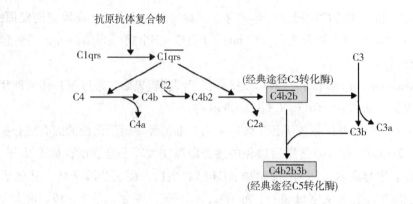

图 16 - 7   补体经典激活途径前端反应

（3）膜攻击阶段   是形成膜攻击复合物（membrane attack complex，MAC），最终裂解靶细胞。激活补体的三条途径在此阶段的反应过程完全相同。C5 转化酶裂解 C5 为 C5a 和 C5b，前者释放入液相，后者仍结合在细胞表面，依次与 C6、C7 结合形成 C5b67 复合物，嵌入细胞膜脂质双层中，继而与 C8 结合，形成 C5b678 复合物。该复合物可与 12 ~ 15 个 C9 分子联结形成 C5b ~ 9n 复合物，即膜攻击复合物，在细胞膜上形成管状跨膜孔道，能使水和电解质通过，而蛋白质不能逸出，最终可因胞内渗透压改变，而导致细胞膨胀破裂（图 16 - 8）。

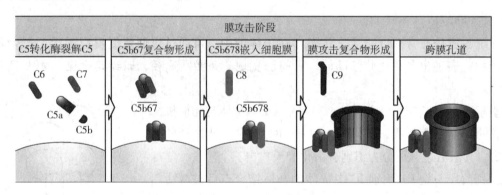

图 16 - 8   膜攻击阶段

2. MBL 途径   甘露聚糖结合凝集素途径（mannosebinding lectin pathway，MBL pathway），简称 MBL 途径。补体活化的 MBL 途径与经典途径的过程基本类似，但其激活起始于炎症期产生的 MBL 等急性期蛋白与病原体的结合。MBL 的结构与 C1q 类似，可识别和结合病原微生物表面的甘露糖、岩藻糖和 N - 乙酰葡糖胺等糖结构，发生构象改变，激活与之相连的 MBL 相关的丝氨酸蛋白酶（MASP）。MASP 分为 MASP1 和 MASP2。活化的 MASP2 依次裂解 C4 和 C2，形成 C3 转化酶，其后的反应过程与经典途径相同。活化的 MASP1 裂解 C3 产生 C3b，参与旁路激活途经。

3. 旁路激活途径   某些细菌的脂多糖、酵母多糖、葡聚糖、凝聚的 IgA 和 IgG4 等可直接激活旁路途径（图 16 - 9）。

（1）C3 转化酶的形成   在正常生理条件下可有少量的 C3 自发水解产生的 C3b，有 Mg^{2+} 存在下与 B 因子结合形成 C3bB。血清中的活性 D 因子可将 C3bB 中的 B 因子裂解为 Ba 和 Bb，Ba 游离至液相中，Bb 仍与 C3b 结合形成 $\overline{\text{C3bBb}}$，即旁路激活途径的 C3 转化酶，可裂解 C3。$\overline{\text{C3bBb}}$ 极不稳定，血清中的 P 因子可与 $\overline{\text{C3bBb}}$ 结合成 $\overline{\text{C3bBbP}}$，使其稳定。在正常状态下，以上产生的补体活性成分易被补体调节蛋白灭活，补体激活过程到此终止。

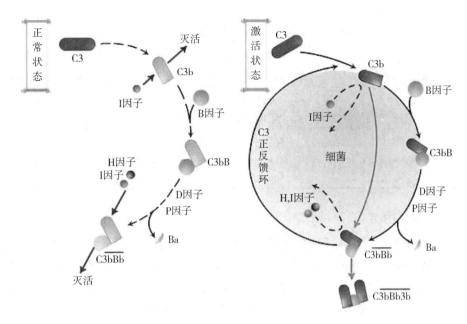

图 16 - 9　补体旁路激活途径示意图

（2）C5 转化酶的形成　若有激活物存在，C3b 和 C $\overline{3bBb}$（或 C $\overline{3bBbP}$）可结合在激活物表面，不易被 I 因子和 H 因子灭活。结合在激活物表面的 C $\overline{3bBb}$（或 C $\overline{3bBbP}$）可使 C3 大量裂解，产生更多的 C3b。C3b 与 C $\overline{3bBb}$ 结合成 C $\overline{3bBb3b}$（或 C $\overline{3bnBb}$），此即旁路途径的 C5 转化酶，可使 C5 裂解为 C5a 和 C5b，后续的反应过程与经典途径相同。同时，激活过程中产生的大量 C3b 还可再与 B 因子结合，形成更多的 C3 转化酶，从而构成一个正反馈放大机制。

4. 补体系统三条激活途径的比较　补体系统活化的三条途径都以 C3 活化为中心，最终形成 MAC（图 16 - 10），产生基本相同的生物学效应。补体三条激活途径的比较见表 16 - 2。

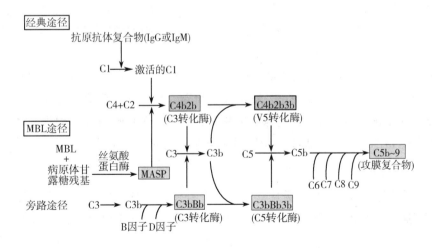

图 16 - 10　补体三条激活途径示意图

表 16 - 2　补体三条激活途径的比较

区别点	经典激活途径	旁路激活途经	MBL 激活途径
激活物	抗原 - 抗体（IgM，IgG1～IgG3）复合物	某些细菌、内毒素、酵母多糖、葡聚糖、凝聚的 IgG4 和 IgA 等	病原体表面特殊糖结构（甘露糖、岩藻糖等）
识别分子	C1q	无	MBL 或 C 反应蛋白

区别点	经典激活途径	旁路激活途经	MBL 激活途径
参与成分	C1 ~ C9	B、D、P 因子，C3、C5 ~ C9	MBL，MASP1，MASP2，C2 ~ C9
所需离子	Ca^{2+}、Mg^{2+}	Mg^{2+}	Ca^{2+}、Mg^{2+}
C3 转化酶	$\overline{C4b2a}$	$\overline{C3bBb}$	$\overline{C4b2a}$
C5 转化酶	$\overline{C4b2a3b}$	$\overline{C3bnBb}$（n≥2）	$\overline{C4b2a3b}$
C3b 正反馈环	无	有	有
作用	在特异性体液免疫的效应阶段发挥作用	参与非特异性免疫，在感染的早期发挥作用	参与非特异性免疫，在感染的早期发挥作用

（三）补体的生物学功能

1. 溶菌和细胞溶解作用 补体系统激活后，最终在靶细胞表面形成 MAC，从而使细胞内外渗透压失衡，导致细胞溶解。该效应的意义为：①抗细菌（主要是 G^+ 细菌）、抗病毒（主要是含脂蛋白包膜的病毒）及抗寄生虫效应，是机体抗感染的重要防御机制之一；②参与机体抗肿瘤免疫效应机制；③某些病理情况下使自身细胞溶解，导致组织损伤与疾病（如自身免疫性疾病）。

2. 调理作用 补体激活产生的 C3b 和 C4b 称为调理素，它们与细菌及其他颗粒性物质结合，可促进吞噬细胞的吞噬，称为补体的调理作用。其机制为：以 C3b 等为"桥梁"，通过该片段的 N 端与靶细胞（或 IC）结合，C 端与带有相应受体的吞噬细胞（中性粒细胞、巨噬细胞等）结合，从而促进病原微生物与吞噬细胞黏附及被吞噬。这种调理作用在机体抗感染免疫中尤为重要。

3. 清除免疫复合物作用 在体内形成的中等大小的抗原抗体复合物（IC）如未被及时清除而沉积于血管壁，通过激活补体，造成周围组织损伤。补体成分可通过抑制免疫复合物（immune complex，IC）形成、免疫黏附等方式，参与循环免疫复合物的清除。

4. 炎症介质作用 补体活化过程中产生多种具有炎症介质作用的片段，如 C3a、C4a、C5a，三者均具有过敏毒素作用，可与肥大细胞、嗜碱性粒细胞表面相应受体结合，使细胞脱颗粒，释放组胺、白三烯等多种生物活性介质，引起血管扩张，毛细血管通透性增加以及平滑肌收缩等过敏反应的症状。C5a 具有趋化样作用，可使中性粒细胞向炎症部位聚集，促进吞噬细胞对病原体的吞噬和消除，同时引起炎症反应。

5. 参与特异性免疫应答 补体活化产物、补体受体及补体调节蛋白可通过不同机制参与适应性免疫应答。例如：补体介导的调理作用可促进 APC 摄取和提呈抗原，启动适应性免疫应答；C3b 与 B 细胞表面 CR1 结合，可促进 B 细胞增殖分化为浆细胞；C3b 与杀伤细胞结合可增强其 ADCC 效应；又如感染灶中的过敏毒素（C3a、C4a、C5a）可招募炎症细胞，促进抗原的清除。

（四）补体与疾病的关系

补体系统主要通过两条途径参与人类疾病的发生。补体编码基因的结构异常可使补体蛋白产物缺乏，导致补体激活障碍，从而引发严重的病变。其次，补体系统异常激活，也可导致某些免疫性疾病的发生。

1. 补体成分的缺陷 各补体成分均可能出现遗传性缺陷。C3 缺乏可导致严重的、甚至是致死性的化脓性细菌感染，其机制在于 C3 缺乏的患者吞噬细胞的吞噬、杀菌作用明显减弱。C1 抑制物缺陷可引起遗传性血管性水肿，属常染色体显性遗传。阵发性夜间血红蛋白尿（PNH）患者的红细胞和其他细胞不能表达膜结合调节蛋白（DAF、HRF 和 CD59 等），以致自身细胞表面 C3 转化酶及 MAC 的形成失控，导致细胞溶解加剧。红细胞对膜结合调节蛋白的缺乏特别敏感，故 PNH 患者常出现反复发作的血管内溶血。

2. 补体与感染性疾病 某些情况下，细菌、病毒等微生物可以借助补体受体或补体调节蛋白感染宿主细胞。如 EB 病毒以 CR2 为受体。

3. 补体水平与疾病 人血清补体含量相对稳定，只在患某些疾病时，血清补体总量或各成分含量才可能发生变动。恶性肿瘤及某些传染病中可见补体含量升高。

以下几种情况可导致补体含量降低。①补体成分的大量消耗：可发生在血清病、链球菌感染后肾小球肾炎、系统性红斑狼疮、自身免疫性溶血性贫血、类风湿关节炎及同种异体移植排斥反应等。②补体的大量丢失：多见于外伤、手术和大失血的病人，补体成分随血清蛋白的大量丧失而丢失，发生低补体血症。③补体合成不足：主要见于肝损伤病人，例如肝硬化、慢性活动性肝炎和急性肝炎的重症病例。

二、细胞因子

细胞因子（cytokine，CK）是一类由活化的免疫细胞或非免疫细胞合成、分泌，具有多种生物学效应的小分子可溶性蛋白质（分子量约 8~30kD）。它们在免疫细胞分化发育、抗感染、抗肿瘤、免疫调节、炎症反应、造血功能中具有重要作用，并在超敏反应、免疫缺陷病和自身免疫病等病理过程中也发挥重要作用。临床上，某些重组细胞因子已被用于治疗肿瘤、自身免疫病、免疫缺陷病。

（一）细胞因子的共同特性

细胞因子具有如下共性。①高效性：细胞因子具有微量、高效特点，一般在较低浓度下即有明显的生物学作用。②多源性：一种细胞因子可由多种细胞产生，一种细胞可产生多种细胞因子。③自分泌、旁分泌和内分泌：一种细胞产生的细胞因子作用于其本身，称为自分泌；若作用于邻近细胞，称为旁分泌；细胞因子通过循环系统对远距离的靶细胞发挥作用，称为内分泌。多数细胞因子以自分泌和旁分泌形式在局部发挥效应。④作用特点：细胞因子的作用无抗原特异性，也不受 MHC 限制，但必须与相应细胞表面的受体结合才能产生生物学效应。一种细胞因子可对多种靶细胞发生作用，产生多种不同的生物学效应，这种性质称多效性；几种不同的细胞因子也可作用于同一种靶细胞，产生相同或相似的生物学效应，这种性质称为重叠性；一种细胞因子可增强另一种细胞因子的功能（协同性）；一种细胞因子可抑制另一种细胞因子的功能（拮抗性）；众多细胞因子在机体内存在，相互促进或相互抑制，形成十分复杂的调节网络（网络性）（图 16-11）。

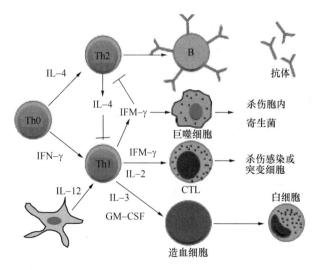

图 16-11 细胞因子作用的网络性

（二）细胞因子的种类及作用

细胞因子的种类繁多，功能各异。目前比较常用的方法是根据细胞因子的结构和主要生物学功能，将其分为六类，即白细胞介素、干扰素、肿瘤坏死因子、集落刺激因子、趋化性细胞因子和生长因子。

1. 白细胞介素（interleukin，IL） 是一组由淋巴细胞、单核－吞噬细胞等免疫细胞和其他非免疫细胞产生的能介导白细胞间或白细胞和其他细胞间相互作用的细胞因子。主要生物学功能是介导细胞间相互作用，参与免疫调节、炎症等过程。

2. 干扰素（interferon，IFN） 干扰素是由病毒或干扰素诱生剂刺激机体细胞产生的一种糖蛋白，具有抗病毒、抗肿瘤和免疫调节作用。因其具有干扰病毒感染和复制的能力而得名。干扰素有 IFN－α、IFN－β 和 IFN－γ 三种类型，其中 IFN－α 和 IFN－β 又称为I型干扰素，具有较强的抗病毒作用。IFN－γ 又称为 II 型干扰素，主具有较强的免疫调节作用。

3. 肿瘤坏死因子（tumor necrosis factor，TNF） 一种能使肿瘤组织发生出血坏死的细胞因子，可分为 TNF－α 和 TNF－β 两种，两种 TNF 有相似而广泛的生物学活性，如抗肿瘤、免疫调节、抗病毒、参与致热和形成恶病质等。

4. 集落刺激因子（colony－stimulating factor，CSF） 是一类可选择性刺激造血干细胞和不同发育阶段的造血细胞增殖分化的细胞因子。根据它们的作用范围，分别命名为粒细胞集落刺激因子（G－CSF）、巨噬细胞集落刺激因子（M－CSF）和粒细胞－巨噬细胞集落刺激因子（GM－CSF）等。

5. 趋化性细胞因子（chemokine） 也称趋化因子，是一类对不同靶细胞具有趋化作用的细胞因子，可介导免疫细胞迁移。

6. 生长因子（growth factor，GF） 是一类可促进相应细胞生长和分化的细胞因子。种类较多，常见的有血小板生长因子（PDGF）、表皮生长因子（EGF）和神经生长因子（NGF）等。

（三）细胞因子的生物学作用

1. 参与免疫应答和免疫调节 CK 可在免疫应答的识别、活化、增殖、分化及效应各阶段发挥作用。IFN－Y 促进 Th1 功能而抑制 Th2 细胞，IL－10、IL－4 促进 Th2 增殖而抑制 Th1 细胞，从而对细胞免疫与体液免疫进行调节。

2. 抗感染和抗肿瘤作用 IFN 能抗病毒，许多 CK 能激活吞噬细胞，增强吞噬清除病原体的能力。TNF 能直接使肿瘤细胞死亡，IL－2、IFN－y 等许多 CK 能增强 NK、Tc、单核－巨噬细胞的杀死肿瘤细胞的活性。

3. 刺激造血 各种 CSF 可刺激相应造血细胞增殖分化。

4. 参与炎症反应 IL－1、IL－6、IL－8、TNF－α 通过促炎性细胞聚集、活化和炎性介质的释放引起炎症，并可刺激发热中枢引起发热。

5. 其他作用 IL－8 刺激新生血管形成：IL－1 刺激破骨细胞，软骨细胞生长；IL－1、IL－6 刺激肝细胞产生急性期蛋白，

三、主要组织相容性复合体及其编码产物

（一）基本概念

主要组织相容性复合体（major histocompatibility complex，MHC）是存在于某一物种某一号染色体上编码主要组织相容性抗原、控制细胞间相互作用、调节免疫应答的一组密切连锁的基因群。主要组织相容性抗原（major histocompatibility an tigen，MHA）由 MHC 编码的一组蛋白分子，分布于多种细胞表面，决定组织相容性，引起快而强的移植排斥反应，并与免疫应答及免疫调节有关。人的 MHC 称为

HLA（human leucocyte locus antigen）复合体，是位于人类第 6 号染色体短臂上编码主要组织相容性抗原、控制细胞间相互作用、调节免疫应答的一组密切连锁的基因群。

（二）HLA 复合体及其产物

1. HLA 复合体的定位和结构　HLA 复合体是人体最复杂的基因复合体，根据其功能可分为三类基因群。

（1）经典的 HLA Ⅰ类基因包括 A、C、B 三个座位基因。

（2）经典的 HLA Ⅱ类基因包括 DR、DQ、DP 三个弧区，每一亚区有两个以上座位基因。

（3）免疫功能相关基因包括经典的Ⅲ类基因（血清补体成分编码基因等）、抗原加工提呈相关基因（LMP 基因、TAP 基因等）、非经典Ⅰ类基因（HLA – E、HLA – G 基因等）及炎症相关基因。

2. HLA 等位基因及其编码的产物　HLA 复合体具有单元型遗传、多态性（复等位基因及共显性）、连锁不平衡等遗传特征。由与群体中的突变，同一座位出现了两种以上的基因，这些基因系列称为复等位基因。HLA 复合体的每一座位均存在为数众多的复等位基因，由于每一等位基因同为显性即共显性，因此人群中 HLA 的基因型及产物（或表型）呈多样性。HLA – Ⅰ类基因（A、C、B 基因）编码的产物称为 HLA – Ⅰ类分子或Ⅰ类抗原，HLA – Ⅱ类基因（DR、DQ、DP 亚区基因）编码的产物称为 HLA – Ⅱ类分子或Ⅱ类抗原。

（三）HLA – Ⅰ类和Ⅱ类分子的结构

1. HLA – Ⅰ类分子的结构　Ⅰ类分子由 α 链和 β 链（β2 微球蛋白）组成，α 链由 HLA 基因编码，β 链由 15 号染色体上基因编码。Ⅰ类分子结构分为四个区。

（1）胞外多肽结合区　呈多态性，由 α1 和 α2 结构域构成抗原结合槽，容纳内源性抗原肽。

（2）胞外免疫球蛋白样区　呈非多态性，由 α3 与 β 链构成，属 IgSF 结构，结合 Tc 细胞表面的 CD8 分子。

（3）跨膜区　将Ⅰ类分子锚定在细胞膜上。

（4）胞质区　与细胞内外信号传递有关。

2. HLA – Ⅱ类分子结构　Ⅱ类分子由 α 链和 p 链组成，两条链均由 HLA 基因编码，亦分四个区。

（1）胞外肽结合区　呈多态性，由 α1 和 β1 结构域构成抗原结合槽，容纳外源性抗原肽。

（2）胞外 Ig 样区　呈非多态性，由 α2 和 β2 结构域组成，属 IgSF 结构，结合 Th 细胞表面 CD4 分子。

（3）跨膜区　将Ⅱ类分子锚定在细胞膜上。

（4）胞质区　与细胞内外信号传递有关。

（四）HLA—Ⅰ、Ⅱ类分子的分砸和主要功能

1. HLA – Ⅰ类分子的分布和功能　Ⅰ类分子分布于体内各种有核细胞表面，包括血小板、网织红细胞。成熟的红细胞、神经细胞、滋养层细胞一般不表达Ⅰ类分子。

其主要功能如下。

（1）主要参与对内源性抗原的处理和提呈。

（2）约束细胞间相互作用，如 Tc – 靶细胞间相互作用受Ⅰ类分子限制。

（3）诱导同种淋巴细胞反应。

（4）参与 T 细胞（尤其是 $CD8^+$ T 细胞）发育分化过程。

2. HLA – Ⅱ类分子的分布和功能　Ⅱ类分子主要表达在 B 细胞、单核 – 巨噬细胞、树突状细胞等专职抗原提呈细胞（APC）以及活化的 T 细胞、某些内皮细胞和上皮细胞表面。

其主要功能如下。

（1）参与对外源性抗原的处理和提呈。

（2）约束细胞间相互作用，如 Th - APC 间相互作用受 Ⅱ 类分子限制。

（3）参与对免疫应答的遗传调控。

（4）诱导同种淋巴细胞反应。

（5）参与 T 细胞（尤其是 CD4$^+$ T 细胞）发育分化过程。

（五）HLA 在医学上的意义

1. HLA 与疾病关联 某些特定 HLA 型别与某些疾病存在相关性，如 HLA - B27 阳性者易患强直性脊椎炎。HLA 表达异常参与某些疾病发生，如肿瘤细胞表面 HLA - Ⅰ 类分子缺乏，而自身免疫病靶细胞 HLA - Ⅱ 类分子表达增加。

2. HLA 与同种器官移植 同种移植后排斥反应强度取决丁供受者 HLA 型别尤其是 DR、B. A、DP 相吻合程度。

3. HLA 与输血反应 多次接受输血的患者体内可产生抗 HLA 抗体，从而发生白细胞减少、血小板受损、荨麻疹、发热等非溶血性输血反应。

4. HLA 与法医鉴定 HLA 复合体和表型的高度多态性可用于个体识别，HLA 高度多态性和单元型遗传特点可用于亲子关系鉴定。

四、白细胞分化抗原和黏附分子

（一）白细胞分化抗原

1. 基本概念 白细胞分化抗原（LDA）是指白细胞在分化成熟为不同谱系、分化的不同阶段及活化过程中出现或消火的细胞表面标记分子。

CD（cluster of differentiation）抗原即群分化抗原，是应用以单克隆抗体鉴定为主的方法，将来自不同实验室的单克隆抗体所识别的同一分化抗原统称为 CD 抗原，代表白细胞分化抗原。目前已命名的有 CD1 - CD371。

2. 常用的 CD 分子

（1）与 T 细胞识别、黏附、活化有关的 CD 分子，主要有 CD3、CD4、CD8、CD2、CD58、CD28/CTLA - 4 和 CD40L。

（2）与 B 细胞识别、黏附、活化有关的 CD 分子，主要有 CD79a、CD79b、CD19、CD80/CD86、CD40。

（3）免疫球蛋白 Fc 受体，主要有 CD64、CD32、CD16、CD89、CD23。

（二）黏附分子

1. 基本概念 黏附分子（adhesion molecule. AM）是介导细胞间或细胞与基质间组相互接触和结合的一类糖蛋白分子，以配体 - 受体结合的形式发挥作用。

CD 分子是用单克隆抗体识别、归类、命名，黏附分子是以黏附功能来归类，大部分黏附分子有相应的 CD 编号。

2. 黏附分子的分类

（1）整合素家族主要介导细胞与细胞外基质的黏附，包括 β1 ~ β8 组成员。

（2）免疫球蛋白超家族（immunoglobulin super - family, lgSF） 体内许多膜分子或可溶性分子，具有 1 个或多个 IgV 区或 C 区样结构，编码它们的基因可能由同一祖先基因进化而来，这些分子共同构成 IgSF。包括 LFA－2、LFA－3、CD4、CD8、MHC－Ⅰ类分子、Ⅱ类分子、CD28、B7－1、VCAM－1 等。

（3）选择素家族介导白细胞与血管内皮细胞间黏附。包括 L－选择素、P－选择素和 E－选择素三个成员。

（4）钙黏蛋白家族介导同型细胞间黏附。包括 E－钙黏蛋白、N－钙黏蛋白、P－钙黏蛋白三个成员。

（5）其他未归类黏附分子包括 CD44、外周淋巴结地址素（PNAd）、皮肤淋巴细胞相关抗原（CLA）等。

3. 黏附分子的功能

（1）在与免疫应答黏附分子在免疫应答的识别、活化、增殖分化及效应各阶段均发挥作用。

（2）炎症过程中白细胞与血管内皮细胞黏附，并穿过内皮细胞到炎症部位的过程中起作用。

（3）介导淋巴细胞归巢及淋巴细胞再循环。

（4）其他功能，如参与胚胎发育、伤口愈合及凝血等。

练一练16-3

细胞因子共同特性不包括（　　）

A. 多源性　　　　　　C. 高效性　　　　　　C. 多向性

D. 网络性　　　　　　E. 特异性

答案解析

目标检测

答案解析

一、A 型题（最佳选择题）

1. B 细胞特有的表面标志是（　　）

　　A. PWM 受体　　　　　　B. 膜表面免疫球蛋白（SmIg）　　C. MHC－Ⅱ类分子

　　D. C3b 受体　　　　　　E. Fcr 受体

2. T 淋巴细胞的功能不包括（　　）

　　A. 免疫辅助功能　　　　　　B. 免疫抑制功能　　　　　　C. 细胞因子分泌功能

　　D. 免疫记忆功能　　　　　　E. 吞噬功能

3. 巨噬细胞的免疫功能有（　　）

　　A. 非特异性地吞噬抗原异物　　B. 产生干扰素　　　　　　C. 参与免疫调节

　　D. 提呈抗原　　　　　　E. 以上都是

4. 下列不属于 B 细胞表面标志分子的是（　　）

　　A. SmIg　　　　　　B. FcrR　　　　　　C. CR

　　D. 促分裂原受体　　　　　　E. CD3

5. 下列抗体中 NK 细胞对靶细胞的杀伤需依赖于（　　）

　　A. IgG　　　　　　B. IgA　　　　　　C. IgE

　　D. IgM　　　　　　E. IgD

6. 细胞因子共同特性不包括（　　）

　　A. 多源性　　　　　　B. 高效性　　　　　　C. 多向性

D. 网络性   E. 特异性

7. C3b（ ）

  A. 既是 C3 转化酶的作用产物，又是 C3 转化酶的主要成分

  B. 具有免疫黏附作用

  C. 本身可促进新的 C3b 生成

  D. A + B + C

  E. A + C

8. 抗体在机体内的抗感染作用是（ ）

  A. IgG 是主要的中和抗体   B. 在血管中主要靠 IgM

  C. 在黏膜表面主要靠 SigA   D. 杀游离的微生物

  E. 以上都对

二、B 型题（配伍选择题）

A. CD2   B. CD3   C. CD19

D. CD80   E. CD4

1. 所有 T 淋巴细胞的表面标志（ ）

2. 成熟 T 淋巴细胞的表面标志是（ ）

3. 成熟 B 淋巴细胞的表面标志是（ ）

4. B 淋巴细胞的表面标志中，能与 CD28 分子相互作用的表面标志是（ ）

（李　睿）

书网融合……

重点回顾   微课   习题

第十七章　免疫应答

知识目标：

1. 掌握　固有免疫应答的组成、适应性免疫应答的基本概念、类型、应答的基本过程；超敏反应的概念和各型超敏反应的特点及发生机制。

2. 熟悉　各型超敏反应常见的疾病及Ⅰ型超敏反应的防治原则。

3. 了解　免疫应答的调节以及免疫耐受的概念和特点。

技能目标：

学会皮肤试验操作技术，会正确判断皮肤试验结果。

素质目标：

掌握超敏反应的防治原则，并能在临床医药学中解决相关问题。

导学情景

情景描述： 当某种流行性疾病（如流脑、流感等）流行时，大多数人不会被感染或无任何不适症状，但有些人则可能发生轻微不适症状，还有个别人会发生严重的传染病。乙肝疫苗接种后，有些人可以产生相应的抗体，有些人则抗体阴性。这些现象表明，当机体接触抗原性物质后所发生的免疫反应，在不同的宿主体内产生的反应及结果是不同的。

讨论： 1. 免疫应答的过程是怎样产生的？为什么会有不同反应？

　　　 2. 免疫应答产生后其结果都是对宿主有保护作用吗？

学前导语： 下面我们学习的就是机体对抗原发生反应的免疫应答。

免疫应答（immune response）是机体对抗原物质所做出的一系列生理性或病理性反应过程。

广义上的免疫应答包括两种类型：即固有免疫应答（innate immune response）和适应性免疫应答（adaptive immune response）。二者共同构建了机体免疫的格局，形成了互补协同效应，对机体的免疫防御功能不可或缺。免疫应答主要对机体产生生理性保护作用，有时也会反应过度而造成病理性损伤，如超敏反应。

第一节　固有免疫应答

固有免疫应答亦称非特异性免疫应答，是生物体在长期种系进化过程中形成的一系列防御机制，对各种侵入的病原体或其他抗原性异物可迅速应答。它在感染早期（数分钟至4天内）执行防御功能。其特点有：①与生俱来；②作用广泛、迅速；③无特异性；④无记忆性。固有免疫应答主要由三部分组成：生理屏障、细胞防护、体液中的抗微生物分子。

一、生理屏障

（一）皮肤黏膜屏障

皮肤黏膜屏障是指由完整和健康的皮肤及腔道黏膜形成的屏障，是防御各种病原体入侵人体的第一道防线。其作用机制表现如下。

1. 物理屏障　由致密上皮细胞组成的皮肤和黏膜组织具有机械屏障作用，在正常情况下可有效阻挡病原体侵入体内。黏膜物理屏障作用相对较弱，但黏膜上皮细胞的迅速更新、呼吸道黏膜上皮细胞纤毛的定向摆动及黏膜表面分泌液的冲洗作用，均有助于消除黏膜表面的病原体。

2. 化学屏障　由皮肤和黏膜分泌物中含有多种杀菌、抑菌物质构成，主要包括：皮脂腺分泌的不饱和脂肪酸、汗腺分泌的乳酸、胃液中的胃酸及唾液、泪液、呼吸道、消化道和泌尿生殖道黏液中的溶菌酶、抗菌肽和乳铁蛋白等。

3. 微生物屏障　定殖在皮肤上的正常菌群可通过与病原体竞争结合上皮细胞和营养物质的作用方式，或通过分泌某些杀菌、抑菌物质对病原体产生抗御作用。

（二）血－脑屏障

血－脑屏障由软脑膜、脉络丛的毛细血管壁和包在壁外的星形胶质细胞形成的胶质膜组成的结构致密的组织，它能阻挡血液中的病原体和其他大分子物质进入脑组织及脑室，从而对中枢神经系统产生保护作用。因婴幼儿血－脑屏障尚未发育完善，所以容易发生中枢神经系统感染。

（三）胎盘屏障

胎盘屏障由母体子宫内膜的基蜕膜和胎儿的绒毛膜滋养层细胞共同构成的。它可防止母体内病原体和有害物质进入胎儿体内，从而保护胎儿免遭感染、使之正常发育。妊娠早期（三个月内）胎盘屏障发育尚未完善，此时孕妇若感染风疹病毒、巨细胞病毒等，有可能导致胎儿畸形或流产。

二、细胞防护

机体固有免疫的细胞防护的构成主要由吞噬细胞和自然杀伤细胞（NK 细胞）两大类构成。

1. 吞噬细胞　吞噬细胞主要包括单核－巨噬细胞和粒细胞系统。中性粒细胞的主要作用为吞噬杀菌效应；单核－巨噬细胞的作用是吞噬杀菌、抗原提呈、杀瘤效应和免疫调节。

2. 自然杀伤细胞（NK 细胞）　自然杀伤细胞的作用比较复杂，主要包括：执行机体免疫监视作用；直接杀伤某些肿瘤细胞、病毒或胞内寄生菌感染的靶细胞；参与免疫调节作用等。

三、正常体液中的效应分子

1. 补体系统　在细菌进入机体的早期阶段，抗体尚未产生，脂多糖、甘露糖残基等细菌成分可通过旁路途径和 MBL 途径迅速激活补体系统，并由此而产生细胞毒素或病毒溶解等炎症作用。

2. 细胞因子　病原体感染机体后，可刺激免疫细胞和感染的组织细胞产生多种细胞因子（如 TNF－α、IL－1β、IL－6、IL－8 等）可诱导宿主细胞产生抗病毒蛋白，并通过干扰病毒蛋白合成的作用方式，抑制病毒增殖或扩散；促炎细胞因子和趋化性细胞因子可介导产生局部炎症效应。

3. 防御素　是一组耐受蛋白酶的一类富含精氨酸的小分子多肽，可杀伤某些细菌和有包膜病毒，具有抗菌谱广且抗菌活性强的特点。

4. 溶菌酶和乙型溶素　溶菌酶是一种低分子不耐热蛋白质，广泛存在于人体的泪液、唾液、鼻黏液等体液分泌液中。乙型溶素是一种热稳定性高的碱性多肽，由参与血浆凝固的血小板释放。两者主要作用于破坏革兰阳性菌的细胞壁、细胞膜而起到抗菌作用。

练一练

（多项选择题）固有免疫应答作为人体天生的防御机制，其生理屏障主要有（ ）

A. 皮肤屏障　　　　　　　　B. 呼吸膜　　　　　　　　C. 血－脑屏障

D. 肾小球滤过屏障　　　　　E. 胚胎屏障

答案解析

第二节　适应性免疫应答

一、概述

适应性免疫应答又称特异性免疫应答，是指体内抗原特异性 T/B 淋巴细胞受抗原刺激后，活化、增殖、分化为效应淋巴细胞，产生一系列生物学效应的全过程。根据参与细胞和效应机制的不同，可分为 B 细胞介导的体液免疫应答和 T 细胞介导的细胞免疫应答。外周免疫器官（主要包括淋巴结和脾脏）是适应性免疫应答发生的场所。

适应性免疫应答的基本过程可人为分成三个阶段：①抗原提呈与识别阶段（感应阶段），是抗原提呈细胞（APC）对抗原的摄取、加工、处理和提呈过程；②活化、增殖、分化阶段（反应阶段），T、B 淋巴细胞接受抗原刺激后活化、增殖，及分化为效应淋巴细胞和抗体的过程；③效应阶段，抗体介导体液免疫应答，发挥抗胞外细菌感染、中和毒素等功能。效应 T 细胞作用即产生细胞免疫效应，发挥抗病毒和胞内寄生菌、抗肿瘤、移植排斥等功效。

二、B 细胞介导的体液免疫应答

B 细胞介导的体液免疫应答是指成熟 B 细胞识别特异性抗原后，活化、增殖并分化为浆细胞，通过产生和分泌抗体，引起一系列生物反应的过程。可诱导 B 细胞活化的特异性抗原有 TD 抗原和 TI 抗原，由于抗体存在于各种体液中，因此由抗体介导的免疫应答称为体液免疫应答。

（一）体液免疫基本过程

1. TD 抗原诱导的过程　TD 抗原诱导的体液免疫应答在抗原提呈与识别阶段，抗原提呈细胞或 B 细胞必须将吞噬的抗原加工处理成抗原肽并和 MHC－Ⅱ类分子结合成复合物，才能由 CD4$^+$Th 细胞识别，产生激活 Th 细胞的第一信号。APC 表面的黏附分子与 CD4$^+$Th 细胞表面协同刺激分子受体之间的相互作用诱导产生 T 细胞活化第二信号（图 17－1）。至此，CD4$^+$Th 细胞被活化。活化的 Th 细胞又可分泌一系列细胞因子，反过来作用于巨噬细胞和 B 细胞，进一步促进 T、B 淋巴细胞的活化。

B 细胞与 TD 抗原特异性结合后，向胞内传递刺激信息而活化的方式与 Th 细胞类似。BCR 需要相邻的穿膜蛋白 Igα 和 Igβ 相结合，传递活化的第一信号。B 细胞表面的 CD40 分子可与活化 T 细胞表面的 CD40L 结合产生活化的第二信号（图 17－2）。活化 B 细胞接受来自 Th 细胞、巨噬细胞的细胞因子的辅助作用，进入活化、增殖、分化阶段。B 细胞分化成熟为浆细胞，合成分泌各种特异性抗体，发挥各种体液免疫效应。

2. TI 抗原诱导的过程　TI 抗原诱导的 B 细胞激活不需 Th 细胞辅助，一般也不需巨噬细胞参与。这类抗原通常只能激活 B1 细胞。B1 细胞产生于个体发育早期，只能产生 IgM 类抗体，因此没有免疫记忆，也不能引起再次应答。

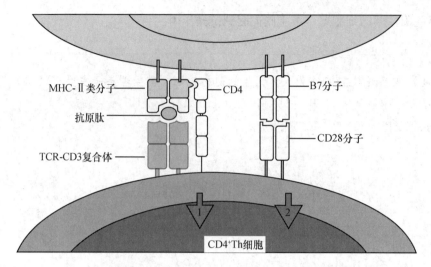

图 17 - 1 抗原提呈中 APC 与 Th 细胞间的相互作用关系示意图

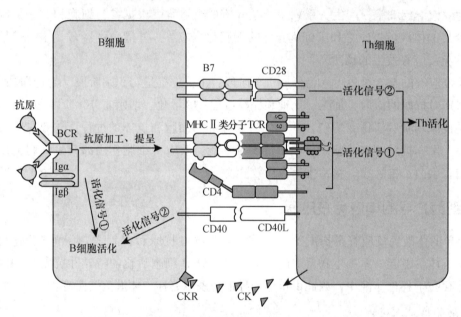

图 17 - 2 Th 细胞与 B 细胞间的相互作用关系示意图

（二）体液免疫的效应

体液免疫主要是通过抗体发挥效应，包括：①中和作用：抗体与病毒或外毒素结合，具有重要的抗感染作用，但抗体只具有特异性识别作用，不具有杀伤作用，还需借助免疫细胞或免疫分子的协同，才能发挥排异功效；②通过激活补体引起溶菌、溶细胞等效应；③通过发挥 ADCC 效应，有助于杀伤肿瘤细胞及被病毒感染的靶细胞；④通过免疫调理作用增强吞噬细胞的活性；⑤在某些情况下，抗体还可参与超敏反应，引起病理性损伤。

（三）抗体产生的规律

1. 初次应答 抗原初次进入机体后，需首先刺激有限的特异性细胞增殖才能达到足够的反应细胞数，表现为经一定时间的诱导期才能在血液中检出抗体；如抗原刺激不持续，在应答达到一定程度之前便消退，多数来不及发生重链的类别转换。所以初次应答的显著特点是需要的抗原浓度大、潜伏期长、抗体滴度低、持续时间短、主要产生 IgM 类抗体，后期可产生 IgG。

2. 再次应答 致敏机体受到相同抗原的再次刺激后，在多数情况下会产生再次应答，与初次应答相比有明显的区别（图 17 – 3）。

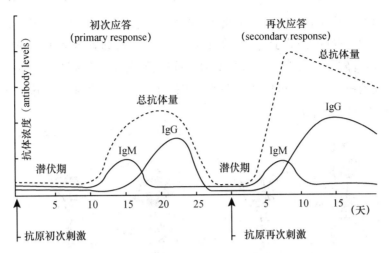

图 17 – 3　初次应答与再次应答示意图

再次应答可直接活化 Bm 记忆细胞，反应性高、增殖快、容易发生类别转换，所以表现为潜伏期短、抗体滴度高、持续时间长、主要产生 IgG 类抗体等。

两种应答各有特点，其比较见表 17 – 1。

表 17 – 1　初次应答与再次应答的比较

	初次应答	再次应答
抗原提呈	非 B 细胞为主	B 细胞为主
抗原要求	较高浓度	较低浓度
潜伏期	5 ~ 10 天	2 ~ 5 天
抗体滴度	相对低	相对高
抗体类别	IgM 为主	IgG 为主
抗原亲和性	相对低	相对高

抗体产生的规律在临床疾病预防和疾病诊断的实践上有重要意义：①用于加强免疫，提高免疫效果；②检测 IgM 作为病原体感染的早期诊断和宫内感染的诊断；③根据抗体水平的动态变化，了解患者病程及评估疾病转归。

三、T 细胞介导的细胞免疫应答

T 细胞介导的细胞免疫应答通常由 TD 抗原引起，由多种免疫细胞协同作用完成。在抗原提呈与识别阶段，抗原提呈细胞与 $CD4^+$ Th 细胞的相互作用及 $CD4^+$ T 细胞的活化与体液免疫应答相同。活化的 $CD4^+$ T 细胞可分化成为具有不同功能的 $CD4^+$ Th1 细胞，而 $CD8^+$ Tc 细胞可分化增殖为致敏 Tc 细胞。

（一）Th1 细胞介导的炎症反应

$CD4^+$ Th1 细胞，又称炎性 T 细胞，可产生大量细胞因子（如 IL – 2、IL – 3、MG – CSF 等），激活巨噬细胞，引起局部以淋巴细胞和单核 – 巨噬细胞浸润为主的慢性炎症反应和迟发型超敏反应。经过激活的巨噬细胞其吞噬杀伤能力得到极大增强，可吞噬杀伤卡氏肺孢子菌、结核杆菌等胞内寄生物。Th1 细胞激活巨噬细胞介导的炎症反应在抗胞内病原体的感染中发挥重要作用，也参与临床传染性超敏反应、接触性皮炎、移植排斥反应等病理损伤。

（二）Tc 细胞介导的细胞毒效应

致敏 Tc 与靶细胞上的抗原肽－MHC－Ⅰ类分子结合后，与靶细胞密切接触，释放穿孔素、蛋白酶等细胞毒素。穿孔素可在靶细胞的膜上打孔，蛋白酶随之进入靶细胞激活胞内的核酸内切酶，降解靶细胞核酸，使靶细胞溶解破坏。Tc 还可以表达 FasL 与靶细胞表面的 Fas 结合诱导靶细胞凋亡（图 17 - 4）。致敏 Tc 细胞杀伤溶解靶细胞后可连续攻击其他表达相应抗原的靶细胞。这在抗病毒感染、同种移植排斥反应和抗肿瘤免疫中具有重要意义。

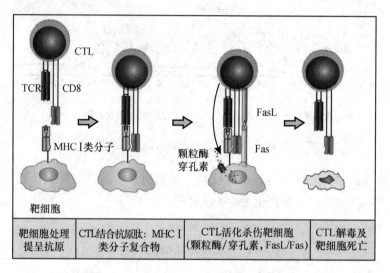

图 17 - 4　Tc 细胞的活化和杀伤靶细胞机制示意图

（三）细胞免疫的效应

1. 对胞内寄生性病原体的抗感染作用　细胞免疫主要针对胞内寄生菌（如结核杆菌、伤寒杆菌、麻风杆菌等）、病毒、真菌及某些寄生虫感染。

2. 抗肿瘤免疫　Tc 细胞可直接杀伤带有相应抗原的肿瘤细胞。有些淋巴因子如肿瘤坏死因子（TNF）、干扰素等在抗肿瘤免疫中也具有一定作用。

3. 免疫损伤　细胞介导的免疫可参与迟发型超敏反应或造成自身免疫病而形成免疫性损伤。

4. 参与移植排斥反应　包括宿主抗移植物反应及移植物抗宿主反应。

第三节　免疫耐受与免疫调节

一、免疫耐受

免疫耐受是机体免疫系统接受某种抗原刺激后所产生的特异性免疫无应答状态。自身抗原和外来抗原都可诱导机体产生免疫耐受。自身抗原诱导的免疫耐受称为天然耐受或自身耐受。外来抗原诱导的免疫耐受称为获得性免疫耐受或人工诱导的免疫耐受。自身耐受对机体维持自身稳定具有重要意义。一旦该项功能失调，可导致自身免疫性疾病发生。

临床许多疾病的发生、发展和转归也都与免疫耐受的诱导、维持和破坏有关。在胚胎期，机体可识别自身抗原的免疫细胞克隆就通过阴性选择被抑制或清除，产生了自身耐受。如果这种自身耐受状态受到破坏，就会产生自身免疫病。反之，通过人工诱导免疫耐受，可防治超敏反应、自身免疫病和器官移植排斥反应。对某些传染病和肿瘤，可人工解除免疫耐受，激发免疫应答，清除病原和肿瘤。

看一看

免疫耐受现象

1945 年，Owen 观察到异卵双生小牛胎盘血管融合，血液交流而呈自然的联体共生，可在一头小牛的血液中同时存在有两种不同血型抗原的红细胞，成为血型镶嵌体。这种小牛不但允许抗原不同的血细胞在体内长期存在，不产生相应抗体，而且还能接受双胞胎另一小牛的皮肤移植而不产生排斥反应。但是不能接受其他无关个体的皮肤移植。Owen 称这一现象为天然耐受。Burnet 等认为异卵双生牛体内，对异型血细胞的耐受现象的产生是由于胚胎期免疫功能尚未成熟，异型血细胞进入胚胎牛体内，能引起对异型细胞产生抗体的免疫细胞克隆受抑制或被消灭，故此小牛出生后对胚胎期接触过的异型红细胞抗原不会发生免疫应答。根据这个理论，不少人进行了诱导实验性耐受工作。

1953 年，Medawar 等将 CBA 系黑鼠的淋巴细胞接种入 A 系白鼠的胚胎内，待 A 系白鼠出生 8 周后，将 CBA 黑鼠的皮肤植至该 A 系白鼠体上，可存活不被排斥。这一实验证实了胚胎期接触抗原物质，出生后对该抗原就有特异的免疫耐受现象。

二、免疫调节

免疫应答的调节可使免疫应答控制在适度范围，防止超敏反应和自身免疫等有害免疫应答。

1. Th 细胞的调节作用 Th 细胞不是一个均一的群体，活化后可分化成 Th1、Th2 和 Th0 三种类型。三个类型细胞的免疫功能互有差别，尤其 Th1 与 Th2 之间存在相互或促进的作用。因为 Th 是免疫应答的中心细胞，所以它的活性对整个免疫应答具有调节作用。

2. 抗体分子的调节作用 抗体是 B 细胞应答的效应产物，可反过来对体液免疫应答产生反馈性抑制作用。

3. 独特型网络的调节作用 免疫系统的各细胞克隆通过自我识别，相互刺激或相互制约，构成了动态平衡的网络结构，对免疫应答进行自我调节。构成网络结构的物质基础是淋巴细胞表面抗原受体（TCR、BCR）的独特型决定基和抗独特型抗体。含有 TCR 或 BCR 的淋巴细胞会被其他淋巴细胞所识别，被识别的淋巴细胞会受到抑制，而主动识别的细胞则活化。独特型网络调节的最终效应是抑制抗体的产生，使免疫应答终止。

4. 免疫应答的整体调节 上述的免疫调节并非各自独立存在，而是相互影响，并且在整体上受神经 - 内分泌的调节，构成更加复杂的神经 - 内分泌 - 免疫调节网络。尽管免疫系统与神经系统和内分泌系统没有解剖学上的直接联系，但通过小分子介质可以沟通这三个系统。大量的临床观察和实验研究表明，精神因素和条件反射对免疫应答也有显著的影响。

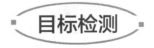

目标检测

答案解析

一、A 型题（最佳选择题）

1. 介导细胞免疫应答的细胞是（ ）

    A. T 细胞   B. LAK 细胞   C. Mφ 细胞

    D. B 细胞   E. NK 细胞

2. 适应性免疫应答的特点，不包括（ ）

    A. 需要免疫细胞对抗原分子的识别

B. 后天形成

C. 有 T 和（或）B 淋巴细胞的参与

D. 应答具有针对性

E. 无记忆性

3. 再次应答的特点，错误的是（　　）

A. 潜伏期短　　　　　　　B. 抗体产生的量多　　　　C. 产生的抗体维持时间长

D. 以 IgM 为主　　　　　　E. 相同抗原再刺激引起

4. T 细胞活化的第二信号是（　　）

A. CD4 与 MHC - Ⅱ类分子间的相互作用

B. CD8 与 MHC - Ⅰ类分子间的相互作用

C. IL - 1 与相应受体间的相互作用

D. 协同刺激分子与相应受体间的相互作用

E. CD8 与 MHC - Ⅱ类分子间的相互作用

5. 与细胞免疫无关的免疫反应是（　　）

A. 毒素中和作用　　　　　B. 抗肿瘤免疫作用　　　　C. 移植排斥反应

D. 接触性皮炎　　　　　　E. 抗胞内细菌感染

6. 免疫应答的基本过程包括（　　）

A. 识别、活化、效应三个阶段

B. 识别、活化、排斥三个阶段

C. 识别、活化、反应三个阶段

D. 识别、活化、增殖三个阶段

E. 识别、活化、应答三个阶段

7. 在免疫应答过程中，巨噬细胞的作用是（　　）

A. 产生抗体　　　　　　　B. 表达 TCR　　　　　　　C. 产生细胞因子

D. 表达 CD3 分子　　　　　E. 发生基因重排

二、思考题

请思考任何一种抗原进入机体都会发生免疫应答吗？

（唐茂程）

书网融合……

📖 重点回顾　　　　　ⓔ 微课　　　　　🔲 习题

第十八章　病理性免疫应答

PPT

第一节　超敏反应 微课

导学情景

情景描述： 程女士，30岁，因双下肢水肿来诊。询问病史，3周前出现过上呼吸道感染症状，未经治疗，后好转，近5天不明原因出现双下肢水肿，尿液黄。查体：Bp 95/140mmHg、双下肢浮肿，尿蛋白（＋＋），离心尿红细胞＞10个/高倍视野和管型尿等。诊断为肾小球肾炎。

讨论： 病人三周前上呼吸道感染后可能出现链球菌感染，引起肾小球肾炎，可能是链球菌感染后导致Ⅲ型超敏反应。

学前导语： 什么是超敏反应，怎样预防超敏反应的发生？

超敏反应（hypersensitivity）又称变态反应，指已经致敏的机体再次接触相同抗原或半抗原刺激后，所引起的组织损伤和（或）功能紊乱。超敏反应本质上属于异常或病理性免疫应答，故也具有特异性和记忆性。引起超敏反应的抗原称为变应原。

根据超敏反应的发生机制和临床特点，将其分为四型：Ⅰ型超敏反应即速发型超敏反应、Ⅱ型超敏反应即细胞溶解型超敏反应、Ⅲ型超敏反应即免疫复合物型超敏反应、Ⅳ型超敏反应即迟发型超敏反应。Ⅰ、Ⅱ、Ⅲ型超敏反应均由抗体介导，而Ⅳ型超敏反应则由效应T细胞介导。

药爱生命

超敏反应的发现

1902年Richet和Portier等把海葵（actinia equina）触手的甘油提取液注射给狗时，由于提取液的毒性招致狗的死亡。但对由于注射剂量不足或其他原因而幸存的狗，在2～4周后，再注射提取液，即便是很少量（如是原注射液的1/20）也会立即出现严重的症状：呕吐、便血、晕厥、窒息以至死亡。Von Pirquet和Schick在应用异种动物免疫血清（如马的抗白喉血清）治疗病人时，经7～14天后，便出现发热、皮疹、水肿、关节痛、淋巴结肿大等症状，病程短且能自愈。这是因应用治疗血清而引起的，因此称为血清病。这些研究动摇了免疫保护的传统观念，这种因免疫应答而引起的组织损伤效应称为无保护作用，后来改称超敏反应或称变态反应。

一、Ⅰ型超敏反应

Ⅰ型超敏反应是临床上最常见的一类超敏反应，也称作过敏反应，可以发生于局部或全身，其特点是：反应发生快，消退也快；由 IgE 抗体介导；无明显的组织损伤；有明显的个体差异和遗传倾向。

（一）发生机制

1. 参与反应的成分和细胞

（1）变应原 引起Ⅰ型超敏反应的变应原主要有吸入性变应原如：植物花粉、螨虫、霉菌、动物皮毛及皮屑等；食入性变应原如：牛奶、鸡蛋、鱼、虾等；药物性或化学性变应原如：抗毒素血清、青霉素、普鲁卡因、有机碘、工农业用化学物质等。

（2）IgE 抗体 针对特殊变应原的特异性 IgE 抗体是引起Ⅰ型超敏反应的主要因素。IgE 抗体主要由鼻咽、扁桃体、气管及胃肠道黏膜等处固有层淋巴组织中的浆细胞合成，同时这些部位易接触变应原而引发过敏反应。

（3）效应细胞 参与Ⅰ型超敏反应的效应细胞主要是肥大细胞和嗜碱性粒细胞，其细胞表面有高水平表达的 IgE Fc 受体（Fc εR），并且其胞质中的颗粒含有多种生物活性介质，是引起Ⅰ型超敏反应的主要效应物质。在Ⅰ型超敏反应过程中嗜酸性粒细胞在某些细胞因子刺激下活化，可释放胞质颗粒中的酶类物质灭活超敏反应的效应物质，起负反馈调节作用。

（4）生物活性介质 活化的肥大细胞和嗜碱性粒细胞可释放多种生物活性介质，它们是预先合成并储存于颗粒内的介质（如组胺、激肽原酶、嗜酸性粒细胞趋化因子等）和新合成的介质（如白三烯、前列腺素 D2、血小板激活因子等）。

2. 发生过程 Ⅰ型超敏反应的发生可分为三个阶段，即致敏阶段、发敏阶段和效应阶段（图 18 – 1）。

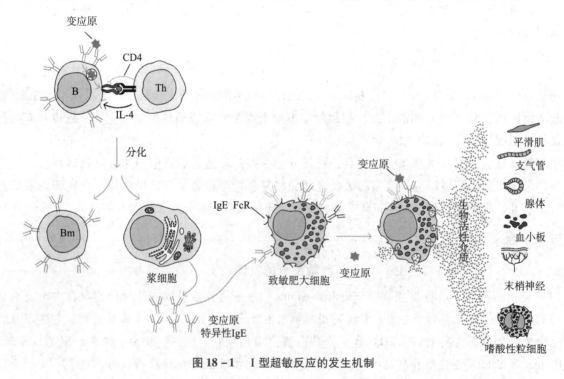

图 18 – 1 Ⅰ型超敏反应的发生机制

（1）致敏阶段 指变应原进入机体后，诱发产生 IgE 并结合到靶细胞上的过程。变应原通过各种途径进入机体，可刺激抗原特异性 B 细胞增殖分化为浆细胞，产生 IgE 抗体。IgE 抗体可通过其 Fc 段与肥大细胞和嗜碱性粒细胞表面 Fc 段受体结合，使机体处于致敏状态。表面结合特异性 IgE 的肥大细胞和嗜碱性粒细胞，称为致敏靶细胞。靶细胞的致敏状态通常可维持数月或更长时间，如长期不接触变应原，致敏状态可逐渐消失。

（2）发敏阶段　指相同变应原再次进入机体，与致敏靶细胞（嗜碱性粒细胞、肥大细胞）表面 IgE 结合，使之被激活，脱颗粒，释放生物活性介质，并作用于效应组织或器官，引起局部或全身过敏反应的过程。再次进入机体的变应原与致敏靶细胞表面两个或两个以上相邻 IgE 抗体结合，使膜表面 FcεR 发生交联，这是触发致敏靶细胞脱颗粒、释放及合成生物活性介质的关键。

（3）效应阶段　指活性介质与效应器官上相应受体结合后，引起局部或全身病理变化的阶段。该症状在接触变应原后数分钟内即可发生，持续时间为 0.5 ~ 1 小时，甚至可达数天，表现为以局部嗜酸性粒细胞、巨噬细胞、中性粒细胞和嗜碱性粒细胞浸润为特征的炎症反应，易发生在支气管黏膜、鼻黏膜和胃肠道黏膜，主要表现为组织红斑、硬结、发热以及瘙痒和灼烧感。

（二）临床常见疾病

1. 过敏性休克　过敏性休克是最严重的 I 型超敏反应。致敏患者常在接触变应原后数分钟内即出现严重的临床症状，主要表现为胸闷、气急、呼吸困难、面色苍白、出冷汗、手足发凉、脉搏细速、血压下降等，抢救不及时可导致死亡。常见的过敏性休克为药物过敏性休克和血清过敏性休克。

2. 呼吸道过敏反应　主要表现为过敏性鼻炎、支气管哮喘。常因吸入植物花粉、真菌、动物毛屑等而引起。

3. 消化道过敏反应　临床常见为过敏性胃肠炎。少数人进食鱼、虾、蛋、牛奶及服用某些药物后，可引起恶心、呕吐、腹泻、腹痛等症状。

4. 皮肤过敏反应　主要表现为荨麻疹、血管性水肿、特异性皮炎。主要诱因为某些食物、药物、化学物质、日光照射等，病变以皮疹或局部水肿为主，特点是剧烈瘙痒。

（三）I 型超敏反应的防治原则

1. 特异性防治

（1）查找变应原，避免再接触　可通过询问病史和实验室检查以确定变应原并避免接触以达到治疗目的。这是预防 I 型超敏反应最基本最有效的措施。

（2）脱敏注射与减敏治疗　在应用抗毒素时，若皮肤试验呈阳性反应，可采用小剂量多次注射法进行脱敏注射，以减轻临床症状。

减敏治疗是对那些能够检出而难以避免接触的变应原（如植物花粉或尘螨等），可采用少量、多次、渐增皮下注射的方法，达到减敏的目的。

2. 非特异治疗

（1）抑制生物活性介质释放的药物　色苷酸二钠可稳定细胞膜，防止肥大细胞等脱颗粒，从而减少或阻止活性介质的释放。肾上腺素、异丙肾上腺素和麻黄碱等能激活腺苷酸环化酶，增加 cAMP 合成。甲基黄嘌呤、氨茶碱等能抑制磷酸二酯酶活性，阻止 cAMP 分解。因此，上述药物能提高细胞内 cAMP 浓度，从而抑制组胺等活性介质的释放。

（2）活性介质拮抗药　抗组胺药（如氯苯那敏、氯雷他啶、西替利嗪等）可与组胺竞争效应器官细胞膜上的组胺受体，抑制组胺活性。阿司匹林可拮抗缓激肽的作用。

（3）改善效应器官反应性　肾上腺皮质激素、钙剂、维生素 C 可以有效地降低毛细血管通透性、减轻充血和渗出。其中，肾上腺素是抢救过敏性休克的首选药物。

二、Ⅱ型超敏反应

血清中抗体（IgG、IgM）与细胞膜表面相应抗原或半抗原结合，通过激活补体、ADCC，引起靶细胞损伤，又称细胞溶解型或细胞毒型超敏反应。其特点是：① 抗体主要是 IgG 和 IgM；② 补体、巨噬细胞和 NK 细胞参与致病；③ 靶细胞主要是血细胞和某些组织成分。

（一）发生机制

1. 变应原 诱发Ⅱ型超敏反应的变应原主要有：① 同种异型抗原，指存在于正常组织细胞表面的固有抗原，如 ABO 血型抗原、Rh 抗原、HLA 抗原等。② 修饰性自身抗原，指因感染或其他理化因素导致自身细胞产生的新抗原。③ 异嗜性抗原，如链球菌表面 M 蛋白与人的心脏瓣膜、肾小球的基底膜以及关节组织之间存在共同抗原。④ 吸附于组织细胞表面的外来抗原、半抗原及免疫复合物等。

2. 抗体 参与Ⅱ型超敏反应的抗体主要是 IgG 和 IgM，少数为 IgA。

3. 发生过程 抗体与细胞膜表面相应抗原结合后，可通过三条途径损伤靶细胞（图18-2）。

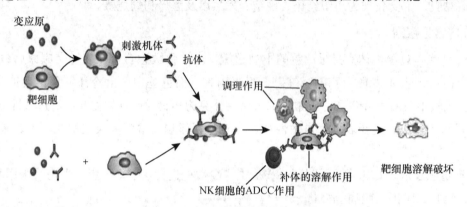

图 18-2　Ⅱ型超敏反应的发生机制

（二）临床常见疾病

1. 输血反应 一般发生于 ABO 血型不符的输血。若将 A 型血输给 B 型血患者，供者红细胞表面抗原与受者血清中相应抗体结合，可激活补体而引起溶血反应。

2. 新生儿溶血病 多发生于 Rh（-）妊娠期妇女所产 Rh（+）胎儿。第一胎分娩发生胎盘剥离出血后，胎儿 Rh（+）红细胞进入母体，可刺激母体产生抗 Rh 抗体（属 IgG）。当该妊娠期妇女所怀第二胎仍为 Rh（+）时，母体抗 Rh 抗体可通过胎盘进入胎儿体内，与胎儿 Rh（+）红细胞结合，激活补体，导致新生儿红细胞溶解。为防止新生儿溶血症发生，可在初产妇分娩后 72 小时内注射抗 Rh 抗体，以阻断 Rh（+）红细胞对母体的致敏。

3. 自身免疫性溶血性贫血 可因感染、药物及辐射等使自身红细胞膜表面抗原发生改变，刺激机体产生抗自身红细胞的 IgG 类抗体。自身抗体与红细胞结合，通过激活补体、调理吞噬、ADCC 等机制，导致红细胞溶解。停药后，此类贫血症状能自行消退。

4. 抗肾小球基底膜肾炎 A 群乙型溶血性链球菌与肾小球基底膜间存在交叉抗原，链球菌感染后刺激机体产生的抗体，可与肾小球基底膜结合，发生交叉反应，激活补体，导致肾小球损伤。此类肾炎又称为肾毒性肾炎。

5. 药物过敏性血细胞减少症 主要包括药物过敏性溶血性贫血、粒细胞减少症和血小板减少性紫癜。其发生机制主要有半抗原型和免疫复合物型。

6. 甲状腺功能亢进（Graves 病） 属于自身免疫性抗体病，是一种特殊的Ⅱ型超敏反应，即抗体刺激型超敏反应。

7. 肺出血-肾炎综合征 又称 Goodpasture 综合征。目前该病因尚未明确，可能由于病毒感染或吸入有机溶剂等损伤肺泡基底膜形成自身抗原，形成针对基底膜的自身抗体，又因肺泡基底膜和肾小球基底膜有共同抗原，故被激活的补体系统可导致肺部和肾的损伤，造成肺出血及肾炎。

三、Ⅲ型超敏反应

Ⅲ型超敏反应又称免疫复合物（IC）型或血管炎型超敏反应，其特点是：可溶性抗原与 IgG、IgM、IgA 类抗体在血流中结合形成 IC，在一定条件下沉积于血管壁基底膜或组织间隙，通过激活补体和在血小板、中性粒细胞参与下，引起以黏膜充血水肿、局部坏死和中性粒细胞浸润为主要特征的炎症反应和组织损伤。

（一）发生机制

1. 免疫复合物形成　可溶性抗原与相应抗体结合可形成抗原抗体复合物，即 IC。通常大分子 IC 可被体内单核 – 巨噬细胞及时吞噬清除；小分子 IC 在循环中比较稳定，可通过免疫黏附作用被清除，因此二者均无致病作用。仅当形成中等大小可溶性 IC 并长期存在于循环中，即有可能沉积于毛细血管基底膜，引起Ⅲ型超敏反应。

2. 免疫复合物的沉积　中等大小可溶性免疫复合物的沉积与下列因素有关。

（1）血管活性胺类物质的作用　血管活性胺类物质可使血管内皮细胞间隙增大，从而增加血管通透性，且有助于 IC 对血管内皮细胞间隙的沉积和嵌入。

（2）局部解剖和血流动力学因素的作用　循环 IC 容易沉积于血压较高的毛细血管迂回处，如肾小球基底膜和关节滑膜等处的毛细血管。

3. 免疫复合物沉积后引起的组织损伤

（1）补体的作用　沉积的 IC 可激活补体系统，产生膜攻击复合物和过敏毒素（C3a、C5a）。膜攻击复合物可导致局部组织损伤；过敏毒素可刺激肥大细胞和嗜碱性粒细胞释放组胺、血小板活化因子等生物活性介质，使局部血管通透性增高，导致渗出性炎症反应，并促进中性粒细胞在复合物沉积部位聚集。

（2）中性粒细胞的作用　聚集的中性粒细胞在吞噬沉积的 IC 过程中，释放溶酶体酶、蛋白水解酶、胶原酶，造成血管基底膜和邻近组织损伤。

（3）血小板的作用　在局部凝集、活化后释放血管活性胺类，加剧局部渗出性反应，并激活凝血过程，形成微血栓，引起局部缺血、出血及坏死（图 18 – 3）。

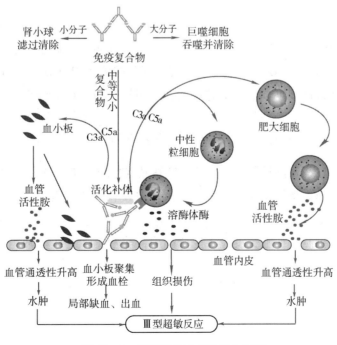

图 18 – 3　Ⅲ型超敏反应的发生机制

（二）临床常见疾病

常见的Ⅲ型超敏反应包括局部免疫复合物病和全身免疫复合物病两类。前者发生在抗原进入部位；后者因IC在血流中播散，而发生多部位沉积，形成全身免疫复合物病。

1. 局部免疫复合物病

（1）Arthus反应　给家兔皮下多次注射无毒性的马血清，局部可出现细胞浸润；若再次注射，可发生水肿、出血、坏死等剧烈炎症反应。这是抗原在入侵局部与相应抗体结合形成IC所致。

（2）类Arthus反应　可见于胰岛素依赖型糖尿病人，其局部反复注射胰岛素后可刺激机体产生相应IgG类抗体，若此时再次注射胰岛素，即可在注射局部出现红肿、出血和坏死等与ArThus反应类似的局部炎症反应。

2. 全身免疫复合物病

（1）血清病　一次（初次）大量注射异种动物免疫血清后，经过7~14天，某些个体可出现局部红肿、皮疹、关节肿痛、淋巴结肿大、发热及蛋白尿等症状，称为血清病。此乃体内产生的抗异种动物血清抗体，与残余的动物血清结合成IC，引起全身免疫复合物病。若抗体形成增多，抗原可逐渐被清除，疾病即自行恢复。临床上长期使用青霉素、磺胺等药物，也可通过类似机制出现血清病样反应，称为药物热。

（2）链球菌感染后肾小球肾炎　也称免疫复合物肾小球肾炎，一般多发生在链球菌感染后2~3周，少数患者可发生急性肾小球肾炎。此病乃链球菌的胞壁抗原与相应抗体形成IC，沉积于肾小球基底膜所致。其他微生物如葡萄球菌、肺炎链球菌、某些病毒或疟原虫等感染也可引起类似的肾小球损伤。

（3）类风湿关节炎　病因可能与病毒或支原体的持续感染有关。目前认为上述病原体或其代谢产物能使体内IgG分子发生变性，从而刺激机体产生抗变性IgG的自身抗体。这种自身抗体以IgM为主，也可以是IgG或IgA类抗体，临床称之为类风湿因子（rheumatoid factor，RF）。自身变性IgG与RF结合形成的免疫复合物反复沉积于小关节滑膜时可引起类风湿关节炎。

四、Ⅳ型超敏反应

Ⅳ型超敏反应又称迟发型超敏反应（DTH），乃效应T细胞再次接触相同抗原后所介导，表现为以单核细胞、淋巴细胞浸润为主的病理损伤。其特点是：①反应发生慢（24~72小时），消退也慢；②无抗体和补体参与；③病变特征是以单个核细胞浸润和组织损伤为特征的慢性炎症反应；④一般无明显个体差异。

（一）发生机制

Ⅳ型超敏反应的发生过程及其机制与细胞免疫应答基本一致（图18-4），其本质是以细胞免疫为基础而导致的免疫病理损伤。诱发此型超敏反应的抗原主要有病毒、胞内寄生菌、细胞抗原（如肿瘤抗原）和某些化学物质等。

Ⅳ型超敏反应的发生机制与细胞免疫应答完全相同，前者实际上即是细胞免疫应答介导的组织损伤和炎症反应。

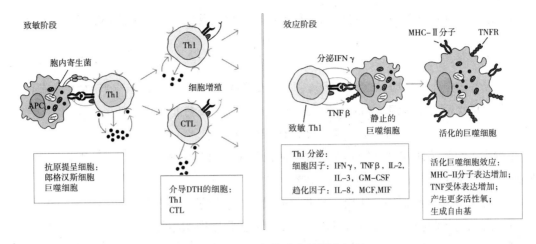

图 18 – 4　Ⅳ型超敏反应的发生机制

（二）临床常见疾病

1. 传染性超敏反应　某些胞内寄生微生物（如病毒、胞内菌等）、真菌及某些原虫可作为变应原，在感染过程中引起以细胞免疫为基础的Ⅳ型超敏反应，导致组织损伤。

2. 接触性皮炎　接触性皮炎是机体再次接触相同变应原所引发的以皮肤损伤为主要特征的迟发型超敏反应。变应原多为小分子化学物质，包括药物、染料、油漆、农药等。一般在接触 24 小时后发生皮炎，48~72 小时达高峰，表现为局部红肿、硬结、水泡，严重者可发生剥脱性皮炎。

超敏反应性疾病的发生机制相当复杂，临床表现各不相同。因此，在临床上遇到具体病例时，应结合具体情况进行分析判断。由于进入机体的途径不同，同一变应原对不同个体或同一个体可介导不同类型的超敏反应。如青霉素所致超敏反应通常以过敏性休克、荨麻疹、哮喘等Ⅰ型超敏反应为主，但亦可引起局部 Arthus 反应和关节炎等Ⅲ型超敏反应；长期大剂量静脉注射青霉素，还可引起溶血性贫血；若反复多次局部涂抹，则造成由Ⅳ型超敏反应引起的接触性皮炎。

四型超敏反应的比较见表 18 – 1。

表 18 – 1　四型超敏反应比较表

型别	Ⅰ型超敏反应	Ⅱ型超敏反应	Ⅲ型超敏反应	Ⅳ型超敏反应
名称	速发型	细胞毒型	免疫复合物型	迟发型
参与的抗体	IgE、IgG4	IgG1~3、IgM	IgG、IgM IgA	无
主要参与细胞	肥大细胞、嗜碱性粒细胞	中性粒细胞、巨噬细胞	中性粒细胞、血小板	T 细胞、巨噬细胞
有无补体参与	无	有	有	无
病理特征	无明显病理病变，主要为肥大细胞释放生物活性物质引起功能紊乱	主要为 CDC、ADCC、调理作用损伤血细胞（特殊Ⅱ型除外）	补体、血小板等引起中性粒细胞浸润为特征的血管炎	细胞因子引起单个核细胞浸润为特征的炎症
常见疾病	过敏性休克、荨麻疹、过敏性哮喘等	输血反应、血细胞减少、新生儿溶血症等	血清病、肾小球肾炎、类风湿关节炎	传染性迟发型超敏反应、接触性皮炎、移植排斥反应

第二节　其他病理性免疫应答

宿主在接触抗原物质后所引发的免疫反应大多是对宿主有保护作用的，但当反应过高或过低或作用对象改变等原因都可引起病理性免疫反应。病理免疫反应发生的过程大多数与正常免疫应答过程相似，反应的结果以病理损伤为主。常见的病理免疫反应有超敏反应、自身免疫病和免疫缺陷病。

一、自身免疫病

自身免疫应答过强或持续时间过久，表现为质和量的异常，所产生的自身抗体和（或）自身致敏淋巴细胞对表达自身靶抗原的细胞和组织发动攻击，导致损伤或功能障碍，并出现相应临床症状。

自身免疫病（autoimmune disease，AID）常有以下共同特点。

（1）血清中有自身抗体或自身反应性致敏 T 淋巴细胞。自身抗体和（或）自身反应性 T 细胞作用于靶抗原所在的组织细胞，导致组织损伤和功能障碍。

（2）可复制出与 AID 相似的动物模型，并可通过血清或致敏的淋巴细胞使疾病被动转移。

（3）有一定的遗传倾向，病情转归与自身免疫反应的强度密切相关。

（4）部分自身免疫病好发于女性，且发病率随年龄增长而上升。

（5）免疫抑制剂治疗有效但不能根治。

临床常见疾病包括胰岛素依赖型糖尿病、甲状腺功能亢进（Graves 病）、重症肌无力、系统性红斑狼疮（SLE）、类风湿关节炎（RA）等。

二、免疫缺陷病

免疫缺陷病（immunodeficiency disease，IDD）是由先天遗传因素或后天因素造成的免疫系统中任何一个成分的缺失或功能不全，包括涉及免疫细胞、免疫分子或信号转导的缺陷等，从而导致免疫功能障碍所引起的疾病。根据病因可分为原发性免疫缺陷病（PIDD）和继发性免疫缺陷病（SIDD）。

免疫缺陷病具有以下的一些共同特点：①反复感染；②易发肿瘤；③易伴发自身免疫病；④有遗传倾向；⑤临床表现各异。

原发性免疫缺陷病按其累及的免疫成分不同，可分为特异性免疫缺陷（如 T 细胞或 B 细胞缺陷、联合免疫缺陷）和非特异性免疫缺陷（如补体缺陷和吞噬细胞缺陷）。

继发性免疫缺陷病又称获得性免疫缺陷病（AIDD），是由后天因素造成的，继发于某些疾病或使用某些药物后所导致的免疫功能暂时或持久损害的一类免疫缺陷病。其发生原因如下。

1. 感染　某些病毒、细菌和寄生虫感染，均可不同程度的影响机体免疫系统，导致获得性免疫缺陷。常见的为人类免疫缺陷病毒（HIV）、麻疹病毒、EB 病毒等。以 HIV 感染所致的获得性免疫缺陷综合征又名艾滋病（AIDS）最为严重。

2. 肿瘤　恶性肿瘤尤其是淋巴组织的恶性肿瘤（如淋巴瘤、骨髓瘤等）常可进行性地抑制患者的免疫功能，导致免疫功能障碍。

3. 营养不良　是引起 SIDD 最常见的原因。

4. 药物　长期应用免疫抑制剂、抗肿瘤药物和某些抗生素均可抑制免疫功能。

5. 医源性因素　如创伤、手术、脾切除等均可引起免疫功能低下。

❤ **药爱生命**

艾滋病是一种危害性极大的传染病，由感染艾滋病病毒（HIV）引起。HIV 是一种能攻击人体免疫系统的病毒。它把人体免疫系统中最重要的 $CD4^+T$ 淋巴细胞作为主要攻击目标，大量破坏该细胞，使人体丧失免疫功能。人体易于感染各种疾病，并可发生恶性肿瘤，病死率较高。

艾滋病潜伏期较长，HIV 感染者要经过数年、甚至长达 10 年或更长的潜伏期后才会发展成艾滋病病人，因机体抵抗力极度下降会出现多种感染，如带状疱疹、口腔霉菌感染、肺结核，特殊病原微生物引起的肠炎、肺炎、脑炎，念珠菌、肺孢子虫等多种病原体引起的严重感染等，后期常常发生恶性肿瘤，并发生长期消耗，以至全身衰竭而死亡。

目标检测

答案解析

一、A 型题（最佳选择题）

1. 下列哪项不是 I 型超敏反应的特点（ ）

 A. 发生快，消退也快   B. 需要 IgE 和补体的参与

 C. 多无严重的组织细胞损伤 D. 与遗传有关

 E. 半抗原可引起反应的发生

2. Rh 血型不符引起的新生儿溶血症多发生于（ ）

 A. Rh（−）母亲所生 Rh（−）胎儿 B. Rh（＋）母亲所生 Rh（＋）胎儿

 C. Rh（−）母亲所生 Rh（＋）胎儿 D. Rh（＋）母亲所生 Rh（−）胎儿

 E. Rh（−）母亲所生 O 型胎儿

3. ABO 血型不符输血后引起的溶血属于（ ）

 A. I 型超敏反应   B. II 型超敏反应   C. III 型超敏反应

 D. IV 型超敏反应   E. V 型超敏反应

4. 下列哪项属于 III 型超敏反应（ ）

 A. 溶血性贫血   B. 接触性皮炎   C. 荨麻疹

 D. 类风湿关节炎   E. 青霉素过敏

5. 类风湿因子是（ ）

 A. 是自身变性的 IgG 分子 B. 是抗变性 IgG 分子的抗体 C. 是自身变性的 IgM 分子

 D. 是抗变性 IgM 分子的抗体 E. 是自身变性的 IgE 分子

6. 下列属于 I 型超敏反应的疾病是（ ）

 A. 血清病   B. 过敏性休克   C. 免疫复合物性肾小球肾炎

 D. 类风湿关节炎   E. 传染性迟发型超敏反应

7. 下列关于 II 型超敏反应的叙述，正确的是（ ）

 A. 由 IgG 介导   B. 属于迟发型超敏反应 C. 与 NK 细胞无关

 D. 与巨噬细胞无关   E. 不破坏细胞

8. 下列属于 II 型超敏反应的疾病是（ ）

 A. 过敏性休克   B. 新生儿溶血   C. 过敏性鼻炎

 D. 血清病   E. 荨麻疹

9. 下列属于 III 型超敏反应的疾病是（ ）

 A. 过敏性鼻炎   B. 新生儿溶血   C. Arthus 反应

 D. 接触性皮炎   E. 支气管哮喘

二、B 型题（配伍选择题）

 A. 类风湿关节炎   B. 结核性肉芽肿   C. 支气管哮喘

 D. 输血反应   E. 急性上呼吸道感染

1. 属于Ⅰ型超敏反应的是（　　）
2. 属于Ⅱ型超敏反应的是（　　）
3. 属于Ⅲ型超敏反应的是（　　）
4. 属于Ⅳ型超敏反应的是（　　）

（唐茂程）

书网融合……

重点回顾　　　　微课　　　　习题

第十九章　免疫学应用

PPT

<table>
<tr><td rowspan="2">学习目标</td><td>知识目标：</td></tr>
</table>

学习目标

知识目标：

1. 掌握　人工自动免疫和人工被动免疫的基本原理及应用；常用生物制品的种类及用途。

2. 熟悉　抗原抗体检测的原理、特点；常用抗原抗体检测技术的种类及应用；免疫细胞功能检测技术的原理、特点及应用。

3. 了解　常见的免疫治疗药物。

技能要求：

能根据检测对象的性质和检验目的，选择适当的抗原抗体检测技术、免疫细胞功能检测技术；了解其临床意义。

素质目标：

树立疾病预防为主的观念，预防疾病从自己做起，从身边做起，树立公共防护意识。

导学情景

情景描述：男孩，1.5岁，医院诊断不可逆的神经性耳聋，家长否认感染传染性疾病史，从未服用过损伤听神经药物。患儿8个月时接种过麻风腮联合减毒活疫苗，曾在接种7天后出现高热、皮疹。诊断为：不可逆的神经性耳聋。

讨论：接种麻风腮联合减毒活疫苗，没有出现神经性耳聋的报道。

学前导语：疫苗是何种物质，为何会出现伤害作用？

第一节　免疫学预防

免疫学应用是利用免疫学理论、方法和技术诊断、预防、治疗疾病和物质检测。

机体的免疫根据免疫保护的获得方式不同可分为自然免疫和人工免疫。自然免疫是通过自然途径获得有效免疫保护，如：胎儿通过胎盘、乳汁从母体内获得抗体；机体感染病原微生物后建立免疫保护。免疫学预防是利用人工免疫的方法预防疾病，根据免疫学原理，通过人工方式将抗原或抗体等生物制品输入机体，使其获得特异性免疫保护，进而达到免疫的目的。

根据机体接触物质不同，人工免疫分为人工自动免疫和人工被动免疫。人工自动免疫是接种疫苗等抗原类生物制品，刺激机体产生特异性免疫应答，获得免疫保护的方法，主要用于传染病的预防。接种疫苗时应注意：接种对象、接种剂量和次数、正确途径等。人工被动免疫是通过向机体输入抗体类生物制品，使机体被动获得特异性免疫保护的方法，主要用于传染病的紧急预防或特异性治疗。人工自动免疫与人工被动免疫特点比较见下表19-1。

表 19 - 1　人工自动免疫与人工被动免疫的特点

	人工自动免疫	人工被动免疫
输入生物制品	抗原	抗体
免疫力出现时间	慢（1~4 周）	快（立即生效）
免疫力维持时间	长（数月~数年）	短（2~3 周）
主要用途	预防	治疗、紧急预防

生物制品（Biological Products）是以细胞、微生物、动物或人源组织和体液等为原料，利用传统技术或现代生物技术制成的，用于疾病的诊断、预防、治疗的制剂。我国生物制品按用途可分为三类：诊断用生物制品、预防用生物制品、治疗用生物制品。诊断用生物制品是用于疾病诊断、检测机体免疫状况、激素水平及鉴别病原微生物的各种诊断试剂。预防用生物制品用于各种传染病的预防。治疗用生物制品用于各种疾病的治疗。

一、人工自动免疫常用的生物制品

（一）类毒素

类毒素是用 0.3%~0.4% 甲醛处理细菌外毒素制成，用于外毒素引起的疾病的预防，如白喉类毒素、破伤风类毒素为临床常用类毒素。

（二）减毒活疫苗

活疫苗是由人工诱变或自然筛选出的充分减毒或无毒的活病原微生物制成。通常是将病原微生物在无生命培养基或动物细胞中反复传代，使其减弱或失去毒力，而保留免疫原性，如卡介苗、脊髓灰质炎减毒活疫苗等。

此类疫苗接种于机体后，可引起类似隐性或轻型感染，诱导机体形成体液免疫与细胞免疫，免疫效果理想且持久，若通过自然感染途径还可激活局部黏膜免疫，通常疫苗接种剂量小且只需接种一次，但缺点是稳定性差不易保存，有毒力回复突变危险，免疫缺陷人群和孕妇不宜接种。

（三）灭活疫苗

灭活疫苗即死疫苗，通常用物理或化学方法杀死或灭活具有强免疫原性的病原微生物制成。灭活疫苗仍有免疫原性，主要诱导机体形成体液免疫，一般需大量多次接种，且注射后局部或全身反应较重。常用的灭活疫苗，如百日咳疫苗、伤寒疫苗、狂犬病疫苗、乙型脑炎疫苗等。

（四）新型疫苗

1. 亚单位疫苗　是保留病原微生物有效免疫原成分（保护性免疫原）而除去其中无关和有害成分制成的疫苗。该疫苗毒性低、副反应少、安全性较高（无病毒核酸致癌风险）。常用的亚单位疫苗，如 HBsAg 成分制成的乙肝疫苗等。

2. 结合疫苗　是将有效的免疫原成分（细菌荚膜多糖）与蛋白载体共价结合，以提高细菌多糖抗原免疫效果的疫苗。细菌荚膜多糖免疫原性较弱，与载体结合后可引起 T 细胞、B 细胞的联合识别，增强免疫效果。近年来在我国 A 群 C 群脑膜炎球菌结合疫苗、七价肺炎球菌结合疫苗等已批准使用。

3. 合成肽疫苗　是按抗原有效成分的氨基酸序列人工设计并合成的抗原肽与载体（常用脂质体）交联或加佐剂而制成的疫苗。优点：同一载体上结合多种抗原肽即可获得多价疫苗；合成肽疫苗无血源性成分，也无毒性回复的危险，故相对安全；若肽段同时具有 B 细胞、T 细胞识别表位，可激发特异性体液免疫与细胞免疫；合成后能大量生产。目前白喉外毒素、HBV 多肽疫苗等已研制成功。

4. 基因工程疫苗

（1）**重组抗原疫苗**　是通过基因重组技术制备仅含保护性免疫原的纯化疫苗。该疫苗成分可经基因工程大量表达且不含病原微生物及其核酸，故安全有效、成本低廉。

（2）**重组载体疫苗**　是通过将编码病原微生物的有效免疫原基因整合于载体（细菌或病毒的减毒疫苗株）基因组中制成的疫苗。若在载体中整合多种病原微生物的有关基因，可获得能表达出多种保护性抗原的多价疫苗。

（3）**DNA 疫苗**　通过给机体直接导入含有编码病原微生物有效免疫原基因的重组质粒，使机体表达目的抗原，从而诱导产生特异性免疫。该疫苗制备简单、成本较低、可在体内持续表达、免疫效果较好。但存在随机插入细胞染色体诱导癌变的可能。

练一练

下列哪项属于人工自动免疫（　　）

A. 腮腺炎病愈后具有持久免疫力

B. 用卡介苗治疗黑色素瘤

C. 用卡介苗预防结核

D. 注射人丙种球蛋白预防流行性感冒

E. 服用板蓝根预防感冒

答案解析

二、人工被动免疫常用的生物制品

1. 抗毒素　用类毒素免疫动物从其血清中获得的特异性抗体，可以中和外毒素毒性。因动物血清对人属于异种抗原，用前应做皮试。如常用的白喉抗毒素、破伤风抗毒素等。

2. 人免疫球蛋白　是从大量人血浆或孕妇胎盘血中提取、浓缩后制成的，含有多种特异性抗体，可获得普通多价人免疫球蛋白，常用于疾病的紧急预防和免疫缺陷性疾病的治疗，由于不同地区、时间疾病流行情况和人群免疫状况有差别，故不同地区、时间的免疫球蛋白制剂中含有的抗体种类、效价不同；特定传染病的康复人群血浆中含有对该病原体的高效价特异性抗体，可获得特异性免疫球蛋白，适用于接触过该病传染源的高危人群的被动免疫保护，如常用的乙型肝炎人免疫球蛋白。

药爱生命

计划免疫

计划免疫是通过监测分析传染病疫情和人群免疫状况，有计划地制定科学、长期的预防接种程序，为有效控制、消灭传染病所采取的重要措施。1985 年我国卫生部推荐了适合国情的儿童免疫程序，其中规定儿童需接种的疫苗包括：卡介苗、脊髓灰质炎疫苗、麻疹疫苗、白百破疫苗。2002 年乙型肝炎疫苗也被纳入计划免疫范围。2007 年我国计划免疫免费提供的疫苗种类进一步增加，在"五苗七病"基础上增加为可预防 15 种传染病的疫苗，新增的疫苗有：流脑多糖疫苗、炭疽疫苗、钩体病疫苗、风疹疫苗、腮腺炎疫苗、甲型肝炎疫苗、乙脑疫苗及流行性出血热疫苗。目前，我国计划免疫工作已取得显著成效。

第二节　免疫学诊断

一、抗原抗体检测

抗原与相应抗体发生特异性结合形成免疫复合物，在体外一定影响条件下，呈现出肉眼可见的反应现象（凝集、沉淀等），帮助定性、定量、定位检测抗原或抗体，一般是抽取被检人血清进行检测，又称为血清学反应，广泛用于疾病诊断和实验研究。

（一）抗原抗体反应的特点

1. 特异性 即一种抗原只与其相应的抗体发生特异性结合。抗原表位与抗体分子超变区互补的空间结构决定了抗原抗体结合的专一性，使其可用已知抗原（抗体）来检测未知的抗体（抗原）。但大多数抗原分子携有不止一种抗原决定簇，当两种不同抗原携有相同或相似抗原决定簇时，能与彼此相应抗体发生交叉反应。

2. 比例性 抗原与抗体适当浓度比例决定了两者在体外结合后是否会出现可见反应。比例适当、结合价相互饱和时，可形成肉眼可见的数量多且体积大的沉淀复合物。若抗原或抗体过剩，则形成肉眼不可见的数量少且体积小的复合物。故抗原抗体检测时，最适浓度比例是关键。

3. 可逆性 抗原抗体的结合除依靠空间构象互补外，还主要靠分子表面的非共价键连接，受温度、酸碱度、离子强度等环境因素影响可使其解离，解离后抗原、抗体分子依然保持着原有理化特征与生物活性。

4. 阶段性 抗原抗体检测分为两阶段：第一阶段，特异性结合阶段，时间短，抗原抗体发生特异性结合，不出现可见现象；第二阶段，可见反应阶段，时间长，小体积抗原抗体复合物间靠正、负电荷相互吸引形成大体积复合物，出现可见现象，该阶段会受环境因素影响。

（二）常用的抗原抗体检测方法

根据抗原的物理性质、参与反应成分以及反应现象的不同，将抗原抗体检测方法分为 5 个类型，每类又包括多种实验技术（表 19-2）。下面介绍常用方法。

表 19-2　抗原抗体检测方法的基本类型及常用试验方法

类型	实验技术	常用试验	结果判断
凝集反应	直接凝集	玻片凝集试验	观察凝集
		试管凝集试验	观察凝集
	间接凝集	间接血凝试验	观察血凝
		胶乳试验	观察血凝
	协同凝集	协同凝集试验	观察凝集
	抗球蛋白试验（Coombs 试验）	直接 Coombs 试验	观察血凝
		间接 Coombs 试验	观察血凝
沉淀反应	液相内免疫沉淀试验	絮状沉淀试验	观察沉淀
		环状沉淀试验	观察沉淀
		免疫浊度法	检测浊度
	琼脂凝胶扩散	单向琼脂扩散试验	观察、扫描沉淀线/环
		双向琼脂扩散试验	
	免疫电泳技术		观察扫描沉淀峰/弧等
免疫标记技术	荧光免疫技术		检测荧光现象
	放射免疫技术	放射免疫分析，RIA	放射性强度
		免疫放射度量分析，IRMA	放射性强度
	酶标免疫技术	ELISA	检测酶底物显色
	发光免疫技术		检测发光强度
	免疫印迹技术		
	金免疫技术	斑点金免疫渗滤试验	检测金颗粒沉淀
		斑点金免疫层析试验	检测金颗粒沉淀

续表

类型	实验技术	常用试验	结果判断
补体参与的反应		补体结合试验	观察或光电比色
		补体溶血试验	仪测定溶血现象
中和反应		病毒中和试验	病毒丧失感染性
		毒素中和试验	外毒素失去毒性

1. 凝集反应 颗粒性抗原（完整的病原微生物或红细胞等）与相应抗体结合，经过一定时间，出现肉眼可见的凝集小块。参与凝集反应的抗原称为凝集原，抗体称为凝集素。包括直接凝集反应和间接凝集反应两类。

（1）直接凝集反应 是将颗粒性抗原（细菌、细胞等）与其相应抗体直接结合，呈现肉眼可见的凝集现象。

试管凝集试验：为半定量试验，在不同稀释梯度的受检血清（含未知抗体）中加入已知抗原，一段时间后观察结果确定其中抗体效价来辅助诊断疾病。

玻片凝集试验：为定性试验，用诊断血清（含已知抗体）与检测未知抗原在玻片上充分混匀，数分钟后观察结果。用已知抗体来检测未知抗原，临床用于鉴定未知抗原以诊断疾病、对细菌分型和鉴定红细胞 ABO 血型。

（2）间接凝集反应 将可溶性抗原吸附于颗粒载体，形成致敏颗粒，再与相应抗体反应出现的凝集现象。常用的颗粒载体有人的 O 型红细胞、绵羊红细胞、胶乳颗粒、活性炭颗粒等，分别称为间接血凝试验、间接胶乳凝集试验和间接炭粒凝集反应等。

2. 沉淀反应 是在适当条件下，可溶性抗原与其相应抗体结合，而呈现看见沉淀现象的反应。

免疫电泳技术是电泳分析技术与沉淀反应的结合，具有速度快、敏感性高的特点，常用于定性分析，鉴定抗原、抗体纯度和分析血清蛋白组分等。常用的有：免疫电泳（抗原先做区带电泳后，与电泳方向平行挖孔加入抗体进行双向扩散）、对流免疫电泳（加抗原于负极侧的孔内、抗体于正极侧的孔内，电场下双向扩散）、火箭电泳（凝胶琼脂中混入抗体，加抗原孔置于负极，电场下抗体不移动抗原移动的单向扩散）。

3. 免疫标记技术 是采用微量可测定的标记物标记抗原或抗体，通过检测标记物间接测定抗原抗体复合物的检测技术，常用的方法如下。

（1）酶联免疫吸附试验（ELISA） 是将抗原或抗体包被于固相载体表面，进行抗原抗体特异性结合并通过酶促底物显色的反应，是酶免疫技术应用最广的一种方法。常用的酶为辣根过氧化酶（HRP），底物为邻苯二胺（OPD）和四甲基联苯胺（TMB），有多种方法类型：①测定大分子蛋白抗原常用双抗体夹心法；②测定单个抗原决定簇的小分子抗原常用竞争抑制法；③测定抗体常用双抗原夹心法、间接法、捕获法、竞争法。定性或定量检测抗原或抗体，广泛用于传染病诊断，激素、补体、药物等检测。ELISA（间接法）试验见图 19-1。

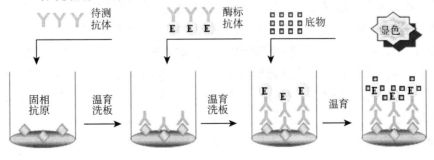

图 19-1 ELISA（间接法）试验示意图

（2）化学发光免疫技术　是一种结合发光技术和免疫反应的新型免疫标记技术。该方法兼具高灵敏性与高特异性的优点。广泛用于检测各种微量抗原或抗体，如激素、肿瘤标志物、药物浓度及其他微量生物活性物质等。

💗药爱生命

新型冠状病毒肺炎发病 7 天后，血清特异性抗体逐渐产生，首先出现的是免疫球蛋白 IgM 抗体，然后出现 IgG 抗体。因此，IgM 抗体增高提示近期急性感染，IgG 抗体增高提示既往感染。

血清学检测最大的优势在于方便快捷，检测时间较短，能够有效突破现有检测技术对人员、场所的限制，缩短检测用时，被写进了《新型冠状病毒肺炎诊疗方案（试行第七版）》。如果疑似病例血清特异性 IgM 和 IgG 抗体阳性，IgG 抗体由阴性转为阳性或恢复期较急性期有 4 倍及以上升高，则可以诊断其感染了新冠病毒。

二、免疫细胞及功能检测

机体免疫细胞主要存在于外周免疫器官和外周血液中，检测这些免疫细胞的数量、功能和状态，可以用于了解机体免疫功能状态、免疫缺陷、自身免疫、肿瘤等疾病诊断、预后检测等。

（一）免疫细胞分离及检测技术

1. 外周血单个细胞的分离　采用密度梯度分离法，根据白细胞比重的差别分离各种细胞，分离纯度可达 95%。

2. 淋巴细胞群及亚群的分离　根据淋巴细胞的异质性，借助表面标志的差异将其分为不同的细胞群与亚群。

（1）磁珠分离法　利用免疫磁珠（immunomagnetic beads，IMB）分离细胞。IMB 为特异性抗体与磁性微粒的交联物，通过磁珠上的特异性抗体识别并结合表达响应膜抗原的细胞，应用磁场可分离结合 IMB 的细胞。

（2）流式细胞术（flow cytometer. FCM）　借助应该激活细胞分选器，对免疫细胞及其他细胞进行快速准确鉴定和分类与分选的技术，是单克隆抗体、免疫细胞化学技术、荧光标记、激光和电子计算机等高度发展及综合利用的高技术产物，可以对细胞或亚细胞结构或相关微粒进行快速定性分析、定量分析和分离选择。最快可以在 1 秒内计测数万个细胞。

（二）T 细胞功能的检测

1. T 细胞增殖试验　即淋巴细胞母细胞转化试验，T 细胞受到抗原或有丝分裂原（如植物血凝素 PHA 等）刺激后，表现出一系列增殖反应。常用检测方法包括：形态学检查法、^{3}H – TdR 掺入法、MTT 比色法等。

2. T 细胞介导的细胞毒试验　T 细胞受抗原刺激后，可特异性杀伤靶细胞使之裂解、凋亡。常用的方法如 ^{51}Cr 释放法，该方法敏感精准，但存在放射性污染，对设备要求高；也可通过形态学检查法或 TUNEL 法检测细胞凋亡情况。可用于感染性疾病、肿瘤免疫、移植排斥反应等研究。

3. 体内测定法　机体对某种抗原建立细胞免疫，再次皮内注入相同抗原时，细胞免疫功能正常，表现出以局部红肿、硬结为特征的迟发性超敏反应，而细胞免疫功能低下者为阴性结果。临床常用于病原体感染、细胞免疫缺陷病等诊断，肿瘤患者细胞免疫功能、治疗过程中变化的观察和预后判断等，具有简便易行的特点。

（三）B 细胞功能检测

1. B 细胞增殖试验　原理与 T 细胞增殖试验相同，使用的抗原：人体需用抗 IgM 抗体或金黄色葡萄球菌（含 SPA）作为刺激物。

2. 抗体形成细胞测定　可用溶血空斑试验和被动溶血空斑试验测定。

第三节　免疫学治疗

免疫学治疗是应用免疫学原理、方法、技术，通过调整或干预机体免疫功能达到治疗疾病的目的。免疫学治疗应用的药物主要包括免疫抑制剂和免疫增强剂。

一、免疫抑制剂

免疫抑制剂是一类对机体免疫功能抑制的药物。临床用于治疗自身免疫疾病和抗器官移植的排斥反应。常用药物如下。

1. 微生物制剂

（1）环孢素　取自真菌代谢产物，通过抑制 IL-2 依赖的 T 细胞活化抑制效应 T 细胞介导的细胞免疫，是抗器官移植排斥反应的首选药。

（2）他克莫司（FK506）　由真菌产生的大环内酯类抗生素。作用机制类似于环孢素，主要抑制 Th 细胞，作用强于环孢素 10 倍以上，对抗器官移植排异反应疗效优。

（3）西罗莫司　是真菌产生的抗生素，可能经阻断 IL-2 启动的 T 细胞增殖从而选择性地抑制 T 细胞，用于抗器官移植排斥反应。

2. 化学合成药

（1）糖皮质激素类　是应用最早、最广的一类免疫抑制药，如泼尼松、甲泼尼龙等，作用于免疫反应各期，对 T、B 细胞和单核-巨噬细胞均有较强抑制作用。除用于自身免疫疾病和移植排斥外，也常用于过敏性疾病，有缓解作用，停药后容易复发。

（2）环磷酰胺　属烷化剂类抗肿瘤药，可杀伤增殖、分化阶段的 T、B 细胞，降低 NK 细胞活性，故可抑制细胞免疫和体液免疫。临床主要用于肿瘤治疗。

（3）硫唑嘌呤　通过干扰嘌呤核苷酸合成而抑制核酸复制，可抑制 T、B 细胞和 NK 细胞，对体液免疫、细胞免疫均有抑制作用。

（4）吗替麦考酚酯　麦考酚酸（MPA）的酯类衍生物，口服后迅速水解为 MPA，其可选择抑制鸟苷的重要合成酶，从而抑制淋巴细胞增殖、功能。目前广泛用于抗器官移植排斥反应，对系统性红斑狼疮等自身免疫疾病也有疗效，无明显肝、肾毒性。

3. 抗体制剂

（1）莫罗单抗-CD3　与 T 细胞表面 CD3 结合从而阻断抗原结合，抑制 T 细胞参与免疫反应。主要用于抗器官移植排斥反应。

（2）抗淋巴细胞球蛋白　通过选择性与 T 细胞结合，在补体参与下裂解 T 细胞，或封闭淋巴细胞表面受体使其丧失抗原识别能力。用于抗器官移植排斥反应。

4. 中药制剂　如常用的雷公藤多苷，主要作用于 T 细胞抗原识别早期，可抑制其转化从而抑制细胞免疫、体液免疫。临床主要用于类风湿关节炎及肾病等自身免疫疾病治疗。

？想一想

免疫治疗中的中药制剂有何利弊？

答案解析

二、免疫增强剂

免疫增强剂又称免疫调节剂，是一类对免疫功能增强、调节的制剂。常用于提高免疫缺陷患者抗感染能力，增强肿瘤患者免疫功能，与抗生素联用对难治性微生物感染患者进行抗感染治疗。常用药物如下。

1. 生物制品 包括来源于细菌、动物、人、基因工程的各药物，见表19-3。

表 19-3 常用生物制品类免疫增强剂

种类	来源	常用药物	主要作用机制	临床应用
微生物制剂	减毒活菌体、细菌提取物	卡介苗、短小棒状杆菌、伤寒沙门菌脂多糖	具有佐剂作用，激活巨噬细胞、NK细胞	肿瘤辅助治疗
细胞因子	基因工程	IFN-α	活化巨噬细胞、NK细胞	治疗（疱疹、肝炎）病毒感染、肿瘤（血液系统肿瘤疗效好）
		IFN-β		延缓多发性硬化症发展、降低恶变率
		IFN-γ		多用于免疫调节，治疗类风湿关节炎、淋巴肉芽肿
		IL-2	促进T、B细胞增殖分化，活化巨噬细胞、NK细胞	病毒性感染、肿瘤
激素	牛、猪胸腺提取物	胸腺素、胸腺生成素	促进T细胞成熟，调节胸腺依赖性免疫应答	主要用作慢性活动性肝炎、肿瘤患者免疫调节剂

2. 化学合成药物

（1）左旋咪唑 曾被作为广谱驱虫药，后发现对免疫功能低下者可激活吞噬细胞功能、促进T细胞分泌IL-2等细胞因子，增强免疫。主要用于恢复免疫功能低下人群的免疫功能，也可与抗癌药物合用治疗肿瘤。

（2）异丙肌苷 能诱导T淋巴细胞成熟，激活巨噬细胞、NK细胞，主要用于病毒性疾病、某些自身免疫疾病治疗和肿瘤辅助治疗。

3. 中药制剂 大多补益类中药和其提取物，如多苷、多糖类物质，均有调节、提高机体免疫功能的作用，如云芝多糖、人参多糖、牛膝多糖等主要用于治疗慢性肝炎及肿瘤。

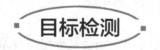

· 目标检测 ·

答案解析

一、A 型题（最佳选择题）

1. 关于减毒活疫苗叙述正确的是（　　）

　　A. 不安全　　　　　　　　　　　B. 适宜免疫缺陷人群接种

　　C. 贮藏要求低　　　　　　　　　D. 减毒甚至无毒活病原微生物制成

　　E. 只能诱导细胞免疫

2. 关于人工被动免疫下列说法正确的是（　　）

　　A. 免疫产生快　　　　　　B. 用于预防疾病　　　　　　C. 用于治疗疾病

　　D. 输入机体的是抗原　　　E. 免疫力维持时间长

3. 下列哪项是人工被动免疫生物制品（　　）

    A. 卡介苗   B. 麻疹疫苗   C. 破伤风抗毒素

    D. 破伤风类毒素   E. 脊髓灰质炎疫苗

4. 下列哪项是 ELISA 试验的标记物（　　）

    A. 化学发光物   B. 荧光素   C. 酶

    D. 胶体金   E. 生物素

5. 鉴定红细胞 ABO 血型的试验，原理属于（　　）

    A. 直接凝集反应   B. 间接凝集反应   C. 免疫标记技术

    D. 中和反应   E. 沉淀反应

6. 下列可用于抑制免疫的药物是（　　）

    A. 干扰素   B. 泼尼松   C. 左旋咪唑

    D. 云芝多糖   E. 卡介苗

二、思考题

请比较人工自动免疫与人工被动免疫的主要区别。

（唐茂程）

书网融合……

 重点回顾   微课   习题

参考文献

[1] 甘晓玲，刘文辉. 病原生物与免疫学［M］. 北京：中国医药科技出版社，2017.

[2] 刘文辉，田维珍. 免疫学与病原生物学［M］. 4版. 北京：人民卫生出版社，2018.

[3] 肖纯凌，吴松泉. 病原生物学和免疫学［M］. 8版. 北京：人民卫生出版社，2018.

[4] 刘晓波. 微生物学与免疫学［M］. 2版. 北京：中国医药科技出版社，2018.

[5] 曹雪涛. 医学免疫学［M］. 7版. 北京：人民卫生出版社，2018.

[8] 李士根，张加林. 病原生物学与免疫学［M］. 北京：中国医药科技出版社，2018.

[9] 安云庆，姚智，李殿俊. 医学免疫学［M］. 4版. 北京：北京大学医学出版社，2018.